本书列入

2017年国家社会科学基金重大委托项目
“十三五”国家重点图书出版规划项目

中华传统文化百部经典

黄帝内经（节选）

柳长华 解读

科学出版社

图书在版编目（CIP）数据

黄帝内经：节选 / 柳长华解读．-- 北京：科学出版社，2019.12

（中华传统文化百部经典 / 袁行霈主编）

ISBN 978-7-03-063513-6

Ⅰ．①黄… Ⅱ．①柳… Ⅲ．①《内经》- 研究 Ⅳ．① R221

中国版本图书馆 CIP 数据核字（2019）第 264493 号

科学出版社 中医药出版分社

联系电话：010-64019031 010-64037449

书　　名　黄帝内经（节选）

著　　者　柳长华　解读

责任编辑　鲍　燕

责任校对　王晓茜

封面设计　敬人设计工作室　黄华斌

出　　版　科学出版社（100717　北京市东城区东黄城根北街 16 号）

发　　行　010-64033674　64017321　64030059　64034548
　　　　　64009435（图书馆）　64034142（网店）

E－Mail　baoyan@mail.sciencep.com

Website　www.sciencep.com

经　　销　新华书店

印　　装　北京中科印刷有限公司

版　　次　2019 年 12 月第 1 版　2025 年 1 月第 4 次印刷

开　　本　710×1000（毫米）　1/16

印　　张　36.75

字　　数　440 千字

书　　号　ISBN 978-7-03-063513-6

定　　价　108.00 元（精装）

中华传统文化百部经典

本册审订

余瀛鳌　　孟庆云　　许逸民

中华传统文化百部经典

编纂办公室

张　洁　　梁葆莉　　张毕晓　　马　超　　华鑫文

编纂缘起

文化是民族的血脉，是人民的精神家园。党的十八大以来，围绕传承发展中华优秀传统文化，习近平总书记发表了一系列重要讲话，深刻揭示出中华优秀传统文化的地位和作用，梳理概括了中华优秀传统文化的历史源流、思想精神和鲜明特质，集中阐明了我们党对待传统文化的立场态度，这是中华民族继往开来、实现伟大复兴的重要文化方略。2017 年初，中共中央办公厅、国务院办公厅印发《关于实施中华优秀传统文化传承发展工程的意见》，从国家战略层面对中华优秀传统文化传承发展工作作出部署。

我国古代留下浩如烟海的典籍，其中的精华是培育民族精神和时代精神的文化基础。激活经典，熔古铸今，是增强文化自觉和文化自信的重要途径。多年来，学术界潜心研究，钩沉发覆、辨伪存真、提炼精华，做了许多有益工作。编纂《中华传统文化百部经典》，就是在汲取已有成果基础上，力求编出一套兼具思想性、学术性和大众性的读本，使之成为广泛认同、传之久远的范本。《百部经典》所选图书上起先秦，下至辛亥革命，包括哲学、文学、历史、艺术、科技等领域的重要典籍。萃取其精华，加以解读，旨在搭建传统典籍与大众之间的桥梁，激活中华优秀传统文化的价值，用优秀传统文化滋养当代中国人的精神世界，提振当代中国人的文化自信。

这套书采取导读、原典、注释、点评相结合的编纂体例，寻求优秀传统文化与社会主义核心价值观之间的深度契合点。以当代眼光审视和解读古代典籍，启发读者从中汲取古人的智慧和历史的经验，借以育人、资政，更好地为今人所取、为今人所用。力求深入浅出、明白晓畅地介绍古代经典，让优秀传统文化贴近现实生活，融入课堂教育，走进人们心中，最大限度地发挥以文化人的作用。

《百部经典》是一项重大文化工程。在中宣部等部门的指导和大力支持下，国家图书馆做了大量组织工作，得到学术界的积极响应和参与。由专家组成的编纂委员会，职责是作出总体规划，选定书目，制订体例，掌握进度；并延请德高望重的大家耆宿担当顾问，聘请对各书有深入研究的学者承担注释和解读，邀请相关领域的知名专家负责审订。先后约有 500 多位专家参与工作。在此，向他们表示由衷的谢意。

书中疏漏不当之处，诚请读者批评指正。

2017 年 9 月 21 日

凡　例

一、《中华传统文化百部经典》的选书范围，上起先秦，下迄辛亥革命。选择在哲学、文学、历史、艺术、科技等各个领域具有重大思想价值、社会价值、历史价值和学术价值的一百部经典著作。

二、对于入选典籍，视具体情况确定节选或全录，并慎重选择底本。

三、对每部典籍，均设“导读”“注释”“点评”三个栏目加以诠释。导读居一书之首，主要介绍作者生平、成书过程、主要内容、历史地位、时代价值等，行文力求准确平实。注释部分解释字词、注明难字读音，串讲句子大意，务求简明扼要。点评包括篇末评和旁批两种形式。篇末评撮述原典要旨，标以“点评”，旁批萃取思想精华，印于书页一侧，力求要言不烦，雅俗共赏。

四、原文中的古今字、假借字一般不做改动，唯对异体字根据现行标准做适当转换。

五、每书附入相关善本书影，以期展现典籍的历史形态。

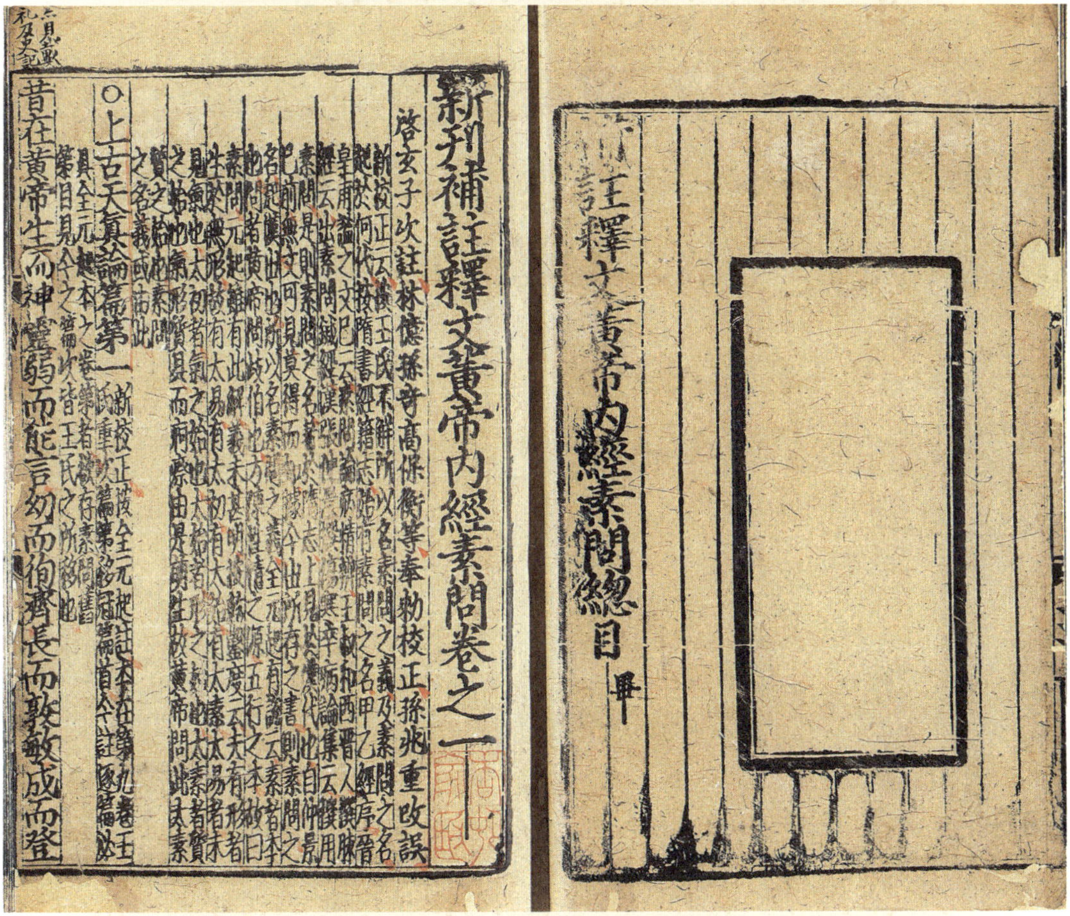

新刊补注释文黄帝内经素问十二卷 （唐）王冰注 （宋）林亿等校正 （宋）孙兆改误
元至元五年（1339）胡氏古林书堂刻本 国家图书馆藏

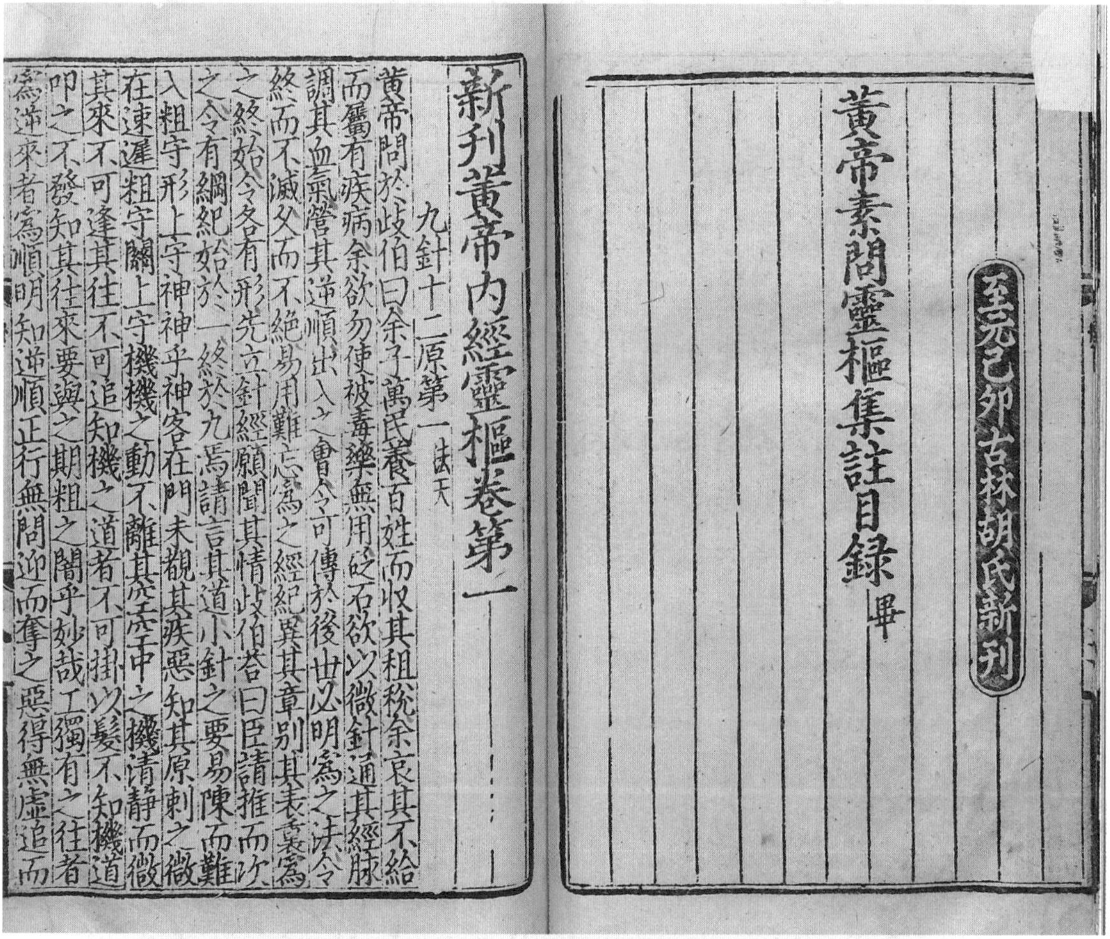

至元己卯古林胡氏新刊

黃帝素問靈樞集註目錄　畢

新刊黃帝內經靈樞卷第一

九針十二原第一　法天

黃帝問於岐伯曰余子萬民養百姓而收其租税余哀其不給而屬有疾病余欲勿使被毒藥無用砭石欲以微針通其經脉調其血氣營其逆順出入之會令可傳於後世必明爲之法令終而不滅久而不絕易用難忘爲之經紀異其章别其表裏爲之終始令各有形先立針經願聞其情岐伯荅曰臣請推而次之令有綱紀始於一終於九焉請言其道小針之要易陳而難入粗守形上守神神乎神客在門未覩其疾惡知其原刺之微在速遲粗守關上守機機之動不離其空空中之機清靜而微其來不可逢其往不可追知機之道者不可掛以髮不知機道叩之不發知其往來要與之期粗之闇乎妙哉工獨有之往者爲逆來者爲順明知逆順正行無問迎而奪之惡得無虛追而

新刊黄帝内经灵枢十二卷

元至元五年（1339）胡氏古林书堂刻本　国家图书馆藏

本书凡例

按照本丛书的统一体例，本书的整理研究主要包括：导读、原典、注释、点评四部分，今将具体的整理方法与体例简要介绍如下：

导读

包括《黄帝内经》的解题、成书的时代背景、版本源流、主要内容、历史和当下的价值等。结合出土文献，特别是最新出土的成都天回镇汉墓医简，提出了一些新的观点，如《黄帝内经》的成书背景、三个来源、是传训诂之作等，藉此向读者报告新的研究成果。导读侧重从文化的角度进行疏通，使读者能较快了解和喜欢《黄帝内经》。

原典

一、底本：《素问》选择明嘉靖二十九年庚戌（1550）武陵顾从德影宋刻本之原文为底本；《灵枢》选择明刊无名氏本《新刊黄帝内经灵枢》为底本。

二、校本：主要以《针灸甲乙经》（简称《甲乙》）、《黄帝内经太素》（简称《太素》）、元胡氏古林书堂、明赵府居敬堂等为主校本。

三、因为是面向公众的读物，作者对本书中的部分篇章做了节选，如《素问》运气七篇节选了部分重要内容，以基本了解运气学说为目的，《素问》《灵枢》互见或论述腧穴、疾病的内容也做了删节。

校注

一、《针灸甲乙经》《黄帝内经太素》《素问》王冰注，是《黄帝内经》的古传本、古校注本，为本次校勘、注释工作的主要依据。

二、凡有校改，必出所据。

三、凡有所裨益之异文，录出以资参考。

四、注释主要针对疑难字词、医学概念，注文重视参考前人的成果。

五、本次校注，较多吸收了出土医简的研究成果，特别是最近出土的成都天回镇汉墓医简（简称“天回医简”）。

六、注释采用今注的方法，不繁一一出具书证。

七、批注是对校记的补充，主要表达作者对某一段落或文句的心得。

八、明显的误字，予以径改，如“抟”误作“搏”，“己、已、巳”不别等。

点评

一、揭示本篇的学术内涵以及与相关篇章内容的关系。

二、《甲乙》《太素》是《黄帝内经》早期的重要传注本，其对经关系不繁一一列出，读者可留意互相参考。

目　录

导　读

素　问

灵 枢

导　读

中医学是植根于中华文化的一种传统医学。天人合一、万物有灵的信仰和比类取象、司外揣内的认识论是中医生命观、疾病观、药物观以及各种诊疗实践的指导思想与理论基础，这些思想和理论都见载于《黄帝内经》之中。在中国的历史上，人们习惯把某种知识的创造者归到某个“圣人”头上，这是中华文明的特质。黄帝既为“人文初祖”，也是创造中医的代表人物。《黄帝内经》作为中医学的奠基之作，是真实不虚的中华文化的优秀代表，从古至今，一直是学医必读之书。

一、《黄帝内经》解题

西汉成帝时（公元前 32 年），刘向等奉诏整理国家的图书，整理后将中国的各种学问分为六大类，即六艺、诸子、诗赋、兵书、术数、方技。方技，即医学。他们把整理后的图书编成目录，称《别录》《七略》，这二部书早已亡佚，其内容被《汉书·艺文志》转载下来。方技分为四类，即医经、经方、房中、神仙。其中医经又分为七家，分别是：《黄帝内经》十八卷，《外经》三十七卷；《扁鹊内经》九卷，《外经》十二卷；《白氏内经》三十八卷，《外经》三十六卷，《旁篇》二十五卷。

医经的序解释说："医经者，原人血脉经络骨髓阴阳表里，以起百病之本，死生之分，而用度箴石汤火所施，调百药齐和之所宜。至齐之得，犹磁石取铁，以物相使。拙者失理，以愈为剧，以生为死。"

从表面上看，医经七家之书，除了《黄帝内经》之外，其他皆已不存，然而是不是换了一种方式而传承了下来，这在下面将有所讨论。

（一）《黄帝内经》冠名黄帝的原因

《素问》的第一篇《上古天真论》开篇即说："昔在黄帝，生而神灵，弱而能言，幼而徇齐，长而敦敏，成而登天，乃问于天师。"天师，是黄帝的臣子岐伯。《黄帝内经》主要是以黄帝与臣子问答的方式记录下来的著作。

《黄帝内经》为何要依托黄帝？一种说法，是汉代的人为了壮大其学问的声势，假托黄帝之名所作，如《淮南子·修务训》说："世俗之人，多尊古而贱今，故为道者，必托之于神农、黄帝而后能入说。"另一种说法，是汉代学习经典的人，信其学来源于黄帝。如余嘉锡说："即百家之言数术、方伎，亦皆自以为真黄、农。"中国早期的各种学问，往往没有撰者，后来教授经典的老师，因循时代的风气，认为此学出于黄帝，以此教授学生，并代代相传。如《史记·五帝本纪》说："学者多称五帝，尚矣。然尚书独载尧以来；而百家言黄帝，其文不雅驯，荐绅先生难言之。"可见当时已是"百家言黄帝"，医学也不例外。

百家言黄帝，是因为人们把黄帝视为人文的始祖，举凡重要的发明创造，都会归到黄帝君臣的名下。今天看来，这种文化传统，是中国民族融合的象征，文化交汇的代表，当是一种优秀的传统。

（二）医经称内外的原因

《汉书·艺文志·方技略》著录之“医经七家”，共二百一十六卷，从名称上看，仅《黄帝内经》传承至今，《黄帝外经》等已经失传。张舜徽《汉书艺文志通释》说：“医书之分《内经》《外经》，犹《春秋》《韩诗》有内、外传，《晏子春秋》《庄子》《淮南》有内、外篇也。《汉志·诸子略》杂家著录《淮南内》二十一篇，《淮南外》三十三篇。颜师古注：内篇论道，外篇杂说。医书之分《内经》《外经》，亦同斯例。”

作者曾撰文提出医经分内、外，其编次之义，取决于医书本身的性质。医学的书，本来就有理论的和实用的两个层次，无所谓杂说，也无学派之分。学习医学的人，则兼习黄帝、扁鹊之书。医经中的内经，是阐明医学理论的，考今《素问》《灵枢》《难经》则可以知。……章学诚把书籍分为阐述理论和方法的两大类，在每一大类中，讲理论的书籍放在前边，讲方法的书籍依次排类，这种排列方法，大致符合《方技略》著录之例。但医经一种之中，也可以此例类之。讲理论的放在前边，称为《内经》；讲方法的放在后边，称为《外经》。

按郑樵说古书有“书虽亡而实未亡”之例，《黄帝外经》也不出此例。杨上善《黄帝内经明堂序》中说“《太素》陈其宗旨，《明堂》表其形见”。视《太素》与《明堂》二书相为表里。《史记·扁鹊仓公列传》记载仓公所学与所传的书有黄帝、扁鹊之《脉书上经》《脉书下经》。幸运的是，2012年冬，成都天回镇出土的西汉医简中发现有《脉书上经》《脉书下经》。按《素问·病能论》说：“《上经》者，言气之通天；《下经》者，言病之变化。”今出土的《脉书上经》说是讲“气之通天”的，《脉书下经》是讲经脉疾病和汤液疾病变化的。可见上下、内外之义，都是道与术、理与法相互对待的关系。

（三）《素问》《灵枢》的含义

《素问》之名，最早见于东汉张仲景的《伤寒杂病论》，序中说：“撰用《素问》《九卷》《八十一难》《阴阳大论》《胎胪药录》。”北宋林亿校《素问》时说：“所以名《素问》之义，全元起有说云：素者本也，问者黄帝问岐伯也。方陈性情之源，五行之本，故曰《素问》。元起虽有此解，义未甚明。按《乾凿度》云：夫有形者生于无形，故有太易、有太初、有太始、有太素。太易者，未见气也；太初者，气之始也；太始者，形之始也；太素者，质之始也。气形质具而苛瘵由是萌生，故黄帝问此太素质之始也。《素问》之名，义或由此。”

具备了气、形、质的生命体，免不了会发生疾病，故黄帝与岐伯讨论生命与疾病的本质，即是“素问”名义的由来。杨上善分类注解《内经》，名其书为《黄帝内经太素》，亦本于此。

《灵枢》之名，至唐代王冰注《素问》才出现，在此之前，先后有《九卷》《针经》《九灵》《九墟》等称谓。马莳说：“灵枢者，正以枢为门户阖辟所系，而灵乃至神至玄之称。”任应秋先生说：“灵者，验也。针刺的疗效，至为灵验，但必须得其刺法之枢机而后灵，故名之曰《灵枢》。”经络、腧穴乃神气之所游行出入之所，故为名。

二、《黄帝内经》的成书

《黄帝内经》各篇章内容从先秦到唐王冰增入运气七篇，再到宋人补入“刺法”“本病”二篇内容，凑成八十一篇，经过了一个漫长的历史时期，因此，今较为普遍的说法是“非成于一时一人之手”。其实，从内容上来看，《黄帝内经》从口耳相传到著之简帛，从“王官之一守”到师徒授受，非一时一人之作是自然的。但是，从文献编纂的角度看，西汉刘向领衔校书，侍医李柱国专官典守，“辨章学术，考镜源流”，并采取“以人类书”的原则，医经七家的名称都是新定的。

（一）西汉刘向校书与《黄帝内经》的编定

西汉成帝时，由官方组织进行了大规模校书活动，在我国历史上堪称文化盛事。此次校理由刘向、刘歆父子相承总其责。据《汉书·艺文志》序及“方技略”中所述，医书是由侍医李柱国具体负责的。方技一类，若非专官世业，则不能胜任，可见汉代校书亦重术业之专精。

刘向等校书的方法，首先集合国家与官员家的藏书，辨其学术源流，相校而除其重复。每一书校毕，即撰叙录奏上，最后集中起来，称为《别录》。如阮孝绪《七录序》说：“昔刘向校书，辄为一录，论其指归，辨其说谬，随竟奏上，皆载在本书。时又别集众录，谓之《别录》，即今之《别录》是也。”姚振宗《别录佚文》叙说：“《晏子》《孙卿子》《列子》三书，叙奏之前，具载篇目。《艺文志》所谓条其篇目，撮其旨意，其原书体制盖如此。”刘向殁后，其子刘歆继之，将《别录》的内容进行了缩略，编定为《七略》。有了《七略》，《别录》很快就亡佚了，《七略》到北宋以后也亡佚了，但其内容被班固转载于《汉书·艺文志》中。

李柱国校方技书，属于刘向等校书活动的一部分，自然遵循统一的方法。首先合中外之本，辨其学术源流，相校而除去重复；其篇卷之多寡、次序之先后，皆出重定，与通行之本不同，故别立书名；每一书校毕，即撰叙录奏上，叙录则前列篇目，后论旨意。班固删取《七略》之要，以为《艺文志》。据其自注，较《七略》“入三家五十篇，省兵十家”，则于方技一类是全录《七略》，并无变动。故可知今《汉志》中所录医经、经方，皆《七略》所有，乃经李柱国校定之书。

余嘉锡先生指出：“《汉书·艺文志》著录之书，其名往往与今本不同，亦或不与六朝、唐人所见本同，并有不与《七略》《别录》同者。其故由于一书有数名，《汉志》只著其一也。古书书名，本非作者所自题。后人既为之编次成书，知其为某家之学，则题其氏若名以为识别；无名氏者，乃约书中之意义以为之名。”此例亦适用于《汉书·艺文志》著录之医经。作者曾根据《别录》《汉志》的著录特点推论："西汉以前本无《黄帝内经》之名，至李柱国奉诏整理校定方技之书，始有其名。那么，《黄帝内经》当出于李氏手定，书名也是其新定。西汉以前，存世的书籍多是单篇别行，且不题撰者。刘向等部次群书，六略中皆称某某家，其义乃就其书以考其学术流别，并辨其出于某家之学，遂著录之。由此可知，医经、经方的著录，即以学术的内容不同而分家，并以题名的不同而类其书，是则李柱国所整理著录之书多与实际流传之书名不合。"

（二）传世本《黄帝内经》的由来

《黄帝内经》等是经李柱国等整理而编定，但是，这些经他整理过的书并没有流传下来。今传世的《黄帝内经》包括《素问》《灵枢》两部。《素问》之名最早见于东汉张仲景的《伤寒杂病论·序》,《灵枢》的前身《针经》，最早见于西晋皇甫谧的《针灸甲乙经·序》，上距刘向编定《黄帝内经》已有二百多年。按郑樵"书虽亡而实未亡"之例，刘向编定之《黄帝内经》虽不传，但医经七家的内容仍然有传承。只是随着经师们说解而不断扩大，最后汇为一编，这就是今天的《黄帝内经》。

传世本《黄帝内经》具体什么时间、由何人所纂集，尚不能详考。如余嘉锡先生说："古人著书，多单篇别行，及其编次成书，类出于门弟子或后学之手，因推本其学之所自出，以人名其书。""古之诸子，即后世之文集。……既是因事为文，则其书不作于一时，其先后亦都无次第，随时所作，即以行世。……迨及暮年或其身后，乃聚而编次之。其编次也，或出于手定，或出于门弟子及其子孙，甚或迟至数十百年，乃由后人收拾丛残为之定著。"

《针灸甲乙经·序》说："按《七略》《艺文志》，黄帝内经十八卷，今有《针经》九卷，《素问》九卷，二九十八卷，即《内经》也。"这是很重要的证据，以皇甫谧这样的才学和地位，也是根据了《七略》《艺文志》的记载，才认识到当时流传的《素问》和《针经》即是《黄帝内经》。

因为《七略》不著篇目，皇甫谧应是根据医经小序的内容判断而提出的，一共有多少篇，他也没有说。但是，比较一下《针灸甲乙经》与今《黄帝内经》的内容，除了唐以后补入的“运气七篇”和“素问遗篇”之外，《素问》的十余篇未录，《灵枢》有一篇未入。可见西晋时皇甫谧所见之《素问》《针经》虽不会是各八十一篇，但内容已基本稳定下来。

至梁全元起注《素问》，名为《黄帝素问》。隋杨上善合《素问》与《九卷》（即《灵枢》）进行分类编撰，名为《黄帝内经太素》，是知此时亦无《黄帝内经》通行。杨上善的序今不存，但从其命名之意来看，他也认为《素问》和《九卷》即是《汉志》中之《黄帝内经》。另外，杨上善注《明堂经》，亦名其书为《黄帝内经明堂》，则杨氏认为《明堂》也是《黄帝内经》中之一部。至唐王冰注《素问》，则祖述皇甫谧之意，认为当时的《素问》与《灵枢》，即是《汉志》中的《黄帝内经》。

考今存《别录》的几篇佚文，如《管子》书录：“所校雠中《管子》书三百八十九篇，大中大夫卜圭书二十七篇，臣富参书四十一篇，射声校尉立书十一篇，太史书九十六篇，凡中外书五百六十四篇，以校除复重四百八十四篇，定著八十六篇，杀青而书，可缮写也。”《黄帝内经》也会有定著某某篇，可惜见不到了，其杀青而书，应该是书写在简帛之上，所以十八卷，恐不是《素问》和《针经》二书合一，也不会是各八十一篇。《七略》所著录的《黄帝内经》十八卷，究竟是多少篇，尚不能详考。

（三）三世医学与《黄帝内经》

中国有地域之广，历史悠久，民族众多，各地域的风物人情信仰往往不同，史学家们将中国的文化分为黄河上游、黄河下游、长江中下游三大区系。中国医学的世系，亦可上溯至传说中的伏羲、神农、黄帝，与三大区系文化息息相关。大致对应着黄河上游、黄河下游、长江中下游。

伏羲、神农、黄帝同为中华文明的缔造者，我们虽已将其奉上神坛，但真实的三世医学，都有着具体的代表人物。发源于中国东方的“经脉医学”，是以扁鹊为代表人物，以脏腑、经脉、疾病、色脉诊、砭石刺灸为特征；发源于中国西方的“汤液医学”，以伊尹为代表人物，以药物、汤液、疾病为特征；发源于中国中部的“导引医学”，以彭祖为代表人物，以“春生、夏长、秋收、冬藏”四时养生、导引、按摩为特征。

这些发源于不同地域的医学，随着时间的演进不断融合，即《素问》所谓“圣人杂合以治”之义。观《史记·扁鹊仓公列传》，扁鹊治病，除了用经脉、砭石、刺灸之外，还用汤液治病；仓公不仅跟随公孙光学习医方，还跟随公乘阳庆学习《脉书》；他教学生的除了《脉书》和经脉治法外，还有《药论》《和剂汤法》。

《汉书·艺文志·方技略》中的医经、经方、房中、神仙四家，医经乃扁鹊之学，经方乃伊尹之学，“房中”与“神仙”乃彭祖之学，实“三世”而已。

今本《黄帝内经》是以“经脉医学”为主体的，收录了“汤液医学”“导引医学”的思想和内容。如有属汤液医学的《汤液醪醴》等，有属导引医学的《上古天真论》《四气调神大论》《移精变气论》等。还可以看出，三世医学中，经脉医学有经脉疾病系统，汤液医学有汤液疾病系统，导引医学有四时疾病系统，以是构成三种医学。

从已经出土的医书来看，马王堆有三种经脉系统，张家山有一种经脉系统，天回医简有二种经脉系统，加上《灵枢·经脉》的一种，一共七种经脉系统。过去一直认为《灵枢·经脉》十二经脉阴阳相贯，如环无端，是经脉理论成熟的系统，早期马王堆、张家山的十一经脉各自独立行走是不成熟的。天回医简的二种经脉系统中，有一种已经是十二经脉，但也是独立循行的。如果换一个角度看，经脉原本是一个疾病分类系统，经脉的循行与疾病诊法、治法密切相关，因此，这七种经脉的疾病和诊、治是有所不同的，它们的存在都是合理的。

重要的是，按这样的理解，后出的《灵枢·经脉》并不能取代前出的经脉系统。反而因为《灵枢·经脉》这种循行方式的出现并被载入典册，掩盖了西汉时以经脉作为疾病系统的本质，与之相应的经脉诊法、经脉治法也随之而不传，以至于对传训诂之作的《经脉》篇已经基本看不懂了。

天回医简除了十二经脉疾病系统外，还有一个论述风、痹等疾病的系统，二部分简的形制是一样的。疾病的第一简有“凡病久则变化，化则同，同则难辨也”的起首语，这与《素问·病能论》“《下经》者，言病之变化”的含义相一致。因此，我们把经脉疾病和汤液疾病命名为《脉书下经》。其实，张家山医简已明确题名为《脉书》，同样包含了经脉和汤液二种疾病系统，亦当属《脉书下经》。这些疾病系统均见于今本《黄帝内经》之中。

汤液医学包括与汤液相关的疾病系统和医方，从张家山汉墓、天回汉墓出土的医简看，汤液疾病系统和经脉疾病系统是泾渭分明的。经脉医学重视脉诊，汤液医学没有脉诊，重在识证，因此，出现与汤液相应的疾病系统也是必然的，后来的《诸病源候论》，当属汤液疾病之传者。

汤液疾病以病名为纲，并按照“病久则变化”为序，先是“风”病，依次为“痹、厥、痿”等，共 27 类，以类相从，故多为“所产”病。如：简 508“凡久风产痹，痹之卒发者，不必产于风。淫气着痹产疽，疽之卒发者，不必产于痹”。简 490“凡风之始产也，皆有大分，至其变化，则无常方矣”。

这种“病久则变化”的思想，是中医“治未病”理论和方法的基础，即病初起要及时治疗。《素问·汤液醪醴论》：“夫病之始生也，极微极精，必先入结于皮肤。”《素问·阴阳应象大论》：“邪风之至，疾如风雨。故善治者治皮毛，其次治肌肤，其次治筋脉，其次治六腑，其次治五脏，治五脏者，半死半生也。”《韩非子·喻老》引扁鹊曰：“疾在腠理，汤熨之所及也；在肌肤，针石之所及也；在肠胃，火齐之所及也；在骨髓，司命之所属，无奈何也。”

根据《汉书·艺文志》医经类小序的解说，所有医经七家，其所论述的内容是大致相同的，相互之间也一定有很多的重复。刘向等既“以人类书”，因题名的不同，就都保留了下来。不同的是，这时的《脉书》出现了以黄帝为名而传授的现象。公乘阳庆传给仓公的有黄帝、扁鹊《脉书》上、下经。黄帝和扁鹊的传承谱系到一百多年后刘向等校书时也没有改变，只是黄帝被排在了前面。

三、《黄帝内经》是传训诂之作

（一）医经的编纂与传承

刘向等校书，整理编定了《黄帝内经》十八卷，在这之后又发生了什么变化？是不是说我们今天看到的《素问》与《灵枢》，其内容和形式就是西汉时的原貌呢？恐怕不是这样。从刘向校书时往前推一百余年，最重要、最具史学价值的医学事件即司马迁撰写的《史记·扁鹊仓公列传》。其中所记扁鹊的事迹距司马迁已远，对仓公事迹的记载是可以徵信的。

按司马迁的记载，仓公原本是一个医生，主要以方治病，认识公乘阳庆后，阳庆教给他黄帝、扁鹊之《脉书》上、下经等医书，并读、解、验之，三年有余。此后仓公的学问大为长进，诊治疾病越发高明，声名远播，周边的一些王侯便派人来跟他学习。

可见医经的传播，同经学的传播一样，是有师徒授受的。经书要有经师来传授，医经也是由老师来讲解传授，一代传一代，学者们传训诂而已。如《汉书·儒林传》中说：“申公独以《诗经》为训故以教。”

又《汉书·刘歆传》说："初《左氏传》多古字古言，学者传训诂而已。"仓公跟公乘阳庆学习黄帝、扁鹊之脉书，受读解验之。读解，即训诂之意。

《史记·扁鹊仓公列传》中，公乘阳庆对仓公说："庆有古先道遗传黄帝、扁鹊之《脉书》《五色》《诊病》《知人生死》，决嫌疑，定可治，及《药论》书，甚精"。"古先道"即先师之意。仓公"受读解验之，可一年所。明岁即验之，有验，然尚未精也。要事之三年所，即尝已为人治，诊病决死生，有验，精良。"此后，"临菑人宋邑。邑学，臣意教以《五诊》，岁余。济北王遣太医高期、王禹学，臣意教以《经脉高下》及《奇络结》、当《论俞所居》，及气当《上下出入邪逆顺》，以宜鑱石，定砭灸处，岁馀。菑川王时遣太仓马长冯信正方，臣意教以《案法逆顺》《论药法定五味》及《和齐汤法》。高永侯家丞杜信，喜脉，来学，臣意教以《上下经脉》《五诊》，二岁馀。临菑召里唐安来学，臣意教以《五诊》《上下经脉》《奇咳》《四时应阴阳重》，未成，除为齐王侍医"。

可以看出，仓公所学与其所传的医书从名称上已经发生了变化，其增出的书，当是仓公解经的书。其中《脉书》上、下经是最重要、最经典的医经，与他教给学生的《上下经脉》应是同一书。《五色诊》与《五诊》应是同一书，此两书出现最频。此外，所传之《奇咳》，即《奇胲》，又称《奇恒》；《揆度》《阴阳》《四时应阴阳重》《外变》《逆顺》《案法》等应为诊法类的书；《药论》《论药法定五味》《和齐汤法》为汤液类书；《石神》为论砭石疗法的书；《接阴阳》为房中类的书；《禁书》为咒禁类的书。后世《千金翼方》收录有《禁经》，或即此类。

像仓公的经历一样，医经必须要有经师说解才能传承，经师的说解与"经"融合在一起，传之既久，则撰集之作遂出，并多以问答的形式传于世。从汉文帝时的仓公，到汉成帝时刘向等校书，其间一百多年，在这期间，医经的传习究竟发生了多大的变化，其详情尚不可知。但是，从仓公所学和所传之书数量的增加，到了成帝时，想必已经增加了很多。如《汉志》著录的《黄帝内经》十八卷、《外经》三十七卷；《扁鹊内经》九卷、《外经》十二卷；《白氏内经》三十八卷、《外经》三十六卷、《旁篇》二十五卷。那么，《内经》共有六十五卷，《外经》共有八十五卷。比起仓公学习的书不知增加了多少。

仓公所传书之书亦见于今本《黄帝内经》。如《素问·病能论》："《上经》者，言气之通天也；《下经》者，言病之变化也；《金匮》者，决死生也；《揆度》者，切度之也；《奇恒》者，言奇病也。"《素问·玉机真脏论》除《揆度》《奇恒》外，还提到《五色》《脉变》。《素问·疏五过论》又提到《比类》《从容》《阴阳》《五中》《明堂》《终始》六种医经。《素问·示从容论》说："臣请诵《脉经》上、下篇，甚众多矣。"此《脉经》"上、下篇"，应即《脉书》上、下经。

重要的是，西汉刘向等校书将《黄帝内经》编定为"医经"，这告诉我们医学也有"经"。"经学"是我国历史上一个特有的现象，"经"代表着正统、经典，就象《易》《诗》《书》《礼》《春秋》五经一样，医学的经甚至达到了"非其人勿教，非其人勿授"的境界。但是，"五经"在西汉时期，有经有传，经传分明。医学的"经"在哪里？医学的"传"在哪里？作者于多年前曾提出《黄帝内经》乃传训诂之作，经传融合，经传不分，这一观点因 2012 年成都天回医简的发现得到了证实。

（二）天回医简中的证据

在对成都天回汉墓医简的研究中，最为重要的是发现这批医简与《史记·扁鹊仓公列传》中记载的仓公事迹有着密切联系。

在《脉书上经》有五处称"敝昔曰"的文字。如"敝昔曰：人有九窍、五脏、十二节，皆朝于气"。此文《素问·生气通天论》解释说："天地之间，六合之内，其气九州、九窍、五脏、十二节，皆通乎天气。""通乎天气"即"朝于气"。《难经·三十七难》："五脏者，当上关于九窍也。"

除了九窍之外，“十二节”亦通于天气。十二节即四肢的肩、肘、腕、髀、膝、踝的部位。

又，“五色通天，脉之出入，与五色相应也，犹响之应声也，犹景象形也”。《灵枢·邪气脏腑病形》：“夫色脉与尺之相应也，如桴鼓影响之相应也，不得相失也。此亦本末根叶之出候也，故根死则叶枯矣。色脉形肉不得相失也，故知一则为工，知二则为神，知三则神且明矣。”

又，“凡病久则变化，化则同，同则难辨也”。即《素问·病能论》所谓“《下经》者，言病之变化”之义。其内容又见《素问·生气通天论》《素问·痹论》《灵枢·病传》等。

又，“知死生之期，谨精莞脉，毋与众谋”。《素问·阴阳别论》：“别于阳者，知病忌时；别于阴者，知死生之期，谨熟阴阳，无与众谋。”《史记·扁鹊仓公列传》：“心不精脉，所期死生视可治，时时失之，臣意不能全也。”

又，“工十中六，所谓相目之阴阳者，非相平人也，皆病之得五气之见”。《难经·十三难》：“五脏各有声色臭味。当与寸口尺内相应。其不相应者病也。假令色青。其脉浮涩而短。若大而缓为相胜。浮大而散。若小而滑为相生也。经言：知一为下工，知二为中工，知三为上工。上工者十全九，中工者十全八，下工者十全六，此之谓也。”

师门授受，两汉蔚为大观，经传相合，后之学者难辨。《素问·离合真邪论》又说：“余闻《九针》九篇，夫子乃因而九之，九九八十一篇，余尽通其意矣。”通过“传训诂”，《九针》由原本的九篇说解至八十一篇。《脉书》上、下经在传承过程中，因师徒授受，内容增益，篇章分立，后学征引前出，故见于《素问》者达三十余种。作者曾提出：“前代的书，后世师徒相承，传之既久，则撰集之作遂出，并多以问答的形式传于世，如《素问》《灵枢》《难经》《脉经》等。此乃古时师徒相授，学者传训诂而已。”

四、《黄帝内经》的版本

西汉刘向等校书，始有《黄帝内经》之名。经刘向他们整理编定的图书，皆藏于皇室之内，经王莽之乱，图书散尽，然或一脉传承，并未中断。至东汉末长沙太守张仲景编撰《伤寒杂病论》，称“撰用《素问》《九卷》”，此后时隔二百余年，西晋皇甫谧编撰《针灸甲乙经》，称《素问》《针经》即《黄帝内经》。隋唐之际，杨上善根据《素问》《九卷》，分类编撰了《黄帝内经太素》，此为唐以前《黄帝内经》之古传本。唐代王冰次注《素问》，对原本颇多改易，并补入“七篇大论”，书成后广为流行。北宋校正医书局校正《素问》，取王冰注本作为底本，详加校勘后板行，广为传播，流传至今。

（一）皇甫谧对黄帝三部的整理

《针灸甲乙经》一书的编者皇甫谧（公元215～282年），字士安，自号玄晏先生，是西晋时的著名学者。皇甫谧在研读医书的过程中，发现《七略》和《汉书·艺文志》著录的《黄帝内经》就是当时传世《素问》《针经》，另有《明堂孔穴针灸治要》也是黄帝的遗书。有感于“三部同归，文多重复，错互非一”，因而“撰集三部，使事类相从，删其浮辞，除其重复，论其精要，至为十二卷”，名为《黄帝三部针灸甲乙经》。

皇甫谧编集《针灸甲乙经》，对于中医学术最重要的贡献在于弘扬“黄帝”之学术，把《黄帝内经》和《明堂》的内容结合在一起，使理论与应用相结合，为针灸学提供了一部经典著作。

（二）全元起注《素问》

《隋书·经籍志》著录有“《黄帝素问》九卷”和“《黄帝素问》八卷，全元起注”。《新唐书·艺文志》有“全元起注《黄帝素问》九卷”。

全元起本北宋以后亡佚，宋臣林亿等在校正《素问》时，本着“多闻阙疑”的态度，在每一篇名之下，标注出全元起本的卷次、篇名。如

“上古天真论篇第一”，新校正注：“按全元起注本在第九卷，王氏重次篇第，移冠篇首。今注逐篇必具全元起本之卷第者，欲存《素问》旧篇目，见今之篇次皆王氏之所移也。”宋臣们的苦心没有白费，使我们还能知道《素问》早期传本的一些面貌。

（三）杨上善编注《太素》

《黄帝内经太素》为唐初杨上善撰注。全书三十卷，是对《素问》《九卷》分类重编注释而成。杨上善另著有《黄帝内经明堂类成》十三卷，今仅存第一卷，与《太素》相表里，所谓“《太素》陈其宗旨，《明堂》表其形见”。《太素》一书宋室南渡时亡佚，此书约于唐代中叶传到日本，后亦销声匿迹，19 世纪 20 年代，仁和寺古卷子抄本《太素》重显于世，抄录时间为日本仁平年间，相当于我国南宋初年，而所据底本早至日本仁和三年，相当于我国唐僖宗光启三年（公元 887 年）。据古抄本摹写之各种传抄本于 19 世纪末叶陆续回归中国，萧延平以杨守敬从日本携归之小岛尚质抄本为底本加以整理校注，于 1924 年出版，称兰陵堂本。2005 年人民卫生出版社出版了李克光、郑孝昌《黄帝内经太素校注》。

（四）王冰注《素问》

王冰（约公元 710～805 年），号启玄子。唐宝应中曾为太仆令。王冰自称“弱龄慕道，夙好养生”，有感于当时《素问》一书“世本纰缪，篇目重叠，前后不伦，文义悬隔，施行不易，披会亦难，岁月既淹，袭以成弊”。故“精勤博访”，除了自己家藏的旧本之外，还搜求到几种重要传本，如于郭子斋堂所受“张公秘本”，王冰称这个本子“文字昭晰，义理环周，一以参辩，群疑冰释”。另外，王冰认为传世的八卷本缺了一卷，他的老师收藏有“第七”一卷，王冰将其补入，即今“运气七篇”。

先师张灿玾据其注文中所存之 80 余条校语，将其体例归纳为存异文、断误文、补脱文、明错简、解别义、明脱文、识别法、详重见、示迁移、指佚文等 10 条。王冰对于《素问》的注释，广引多种古籍。如《经脉流注孔穴图经》及《中诰孔穴图经》二书，在气穴论、气府论、骨空论、水热穴论、缪刺论、刺腰痛等篇注文中，引文很多，这对于考证唐以前针灸著作，有重要文献价值。

王冰所补入的“七篇大论”，此七篇林亿等已疑其固非《素问》所亡之篇，恐别有渊源。今其源流亦难确考，然王冰注本中保存的这一内容，成为中医运气学说的经典文献。

（五）《素问》新校正

宋嘉祐二年（公元1057年）政府设校正医书局，选官校正医书。校正后的《素问》称《重广补注黄帝内经素问》。其书以王冰注《素问》为底本，“搜访中外，裒集众本，寖寻其义，正其讹舛，十得其三四，余不能具。而又采汉唐书录古医经之存于世者，得数十家，叙而考正焉。贯穿错综，磅礴会通，或端本以寻支，或溯流而讨源，定其可知，次以旧目，正缪误者六千余字，增注义者二千余条”。凡宋臣所加校语，皆按以“新校正云”，以与王冰原注相区别，故称“《素问》新校正”。宋臣对《素问》所作的整理，刊行以后，影响深远。今日所传之《素问》各种版本，皆源于此。

（六）南宋《灵枢》的复出

《灵枢》之名，初见于王冰注《素问》的序：“班固《汉书·艺文志》曰：《黄帝内经》十八卷。《素问》即其经之九卷也，兼《灵枢》九卷，乃其数焉。”这与皇甫谧《针灸甲乙经》序中的说法一脉相承。在此之前，称《针经》《九卷》，又有《九灵》《九墟》之名。

王冰注《素问》屡引《灵枢经》之文，与皇甫谧《甲乙经》所引《针经》之文基本相同，可证两者确为一书。北宋嘉祐年间林亿等校书时，《灵枢》已非全秩。哲宗元祐八年（公元1093年）高丽遣使献来《黄帝针经》九卷，即下诏令秘书省选奏通晓医书官员校对详定，并颁行天下。今传本《灵枢》，为南宋高宗绍兴二十五年（公元1155年）四川锦官史崧校之本。

五、《黄帝内经》的主要内容和价值评述

（一）主要内容

《黄帝内经》学术体系的核心是对生命与疾病的认知，其内容涵盖养生、藏象、诊法、经络、腧穴、刺法、病机、治则等方面。构成今本《黄帝内经》的《素问》和《灵枢》两书，其内容主旨按皇甫谧所说《素问》"论病精微"，《灵枢》"原本经脉"。考虑到《素问》《灵枢》的来源不同，内容各有侧重，虽有互见，则仍宜分开来介绍。

1.《素问》的主要内容

养生：养生是通过养精神、调饮食、练形体、慎房事、适寒温等各种方法，实现保养身体、减少疾病、增进健康、延年益寿的目的。《黄帝内经》认为导致人生病的原因主要有内因（喜、怒、忧、思、悲、恐、惊）和外因（风、寒、暑、湿、燥、火），要想远离这些病因，就必须养生。如何养生呢，《上古天真论》说："其知道者，法于阴阳，和于术数，食饮有节，起居有常，不妄作劳，故能形与神俱，而尽终其天年。"人的生命活动，与天地阴阳四时的春生、夏长、秋收、冬藏息息相关。如《四气调神大论》说："夫四时阴阳者，万物之根本，所以圣人春夏养阳，秋冬养阴，以从其根。"除此之外，养生还须"治未病"。如《素问·四气调神大论》说："圣人不治已病治未病，不治已乱治未乱，此之谓也。夫病已成而后药之，乱已成而后治之，譬犹渴而穿井，斗而铸锥，不亦晚乎。"相关主要篇章如《上古天真论篇第一》《四气调神大论篇第二》《生气通天论篇第三》等。

藏象：藏象是中医学重要的生命现象，主要包括五脏、六腑、奇恒之腑、经络、精、气、血、津液的生理功能和病理变化。藏象理论的形成，是用"比类取象"的方法，观察、认识脏腑生理活动和病理变化，所以称为"藏象"，即藏于内而象见于外的意思。《阴阳应象大论》中形象

地解释了五脏与天文、地理、人事的结合关系，如："帝曰：余闻上古圣人，论理人形，列别脏腑，端络经脉，会通六合，各从其经，气穴所发，各有处名，溪谷属骨，皆有所起，分部逆从，各有条理，四时阴阳，尽有经纪，外内之应，皆有表里，其信然乎。岐伯对曰：东方生风，风生木，木生酸，酸生肝，肝生筋，筋生心，肝主目。"人体自身以及人与自然是一个统一的整体，人的生命活动是以五脏为中心的。如《灵兰秘典论》说："心者，君主之官，神明出焉；肺者，相傅之官，治节出焉……。"重要的是，这些关联，与中医诊病、治病实践很密切。《内经》都有翔实的记载。相关重要篇章如《金匮真言论》《阴阳应象大论》《灵兰秘典论》《六节藏象论》《五脏生成篇》《五脏别论》《脏气法时论》《宣明五气篇》等。

诊法：诊法是运用望、闻、问、切等方法诊察疾病，探求病因、病位、病性和病势，辨别证候，为治疗提供依据。中医的"四诊"，也是一种由表及里、见微知著的观象方法。如《阴阳应象大论》说："以我知彼，以表知里，以观过与不及之理，见微得过，用之不殆。"《难经》对四诊的解释别有一种说法，如六十一难说："望而知之谓之神，闻而知之谓之圣，问而知之谓之工，切而知之谓之巧。"五色是脏腑精气的外在表现，诊脉以知五脏之气的太过不及，是因为经脉内属于脏腑，外络于肢节。《素问》中的诊法主要包括，五色脉诊：通过面色青、赤、黄、白、黑，与脉象弦、钩、代、毛、石的生克关系，来推断疾病的病位所在和预后生死。如《脉要精微论》《平人气象论》《玉机真脏论》等。三部九候脉诊：将人体分为上、中、下三部，每部各分天、地、人三候，共九候，通过切按各部动脉，以诊察疾病、判断预后的一种脉诊方法。如《三部九候论》。阴阳脉诊：根据脉象的浮、沉、长、短、滑、涩，将脉象按"三阴三阳"分类，以判断病位和预后的一种十二经脉诊法。虽然有四诊，但临证则需要四诊合参，特别是色与脉的关系，如《移精变气论》说："治之要极，无失色脉"。如果色脉相应则顺，色脉相反则为逆。

治则：是治疗疾病必须遵守的基本原则与方法。重要的有“三因制宜”，即“因时、因地、因人”而治。如《八正神明论》说：“以日之寒温，月之盛衰，四时气之浮沉，参伍相合而调之。”《异法方宜论》则专门论述了因地制宜的原则，如“黄帝问曰：医之治病也，一病而治各不同，皆愈，何也？岐伯对曰：地势使然也。”除了三因制宜，《阴阳应象大论》还指出“治病求本”的原则，这就是“急则治其标，缓则治其本”的原则。《标本病传论》说：“知标本者，万举万当，不知标本，是谓妄行。”中医认为，疾病是正邪消长的过程，正气夺则虚，邪气盛则实。所以，治病需要扶助正气，抑除邪气，遵循“虚则补之，实则泻之”的原则。

疾病：对于疾病的论述，主要集中在《素问》一书中，这些内容原本属于《下经》，如《素问·病能论》说：“《上经》者，言气之通天也；《下经》者，言病之变化也。”所谓“病之变化”，即现在说的疾病的病因、病机以及证候表现。中医学认为导致疾病发生的主要病因有内因和外因二个方面，即外感六淫和内伤七情；病机是阐明疾病发生、发展和变化规律的学说，旨在揭示疾病的本质，是对疾病进行正确诊断和有效防治的理论基础。疾病的种类包括内、外、妇、儿、精神疾病、五官病等。重要的是，对疾病的认识，也体现了人与自然息息相通的思想。如《脏气法时论》说：“肝病者，平旦慧，下晡甚，夜半静。”根据五行生克的规律说：“病在肝，愈于夏，夏不愈，甚于秋，秋不死，持于冬，起于春。”《异法方宜论》提出东、南、西、北、中五方之人生病各有所不同。对于疾病的认识，最重要的莫过于“辨证”，辨证的目的在于寻求病因病机，通过对病因病机的分析，找出疾病的阴阳、表里、寒热、虚实。如《痹论》说：“痹之安生？岐伯对曰：风寒湿三气杂至，合而为痹也。其风气胜者为行痹，寒气胜者为痛痹，湿气胜者为著痹。”相关篇章如《热论篇》《评热病论》《逆调论》《疟论》《气厥论》《咳论》《举痛论》《腹中论》《风论》《痹论》《痿论》《厥论》《病能论》《奇病论》《解精微论》等。

六经：六经不同于经脉，经脉是《灵枢经》的主体内容，在《素问》中，以太阳、阳明、少阳、太阴、厥阴、少阴六经对疾病进行分类并论述疾病的变化。如《阴阳离合论》以太阳为关、阳明为阖、少阳为枢、太阴为关、厥阴为阖、少阴为枢，讨论疾病的变化。其核心思想是阴阳之气，各有多少。如《血气形志篇》说："夫人之常数，太阳常多血少气，少阳常少血多气，阳明常多气多血，少阴常少血多气，厥阴常多血少气，太阴常多气少血，此天之常数。"相关篇章如《阴阳离合论》《血气形志篇》《太阴阳明论》《阳明脉解篇》《脉解篇》《皮部论》《经络论》等。

腧穴：又称穴位，《素问》中的《气穴论》《气府论》《骨空论》《水热穴论》集中论述了腧穴的部位和主病，称腧穴为"溪谷""气穴""气府""骨空"。之后腧穴的内涵进一步丰富，腧穴的数量增加到365穴，并且都有了主治的内容，于是分立出"明堂"一类，如西晋皇甫谧编纂《针灸甲乙经》就用了《明堂孔穴针灸治要》一书。

刺法：《异法方宜论》有"砭石从东方来"的记载，指出经脉、针刺来源于中国的东方，即今山东、河北一带。今西汉天回医简中有一篇称《刺数》的，其中讲的都是刺法。刺法重视"治神"，因为"血气者，人之神"。如《宝命全形论》说："凡刺之真，必先治神，五脏已定，九候已备，后乃存针，众脉不见，众凶弗闻，外内相得，无以形先，可玩往来，乃施于人。"刺法必须取法于日月星辰、四时之气的运行，如《八正神明论》说："凡刺之法，必候日月星辰、四时八正之气，气定乃刺之。"刺法的内容主要见于《灵枢经》，《素问》中的相关篇章有《宝命全形论》《八正神明论》《离合真邪论》《刺要论》《刺齐论》《刺禁论》《刺志论》《针解篇》《长刺节论》《调经论》《缪刺论》《四时刺逆从论》等。

医事准则：《素问》后面的几篇如《著至教论》《示从容论》《疏五过论》《征四失论》《方盛衰论》，集中论述了做一个好医生应遵循的法则，涉及诊疗规范、社会与心理等。如《著至教论》指出医乃"医道"的道理，医道须“上知天文，下知地理，中知人事”。《疏五过论》中提出临证应避免的五种过失，如“凡诊病者，必问尝贵后贱，虽不中邪，病从内生，名曰脱营……此治之一过也”。《征四失论》中指出治病不能十全的道理，如“所以不十全者，精神不专，志意不理，外内相失，故时疑殆，诊不知阴阳逆从之理，此治之一失也”。可见中医与社会生活的密切关系。

五运六气：《素问》中有七篇是专门论述五运六气的，又简称“运气”。因为篇幅大，又称其为“七篇大论”。因为《黄帝内经》乃传训诂之作，后世的经师们不断地增益，形成了现在的面貌。七篇大论则是唐代王冰次注《素问》时加入的，其主要内容是对《黄帝内经》“阴阳应象大论”“六节藏象论”等“人与天地相参，与日月相应”这种“天人合一”思想的进一步阐释，可理解为再传训诂之作。今节选了“五运行大论”和“至真要大论”的部分内容，可以了解运气学说的基本概念。《五运行大论》中的“五气经天图”，是古人通过上观天象、下察地理，建立了五运的思想，所以用五行以配天干；六气运行于天地之间，故以六气配地支。干支配合，即形成五运与六气的配合。阳干配阳支，阴干配阴支，阳刚阴柔，再参之以五行生克制化，推测出某年运气的太过不及，人气感之，就会发生相应的疾病。

运气学把人体与自然关联为一个整体，提示气候变化对人体的影响，这对预防和治疗疾病具有指导意义，如“诸寒之而热者取之阴，热之而寒者取之阳，所谓求其属也”“谨守病机，无失气宜”等，都是重要的诊治原则。但是，临证以通其道理为要，不可拘泥于某年必得某病。

2.《灵枢》的主要内容

经脉：象脏腑一样，经脉也是藏象的一部分。病有在经脉者，有在脏腑者，经脉内属于脏腑，外络于肢节，凡脏腑、经脉之病，皆可通过经脉来诊治。所以，《经脉》篇说：“经脉者，所以决死生，处百病，调虚实，不可不通。”经脉有手足三阴三阳十二正经，有奇经八脉，有十二经别、十二经筋、十二皮部，还有最细小的经脉，称毛脉。《经脉》一篇大概出自东汉医家之手，篇中提出了十二经脉阴阳相贯、如环无端的十二正经体系，改变了西汉以前十二经脉独立循行的认识。《逆顺肥瘦》解释说："脉行之逆顺奈何？岐伯曰：手之三阴，从脏走手；手之三阳，从手走头；足之三阳，从头走足；足之三阴，从足走腹。"《经脉》篇对经脉的论述包括四个部分，即经脉循行、经脉疾病、治法、诊法。如"肺手太阴之脉，起于中焦，下络大肠，……是动则病肺胀满，膨膨而喘咳，缺盆中痛，甚则交两手而瞀，此为臂厥……为此诸病，盛则泻之，虚则补之，热则疾之，寒则留之，陷下则灸之，不盛不虚，以经取之。盛者寸口大三倍于人迎，虚者则寸口反小于人迎也"。

刺法：今《灵枢经》原本称《针经》，对刺法的论述尤为详细。首先，《九针十二原》讲述了九种针具，这九种针具是规范的，称为"官针"，如《官针》说："凡刺之要，官针最妙。九针之宜，各有所为，长短大小，各有所施也，不得其用，病弗能移。"病有虚实，针刺要懂得补泻。如《九针十二原》说："凡用针者，虚则实之，满则泄之，宛陈则除之，邪胜则虚之……泻曰：必持内之，放而出之排阳得针，邪气得泄……补曰：随之随之，意若忘之，若行若按，如蚊虻止，如留如还，去如绝弦，令左属右，其气故止，外门以闭，中气乃实。"无论是补是泻，都需要"得气"，如《九针十二原》说："刺之要，气至而有效，效之信，若风之吹云。"除了得气，针刺必须先诊脉，如《九针十二原》又说："凡将用针，必先诊脉，视气之剧易，乃可以治也。"气之剧易，即气之盛衰。除了这些重要的刺法以外，《灵枢经》中反复强调要"治神"。如《本神》说："凡刺之法，必先本于神。"并分别介绍了五脏神伤的表现，篇末又解释了本于神的意思"是故用针者，察观病人之态，以知精神魂魄之存亡得失之意，五者以伤，针不可以治之也"。另外，在《官针》中还提到了"毛刺、粹刺、报刺、恢刺、齐刺、扬刺、直针刺、赞刺、半刺、豹文刺、关刺"

几种具体的刺法。

腧穴：腧穴包含二层意义，一是脏腑经脉“通天”之处，西汉前称“脉口”“气口”。脉口不仅是经脉“通天”的地方，也是诊病和治病的部位。如《九针十二原》说：“愿闻五脏六腑所出之处。”《本输》说“肺出于少商”“心出于中冲”等。一是指脏腑经脉气血输注出入之处。如《九针十二原》说：“节之交，三百六十五会，知其要者，一言而终，不知其要，流散无穷。所言节者，神气之所游行出入也，非皮肉筋骨也。”神气，即气血。

营卫：营卫是有别于经脉的一种气血循环系统。营是指运行于经脉之中的营血，卫是指和循脉而行于分肉间的悍气。营、卫两气皆水谷精气所化生。营行脉中，具有营养周身作用；卫行脉外，具有捍卫躯体的功能。相关篇章如《五十营》《营气》《营卫生会》《卫气》《卫气失常》《卫气行》等。

藏象：《灵枢经》原本称《针经》，是以《精气》为篇首，西晋皇甫谧著《针灸甲乙经》第一篇就称《精神五脏论》，所以，《灵枢经》中对藏象的论述侧重于精神、气血、津液的生理及疾病变化。如《本神》说：“血、脉、营、气、精、神，此五脏之所藏也。”精神不调则伤五脏，如“心，怵惕思虑则伤神”“脾，愁忧不解则伤意”。《决气》篇又说：“人有精、气、津、液、血、脉，余意为一气耳，乃辨为六名，余不知其所以然。”六气发生疾病，则“精脱者耳聋，气脱者目不明”。《海论》提出“人有髓海，有血海，有气海，有水谷之海”的四海理论，篇中主要讨论了精神系统的疾病。

诊法：脏腑、经脉、气血，如果发生疾病，表现于外的就是色、脉。如《五阅五使》说：“脉出于气口，色见于明堂。”所以，色脉诊是《灵枢经》重点论述的诊法。色诊，是通过观察面部五官五色来诊病的方法，如《本脏》说：“视其外应，以知其内藏，则知所病矣。”望，实际是望神。如《五阅五使》说：“刺有五官五阅，以观五气”“五官者，五脏之阅也”。鼻为肺之官，目为肝之官，口唇为脾之官，舌为心之官，耳为肾之官。以此五官，内候五脏之疾。《五色》又具体论述了望色诊病的方法。人迎寸口脉诊，是通过对颈部的人迎脉和腕部的寸口脉比较互参，判断疾病的变化。如《禁服》说：“寸口主中，人迎主外，二者相应，俱往俱来，若引绳大小齐等。”脉口即寸口。《终始》又说：“人迎一盛，病在足少阳……脉口一盛，病在足厥阴。”人迎以候阳脉，脉口以候阴脉。《灵枢经》强调不同的诊法，要相互参考。如《邪气脏腑病形》说：“见其色，知其病，命曰明；按其脉，知其病，命曰神；问其病，知其处，命曰工……夫色脉与尺之相应也，如桴鼓影响之相应也，不得相失也。”又说：“色青者，其脉弦也；赤者，其脉钩也……。”能相互参考而诊治疾病，就是最好的医生。如“故善调尺者，不待于寸；善调脉者，不待于色。能参合而行之者，可以为上工，上工十全九；行二者为中工，中工十全七；行一者为下工，下工十全六。”

疾病：《灵枢》中讨论疾病的篇章也很多，其治疗方法则多偏重于针法，如《邪气脏腑病形》说：“胃病者，腹（䐜）胀，胃脘当心而痛，上支两胁，膈咽不通，食饮不下，取之三里。”又《杂病》：“嗌干，口中热如胶，取足少阴。”相关篇章如《邪气脏腑病形》《四时气》《五邪》《寒热病》《癫狂》《热病》《厥病》《病本》《杂病》《周痹》《口问》《师传》《五乱》《胀论》《病传》《淫邪发梦》《水胀》《贼风》《百病始生》《上膈》《忧恚无言》《寒热》《大惑论》《痈疽》等。

体质：体质是因先天禀赋差异形成脏腑、经络、气血偏盛偏衰的素质体征。如《寿夭刚柔》说：“人之生也，有刚有柔，有弱有强，有短有长，有阴有阳。”《通天》提出人有“太阴之人、少阴之人、太阳之人、少阳之人、阴阳和平之人”五种体质。《阴阳二十五人》把人分为木、火、土、金、水五大类，每一类又细分为五种。如“天地之间，六合之内，不离于五，人亦应之。故五五二十五人之形，而阴阳之人不与焉”。体质与针刺治病的关系尤为重要，故“必先明知二十五人，则血气之所在，左右上下，刺约毕矣”。

（二）《黄帝内经》的价值评述

《黄帝内经》编撰成书于西汉末叶，属于“医经”类文献，证明了早在2000多年前，中医学就形成了系统的理论，从《史记·扁鹊仓公列传》的记载看，早在西汉时期，中医就是可以通过系统学习就能够掌握的一种医学，而医经是最重要的医学理论。

1.《黄帝内经》是中华传统文化的优秀代表

天人合一的生命观：“天人合一”是中华民族的信仰，因此，人们自觉遵循着与自然、与万物和谐相处的态度。这种整体和谐、主客融合的世界观，构成了中医学的生命观、疾病观、药物观和诊疗观。

首先，生命的发生是由天地合气而生，如《灵枢·本神》说：“天之在我者德也，地之在我者气也，德流气薄而生者也”。德是精神、思维；气是形体、物质。如《管子·内业》说：“天出其精，地出其形，合此以为人。”《灵枢·经脉》又说：“人始生，先成精，精成而脑髓生；骨为干，脉为营，筋为纲，肉为墙，皮肤坚而毛发长；谷入于胃，脉道以通，血气乃行。”人的精神得之于天气，由精构成；人的身体因地而生，由气构成，生命是由形和神构成的。

这种天人合一、人与天地相参的思想在《黄帝内经》中处处可见。如《上古天真论》提出人的生命活动要与天地之道合同，以保持天真之气。《生气通天论》提出人的五脏、九窍、十二节是脏腑与天气相通的路径，也是诊断疾病、治疗疾病的重要所在。《金匮真言论》提出春生、夏长、秋收、冬藏，人气应之，发生疾病也因时而异，因此，治病也要本于四时。如《移精变气论》说：“暮世之治病也则不然，治不本四时，不知日月，不审逆从，病形已成，乃欲微针治其外，汤液治其内，粗工凶凶，以为可攻，故病未已，新病复起。”所以，《脏气法时论》指出治病的大法要“合人形以法四时五行而治”。

阴阳五行的认识论：这种天人合一的宇宙观衍生出“观象”的方法认识事物，形成了对生命与疾病认知的基本思维模式，即“比类取象”。阴阳五行就是认识自然界万象的一种哲学思想。

阴阳总括天地万物生长变化的规律，所以，《易·系辞》说：“一阴一阳之谓道。”《素问·阴阳应象大论》说：“阴阳者，天地之道也，万物之纲纪，变化之父母，生杀之本始，神明之府也。”同时，阴阳也是具体的象，如“阴阳者，血气以男女也；左右者，阴阳之道路也；水火者，阴阳之征兆也”。以天地为阴阳，阴阳是最大的象。自然界的万物，无不具有阴阳的属性。所以，自然界的阴阳不以数推，以象谓之。如《灵枢·阴阳系日月》说：“且夫阴阳者，有名而无形，故数之可十，离之可百，散之可千，推之可万，此之谓也。”《素问·阴阳离合论》说：“阴阳者，数之可十，推之可百，数之可千，推之可万,万之大，不可胜数，然其要一也。”又说：“阴阳之变，其在人者，亦数之可数。”人体的阴阳，是可以数推的，这个观念非常重要。也就是说，阴阳用来解释生命、疾病，脏腑、形体、精神、气血以及疾病变化，都具有阴阳的属性，都是具体的。如《素问·金匮真言论》说：“言人身之阴阳，则背为阳，腹为阴；言人身脏腑中阴阳，则脏者为阴，腑者为阳。肝心脾肺肾五脏皆为阴，胆胃大肠小肠膀胱三焦六腑皆为阳；故背为阳，阳中之阳心也；背为阳，阳中之阴肺也；腹为阴，阴中之阴肾也；腹为阴，阴中之阳肝也；腹为阴，阴中之至阴脾也。”阴阳之中复有阴阳，都有具体所指。

中医的这种生命观自然会产生相应的疾病观。中医认为，造成疾病的因素，一个是内因，一个是外因，内因是喜、怒、忧、思、悲、恐、惊七情不调；外因是风、寒、暑、湿、燥、火六气不和，又称六淫。这些致病因素，天天伴随着你，你要和它保持和谐，不能与之对抗，更不能消灭它，因此，中医首先选择了养生，内以调和七情，外则与自然界保持和谐，远离疾病。《素问·生气通天论》说：“阴平阳秘，精神乃治；阴阳离决，精气乃绝。”阴阳平衡是保持身体健康的关键，阴阳失衡，就会发生疾病。如《素问·阴阳应象大论》说：“阳胜则阴病，阴胜则阳病；阳胜则热，阴胜则寒。”说明阴阳互根，互为消长的关系。诊病则要求“善诊者，察色按脉，先别阴阳”。

中医运用五行的哲学思想阐释万物之间的关系，以此来解释生命现象，重点在揭示人与自然万物的关系。代表性的内容如《素问·金匮真言》说：“东方青色，入通于肝，开窍于目，藏精于肝，其病发惊骇，其味酸，其类草木，其畜鸡，其谷麦，其应四时，上为岁星，是以春气在头也，其音角，其数八，是以知病之在筋也，其臭臊……。”《素问·阴阳应象大论》又说：“东方生风，风生木，木生酸，酸生肝，肝生筋，筋生心，肝主目。其在天为玄，在人为道，在地为化。化生五味，道生智，玄生，神在天为风，在地为木，在体为筋，在脏为肝，在色为苍，在音为角，在声为呼，在变动为握，在窍为目，在味为酸，在志为怒。怒伤肝，悲胜怒；风伤筋，燥胜风；酸伤筋，辛胜酸……。”以东方生风、南方生热、中央生湿、西方生燥、北方生寒，以应五脏，联系天文、地理、人事以至九窍、五色、五音、五味、五体、五志等，阐述了五脏的功能内涵，这是中医为什么称“脏象”的道理。

然而，我们不能简单地理解《内经》中有阴阳、五行，人体的脏腑、经络、气血、精神、形体等都具有阴阳的属性，用来说明事物的互根互用、消长转化等；用五行来说明事物之间的相生、相克的关系。阴阳五行在《内经》中都被具体化了。如天为阳，地为阴，上为阳，下为阴，这是就阴阳的一般属性而言，但是，生命体的阴阳是“颠倒”的。《外经微言·阴阳颠倒篇》说：“阴阳之原，即颠倒之术也……颠倒之术，即探阴阳之原。窈冥之中有神也，昏默之中有神也，视听之中有神也。探其原而守神，精不摇矣；探其原而保精，神不驰矣；精固神全，形安能敝乎。”

原来阴阳之原在于“窈冥”“昏默”“视听”之中，有名而无形。阴阳之原，即阴阳之性，视之而无形，所以要用“观象”的方法来认识。阴阳就是最大的象，用来说明物性，物性是“窈窈冥冥”的。如《道德经》第二十一章说：“道之为物，惟恍惟惚。惚兮恍兮，其中有象；恍兮惚兮，其中有物；窈兮冥兮，其中有精；其精甚真，其中有信。”五行，则用来说明象与象之间的关系。所以，用“生克”“顺逆”来说明阴阳之性。

就阴阳的一般属性而言，天为阳，地为阴，上为阳，下为阴，但是，活着的人，须是阳在下，阴在上。阳性趋上，阴性趋下，于是有了阴阳相交。阴阳相交，和谐无碍；阴阳失和，就会发生疾病。正如《周易》中的“泰”卦，乾在下，坤在上，为天地交泰之象。《老子》四十章说：“反者道之动”。人的生命活动，如脏腑、经脉、气血、表里、寒热、虚实等，都是相反相成的。

以自然界的现象比喻，如《素问·生气通天论》说：“地气上为云，天气下为雨，故雨出地气，云出天气。”天地之气也是这样的阳升阴降，如肺为水之上源，肾为水之下源，天地的生机与人的生机是一致的。中医对生命与疾病的认知以及导引、针灸、组方用药等，无不出于此。这就是阴阳五行认识论的意义所在，是生命的大智慧。

2.《黄帝内经》是中医学理论与实践的集成之作

《黄帝内经》虽成编于西汉，但是其内容则是继承了战国以来医学的主要成就。《黄帝内经》成书以前医学存世与传承的情况可见于《史记·扁鹊仓公列传》。幸运的是，得益于近几十年来考古界的辛勤努力与发现，陆续出土的西汉医书如马王堆、张家山和天回医书，均早于《黄帝内经》。这让我们发现，今《黄帝内经》诸篇乃是对医经的解释之作，是一代一代经师们教授学生们的“讲稿”。

医经的传承，不能和“五经”相比，两汉时通一经可立学官，故《春秋》有三传，诗有齐鲁韩三家，皆经传分明，医经的传习则经传不分，一句之经，则说解为一篇，如《生气通天论》等。刘向等校书之前，仓公所学与其所传，已经看出仓公授学的解经之作，如教宋邑以《五诊》，教高期以《经脉高下》《奇络结》《论俞所居》等。刘向校书编定《黄帝内经》十八卷，究竟是多少篇，今不得而知，想必多为传训诂之作。刘向校书之后，这种解经的传承方式从未中断，迨至东汉时期，不知何人，将这些解经之作汇为一编，称为《素问》《针经》，至皇甫谧始称此二书乃《黄帝内经》。

两汉医经的传承，要皆以经师的说解为主线，通过不断的聚合，汇为一编，正如皇甫谧《甲乙经序》所说："《易》曰：观其所聚，而天地之情事见矣。况物理乎？事类相从，聚之义也。"

此上所说，乃"集成"之一义，最重要的尚不在于此。《素问·异法方宜论》说："故圣人杂合以治，各得其所宜，故治所以异而病皆愈者，得病之情，知治之大体也。"如上所论，我国的"三世医学"，到了《黄帝内经》，乃融合为一种医学，即今之中医学。

就一部文献而言，《黄帝内经》吸收继承了三世医学的理论与诊疗技术，展示给后人的是经师们的理论创新和诊疗技术创新的成就，因此，才能被奉为经典，代代传承。

3.《黄帝内经》是历久弥新的经典

中医学与中国传统文化的不解之缘，是"天人合一"的信仰。与中华民族所有的知识一样，是"究天人之际"的学问。如《素问·著至教论》说："黄帝坐明堂，召雷公而问之曰：子知医之道乎？雷公对曰：诵而颇能解，解而未能别，别而未能明，明而未能彰，足以治群僚，不足至侯王。愿得受树天之度，四时阴阳合之，别星辰与日月光，以彰经术，后世益明，上通神农，著至教，疑于二皇。帝曰：善。无失之，此皆阴阳表里，上下雌雄相输应也。而道上知天文，下知地理，中知人事，可以长久，以教众庶，亦不疑殆，医道论篇，可传后世，可以为宝。雷公曰：

请受道，讽诵用解。”

这段话道出了中医学的本质。中医是医道，医道是文化、是智慧，《黄帝内经》记载的都是医道，每一篇都是论述医道的，医道就是究天人之际的学问，天不变，道亦不变，故可以长久，可以传之后世，可以为万世之宝。最后一句“讽诵用解”，强调医道的传承，不能离开经师的说解。

医道可以长久，在医道指导下的医疗实践，也可以长久。故《黄帝内经》中的诊法、刺法仍可以用，《伤寒》《金匮》《千金》《外台》的医方今天亦可以用，《神农本草经》《证类本草》《本草纲目》的药今天亦可以用。

或许要问，时间太久了，没有发展吗？不需要创新吗？其实，求新是古人一贯的思想，如《礼记·大学》说：“苟日新，日日新，又日新。”清人钱大昕有一部书叫《十驾斋养新录》，他以咏芭蕉的诗句解释书之得名：芭蕉心尽展新枝，新卷新心暗已随，愿学新心养新德，长随新叶起新知。原来新知是“养”出来的。

中国的学问，后出不取代前出。前面的学问就像大厦的基础，后之学者在此基础上不断积累、进步。从师徒授受、口耳相传到著之简帛，再到训诂以传、古籍整理，各种学问就这样传之百代。经学的传承，主要围绕着对五经的训诂；医学的传承，主要围绕着对《黄帝内经》的训诂。所以，创新从未间断，所不同的是，继承就是创新而已。就像芭蕉的生长一样，继承了，创新就在其中。

4.《黄帝内经》是全人类的文化遗产

《黄帝内经》早在七世纪时，就传播到日本、韩国等周边一些国家和地区，十七世纪以后，陆续传播到欧洲等西方国家，2011 年《黄帝内经》入选“世界记忆遗产名录”。现在，越来越多的留学生到中国来学习中医，中医也已经传播到世界 160 多个国家和地区，作为学医必读的《黄帝内经》，在传播中医学术与文化方面，将发挥更加重要的作用。

中华民族“和实生物，同则不继”的思想智能，当今国际社会演变为保护和促进文化多样性的追求。如《保护和促进文化表现形式多样性公约》指出：“文化多样性创造了一个多姿多彩的世界，它使人类有了更多的选择，得以提高自己的能力和形成价值观，并因此成为各社区、各民族和各国可持续发展的一股主要推动力。”世界卫生组织2000年发布的《传统医学研究和评价方法指导总则》中，将“传统医学”定义为“在维护健康以及预防、诊断、改善或治疗身心疾病方面使用的各种以不同文化所特有的理论、信仰和经验为基础的知识、技能和实践的总和”，点明了文化是传统医学的根基。

当前，人们已经认识到文化多样性与人类可持续生存发展的重要关系，保护非物质文化遗产、尊重多样性文化是当今国际社会的热点问题。中医于2006年列入我国的非物质文化遗产保护名录，其中的“中医生命与疾病认知”也正是《黄帝内经》的核心价值所在。

《黄帝内经》问世逾两千余年，不过是弹指一挥间。历史上注释和研究者难以数计。即使如此，其中有很多内容我们还读不懂，两千多年前发生的与《黄帝内经》相关的事情，我们知之甚少。如果没有天回医书的发现，则不能证明《黄帝内经》乃传训诂之作；马王堆、张家山、天回医书的发现，证明了今所传《灵枢·经脉》只是一家之言；书中记载的一些古代诊疗方法，也没有传承下来。中医的传承发展，仍须瞩目于汉代的医学。对《黄帝内经》的研究解读，任重而道远。

我年轻时，跟随先师张灿玾、史常永先生学习古籍整理，如今，承前启后也成了我的责任。此书的解读，门生顾漫、周琦、刘阳协助做了许多工作，其中顾漫跟随我学习的时间最长，对我的学术思想也较为了解，初稿请他做了统筹的工作，是很合适的。书稿的出版，得益于审稿专家们提出了良好建议，也有赖国家图书馆的张洁女士、责任编辑鲍燕女士辛勤的工作，在此一并致谢！

素　问

黄帝内经素问卷第一

上古天真论篇第一

昔在黄帝，生而神灵，弱而能言，幼而徇齐[1]，长而敦敏[2]，成而登天[3]。乃问于天师[4]：余闻上古之人，春秋皆度百岁，而动作不衰；今时之人，年半百而动作皆衰者，时世异耶？人将失之耶？岐伯对曰：上古之人，其知道者，法于阴阳，和于术数[5]，食饮有节，起居有常，不妄作劳，故能形与神俱，而尽终其天年，度百岁乃去。今时之人不然也，以酒为浆，以妄为常，醉以入房，以欲竭其精，以耗散其真，不知持满，不时御神，务快其心，逆于生乐，起居无节，故半百而衰也。

黄帝乃人文初祖，也是医学的创造者。

黄帝问岐伯，提示《素问》得名之义。

非厚古薄今，中国之学问后出不取代前者，历久弥新故也。

取法自然，养形与神，形神合一，可享天年。

[注释]

[1] 徇齐：疾速。引申指聪慧。 [2] 敦敏：笃实通达。 [3] 登天：世传黄帝铸鼎于鼎湖之山，鼎成而白日升天。 [4] 天师：即

岐伯。 [5] 术数：修养的法则。

夫上古圣人之教下也，皆谓之：虚邪[1]贼风，避之有时，恬惔虚无，真气从之，精神内守，病安从来。是以志闲而少欲，心安而不惧，形劳而不倦，气从以顺，各从其欲，皆得所愿。故美其食，任其服，乐其俗，高下不相慕，其民故曰朴。是以嗜欲不能劳其目，淫邪不能惑其心，愚智贤不肖[2]，不惧于物，故合于道。所以能年皆度百岁，而动作不衰者，以其德全不危也。

细说养生方法。德者，得也，得养生之道也。《庄子·天地》说："执道者德全，德全者形全，形全者神全。神全者，圣人之道也。"

[注释]

[1] 虚邪：乘虚而入的病邪。 [2] 不肖（xiào）：不成材者。

帝曰：人年老而无子者，材力尽邪？将天数然也？岐伯曰：女子七岁，肾气盛，齿更发长；二七而天癸[1]至，任脉通，太冲脉[2]盛，月事以时下，故有子；三七，肾气平均，故真牙生而长极；四七，筋骨坚，发长极，身体盛壮；五七，阳明脉衰，面始焦，发始堕；六七，三阳脉衰于上，面皆焦，发始白；七七，任脉虚，太冲脉衰少，天癸竭，地道不通，故形坏而无子也。丈夫八岁，肾气实，发长齿更；二八，肾气盛，天癸至，精气溢泻，阴阳和，故能有子；三八，肾气平均，筋骨劲强，故真牙生而长极；四八，

冲为血海，任主胞胎，任脉通，太冲脉血气盛，故可以妊子。

如女子二七，月事以时下；男子二八，则精气满溢，故皆能有子。

筋骨隆盛，肌肉满壮；五八，肾气衰，发堕齿槁；六八，阳气衰竭于上，面焦，发鬓颁白；七八，肝气衰，筋不能动，天癸竭，精少，肾脏衰，形体皆极；八八，则齿发去。肾者主水，受五脏六腑之精而藏之，故五脏盛，乃能泻。今五脏皆衰，筋骨解堕，天癸尽矣，故发鬓白，身体重，行步不正，而无子耳。帝曰：有其年已老而有子者，何也？岐伯曰：此其天寿过度，气脉常通，而肾气有余也。此虽有子，男不过尽八八，女不过尽七七，而天地之精气皆竭矣。帝曰：夫道[3]者，年皆百数，能有子乎？岐伯曰：夫道者，能却老而全形，身年虽寿，能生子也。

八八、七七乃男女生育之常数，此常人之寿命。善养生者，年虽过八八、七七，仍可以生子，精不衰也。

善导引之士，虽年老而精气不竭。

［注释］

[1] 天癸：肾先天之精。 [2] 太冲脉：即冲脉，为血之海。 [3] 道：导引。

黄帝曰：余闻上古，有真人者，提挈天地，把握阴阳，呼吸精气，独立守神，肌肉若一，故能寿敝天地，无有终时，此其道生。中古之时，有至人者，淳德全道，和于阴阳，调于四时，去世离俗，积精全神，游行天地之间，视听八达之外，此盖益其寿命而强者也，亦归于真人。其次有圣人者，处天地之和，从八风之理，适嗜欲于世俗之间，无恚嗔[1]之心，行不欲离于世，被服章，举不欲观于俗，外不劳形于事，内无思想之患，以恬愉为务，以自得为功，形体不敝，精神不散，亦可以百数。其次有贤人者，法则天地，象似日月，辩列星辰，逆从阴阳，分别四时，将从上古，合同于道，亦可使益寿而有极时。

真人、至人、圣人、贤人，皆和合于自然规律。

［注释］

[1] 恚嗔（huì chēn）：恨怒。

［点评］

北宋林亿等校正《素问》，以唐王冰注本为底本，在每篇之下均注明了全元起本的篇第，这很重要，因为全元起注本更接近古本《素问》面貌。上古，不是一个具体的时代概念。古代的人，更贴近自然，其生活起居能顺应天地之道，故能葆其天真之气，非厚古薄今也，借古讽今而已。这种思想，屡见于《黄帝内经》的其他篇章。

中国的学问经历了一个由口耳相传、师徒授受到著之简帛的过程。《黄帝内经》全书大多以黄帝与岐伯等问答的方式讨论问题，一旦记录下来，则保存了这种方式，其人物为托名，其事则不虚。这种以圣人为创造历史的代表，提示出中华文化的源远流长，官守其学、师徒授受的传承方式，以及学问为天下之公器的传统思维。

“合同于道”是中医养生的最高境界，明示中医学是“上知天文，下知地理，中知人事”的医道，是中华民族“天人合一”信仰下的生命观和疾病观。

四气调神大论篇第二

春三月，此谓发陈[1]，天地俱生，万物以荣，夜卧早起，广步于庭，被发缓形，以使志生，生而勿杀，予而勿夺，赏而勿罚，此春气之应，养生之道也。逆之则伤肝，夏为寒变[2]，奉长者少。夏三月，此谓蕃秀，天地气交，万物华实，夜卧早起，无厌于日，使志无怒，使华英[3]成秀，使气得泄，若所爱在外，此夏气之应，养长之道也。逆之则伤心，秋为痎疟[4]，奉收者少，冬至重病。秋三月，此谓容平，天气以急，地气以明，早卧早起，与鸡俱兴，使志安宁，以缓秋刑，收敛神气，使秋气平，无外其志，使肺气清，此秋气之应，养收之道也。逆之则伤肺，冬为飧泄[5]，奉藏者少。冬三月，此谓闭藏，水冰地坼，无扰乎阳，早卧晚起，必待日光，使志若伏若匿，若有私意，若已有得，去寒就温，无泄皮肤，使气亟夺，此冬气之应，养藏之道也。逆之则伤肾，春为痿厥，奉生者少。

春夏秋冬四时有序，以应“生长收藏”。若春季不顺应养“生”之道，逆气伤肝，供给夏季养“长”的资本就少。下“奉收者少”“奉藏者少”“奉生者少”同理。

勿用宣泄之法，以免夺气。

[注释]

[1] 发陈：春阳升发，推陈出新。 [2] 寒变：寒冷的病变。 [3] 华英：花卉。 [4] 痎（jiē）疟：泛指疟疾。 [5] 飧（sūn）泄：完谷不化的泄泻。

天之大德曰生。

天气，清净光明者也，藏德不止，故不下也。天明则日月不明，邪害空窍，阳气者闭塞，地气者冒明，云雾不精，则上应白露不下。交通不表，万物命故不施[1]，不施则名木多死。恶气不发，风雨不节，白露不下，则菀槁[2]不荣。贼风数至，暴雨数起，天地四时不相保，与道相失，则未央[3]绝灭。唯圣人从之，故身无奇病，万物不失，生气不竭。逆春气，则少阳不生，肝气内变。逆夏气，则太阳不长，心气内洞[4]。逆秋气，则太阴不收，肺气焦满。逆冬气，则少阴不藏，肾气独沉。夫四时阴阳者，万物之根本也。所以圣人春夏养阳，秋冬养阴，以从其根，故与万物沉浮于生长之门。逆其根，则伐其本，坏其真矣。

天地之气不交，则万物不能生长延续，表现为大的树木多死。

春夏阳气用事，主生与长；秋冬阴气用事，主收与藏。

[注释]

[1] 不施：不延续。 [2] 菀（yù）槁：枯槁。 [3] 未央：不久。 [4] 内洞：空虚。

故阴阳四时者，万物之终始也，死生之本也，逆之则灾害生，从之则苛疾不起，是谓得道。道者，圣人行之，愚者佩[1]之。从阴阳则生，逆之则死，从之则治，逆之则乱。反顺为逆，是谓内格。是故圣人不治已病治未病，不治已乱治未乱，此之谓也。夫病已成而后药之，乱已成而后治之，譬犹渴而穿井，斗而铸锥，不亦晚乎。

［注释］

[1] 佩：通“背”，违背。

［点评］

春夏秋冬，生长收藏，其根本在于阴阳之气的消长。春为少阳主生，内应于肝；夏为太阳主长，内应于心；秋为太阴主收，内应于肺；冬为少阴主藏，内应于肾。人的脏气须顺应四时阴阳之气的消长，不可逆之，此养生之大要。

不治已病治未病，这是中医学的大智慧。《鹖冠子·世贤》中记述魏文侯问扁鹊曰：“子昆弟三人，其孰最善为医？扁鹊曰：长兄最善，中兄次之，扁鹊最为下。魏文侯曰：可得闻邪？扁鹊曰：长兄于病视神，未有形而除之，故名不出于家。中兄治病，其在毫毛，故名不出于闾。若扁鹊者，镵血脉，投毒药，副肌肤间，而名出闻于诸侯。”此以治病来比喻治国的道理，以治未病为最上。

生气通天论篇第三

天气清净则天之志意治，天是有意志的吗？《论语·阳货》：“子曰：予欲无言。子贡曰：子如不言，则小子何述焉？子曰：天何言哉？四时行焉，百物生焉，天何言哉？”《庄子·知北游》：“天地有大美而不言，四时有明法而不议，万物有成理而不说。”四时的运行，万物的生长收藏，这就是天的语言，天的志意，像神明一样。善于养生的人，也要做到精神清净，顺从天气，才能够通五脏之神明。

黄帝曰：夫自古通天者生之本，本于阴阳。天地之间，六合之内，其气九州九窍[1]、五脏、十二节[2]，皆通乎天气。其生五，其气三，数犯此者，则邪气伤人，此寿命之本也。苍天之气，清净则志意治，顺之则阳气固，虽有贼邪，弗能害也，此因时之序。故圣人抟精神，服[3]天气，而通神明。失之则内闭九窍，外壅肌肉，卫气散解，此谓自伤，气之削也。

[注释]

[1] 九州九窍：“九窍”二字当是注混入正文。按俞樾说，古谓“窍”为“州”，此云“九州”，不必更言“九窍”。天回医简《脉书上经》：“敝昔曰：人有九窍、五脏、十二节，皆朝于气。” [2] 十二节：指人体四肢十二个大关节，此处有“脉口”以通天气。《灵枢·九针十二原》：“所言节者，神气之所游行出入也，非皮肉筋骨也。” [3] 服：顺从。

阳气者，若天与日，失其所则折寿而不彰，故天运当以日光明。是故阳因而上，卫外者也。因于寒，欲如运枢[1]，起居如惊，神气乃浮。因于暑，汗，烦则喘喝[2]，静则多言，体若燔炭，汗出而散。因于湿，首如裹，湿热不攘，大筋緛[3]短，小筋弛长，緛短为拘，弛长为痿。因于气[4]，为肿，四维相代[5]，阳气乃竭。

［注释］

[1] 欲如运枢：运，《太素》、全元起本作“连”。按史常永先生说，“连枢”读如连娄，义为牵引委曲。欲，数也。此为战栗之义。 [2] 喝：喘息有声。 [3] 緛（ruǎn）：收缩。 [4] 因于气：按此上言因于“寒、暑、湿”，此气字，当为风气义。 [5] 四维相代：四肢不用。

阳气者，烦劳则张[1]，精绝[2]，辟积[3]于夏，使人煎厥[4]。目盲不可以视，耳闭不可以听，溃溃乎若坏都，汩汩[5]乎不可止。阳气者，大怒则形气绝，而血菀[6]于上，使人薄厥[7]。有伤于筋，纵[8]，其若不容[9]，汗出偏沮，使人偏枯。汗出见湿，乃生痤痱[10]。高梁[11]之变，足[12]生大丁，受如持虚[13]。劳汗当风，寒薄为皶[14]，郁乃痤。

《吕氏春秋·本生》：“出则以车，入则以辇，务以自佚，命之曰招蹶之机；肥肉厚酒，务以相强，命之曰烂肠之食。”今世多“三高”病，证古人所言不虚，足以为今人戒。

［注释］

[1] 烦劳则张：烦劳则耗伤阳气。 [2] 精绝：精生不继。 [3] 辟积：累积。辟，同“襞”，衣裙之褶。 [4] 煎厥：热消阴精，阳气上逆。 [5] 汩汩：水流急貌。 [6] 菀：通“郁”，

蕴结。 [7] 薄厥：通“迫”，怒则血迫于上而厥。 [8] 纵：瘈疭。 [9] 不容：容，或作“溶”。《难经·二十九难》：“阴阳不能自相维，则怅然失志，溶溶不能自收持。” [10] 痤疿：疮疖。 [11] 高梁：即“膏粱”，肥美的食物。 [12] 足：多。 [13] 受如持虚：身体空虚而易受邪。 [14] 皶（zhā）：鼻疹。

阳气者，精则养神，柔则养筋。开阖不得，寒气从之，乃生大偻[1]。陷脉为瘘，留连肉腠。俞气化薄[2]，传为善畏，及为惊骇。营气不从，逆于肉理，乃生痈肿。魄汗[3]未尽，形弱而气烁[4]，穴俞以闭，发为风疟。故风者，百病之始也，清静则肉腠闭拒，虽有大风苛毒，弗之能害，此因时之序也。故病久则传化，上下不并，良医弗为。故阳蓄积病死，而阳气当隔，隔者当泻，不亟正治，粗乃败之。

《素问·至真要大论》：“逆者正治，从者反治。”所谓正治，即寒则热之，热则寒之之意。

[注释]

[1] 大偻：脊背弯曲。 [2] 俞气化薄：俞为脏腑之俞，此承上“陷脉为瘘”，言病久则传化，邪气内迫脏腑。 [3] 魄汗：体汗。 [4] 烁：通“铄”，消散。

故阳气者，一日而主外，平旦人气生，日中而阳气隆，日西而阳气已虚，气门乃闭。是故暮而收拒，无扰筋骨，无见雾露，反此三时，形乃困薄。

此阴阳互根之要语。然阳气卫外，若因精神不能内守，筋骨劳伤于外，阳气泄而不固，阴精渐耗，则生疾病。

岐伯曰：阴者，藏精而起亟[1]也；阳者，卫外而为固也。阴不胜其阳，则脉流薄疾，并乃狂。阳不胜其阴，则五脏气争，九窍不通。是以圣人陈阴阳，筋脉和同，骨髓坚固，气血皆从。如是，则内外调和，邪不能害，耳目聪明，气立[2]如故。

[注释]

[1]起亟（qì）：《太素》作“极起”。连绵字。满溢之义。《素问·五脏别论》：“五脏者，藏精气而不泻也，故满而不能实。” [2]气立：因气而立。《素问·五常政大论》：“根于外者，命曰气立。”

风客淫气，精乃亡，邪伤肝也。因而饱食，筋脉横解，肠澼[1]为痔。因而大饮，则气逆。因而强力，肾气乃伤，高骨[2]乃坏。凡阴阳之要，阳密乃固，两者不和，若春无秋，若冬无夏，因而和之，是谓圣度。故阳强不能密，阴气乃绝，阴平阳秘[3]，精神乃治，阴阳离决[4]，精气乃绝。因于露风，乃生寒热[5]。

[注释]

[1]肠澼：肛门下血。 [2]高骨：大骨。 [3]阴平阳秘：阴平，指五脏和平，邪不内入；阳秘，指阳气闭藏，精不外泄。 [4]离决：分离。 [5]因于露风，乃生寒热：此八字当移于段首“风客淫气”前。露风，四时不正之邪风。

是以春伤于风，邪气留连，乃为洞泄[1]。夏伤于暑，秋为痎疟[2]。秋伤于湿，上逆而咳，发为痿厥[3]。

冬伤于寒，春必温病[4]。四时之气，更[5]伤五脏。

［注释］

[1] 洞泄：食下即泻。 [2] 痎（jiē）疟：疟疾。 [3] 痿厥：冬病痿厥。 [4] 温病：热病。 [5] 更（gēng）：交替。

阴精之所生，本于五味；阴精藏于五脏，其伤亦在五味。五味各走其所喜，肝喜酸，心喜苦，脾喜甘，肺喜辛，肾喜咸，味太过则伤其所喜之脏，克其所胜之脏。

阴之所生，本在五味；阴之五宫[1]，伤在五味。是故味过于酸，肝气以津，脾气乃绝。味过于咸，大骨气劳，短肌，心气抑。味过于甘，心气喘满，色黑，肾气不衡。味过于苦，脾气不濡，胃气乃厚。味过于辛，筋脉沮弛，精神乃央[2]。是故谨和五味，骨正筋柔，气血以流，腠理以密，如是，则骨气以精，谨道如法，长有天命。

［注释］

[1] 五宫：此指五脏。 [2] 央：通“殃”。

［点评］

“通天”是中医生命观中最为重要的理论。中医学认为，人的脏腑、经络、气血、津液与自然界息息相通。“天地之间，六合之内，其气九州九窍、五脏、十二节，皆通乎天气”，是细说人的脏腑通过九窍、十二节与天气相通。这些通天的部位，即是生命活动与自然界联系的通道，也是“司外揣内”诊病、“内病外治”治病的重要依据。

本篇讲述了阴精与阳气互为其根的道理，然而阳气起着主导作用。阳气的特性宜清净，宜柔和，不宜烦劳，不宜过用，过则耗精，久则精绝，提示养生宜“合同于道”的法则。

金匮真言论篇第四

黄帝问曰：天有八风[1]，经有五风[2]，何谓？岐伯对曰：八风发邪，以为经风，触五脏[3]，邪气发病。所谓得四时之胜者，春胜长夏[4]，长夏胜冬，冬胜夏，夏胜秋，秋胜春，所谓四时之胜也。东风生于春，病在肝，俞在颈项；南风生于夏，病在心，俞在胸胁；西风生于秋，病在肺，俞在肩背；北风生于冬，病在肾，俞在腰股；中央为土，病在脾，俞在脊。故春气者病在头，夏气者病在脏[5]，秋气者病在肩背，冬气者病在四支。故春善病鼽衄[6]，仲夏善病胸胁，长夏善病洞泄寒中，秋善病风疟[7]，冬善病痹厥[8]。故冬不按跷[9]，春不鼽衄，春不病颈项，仲夏不病胸胁，长夏不病洞泄寒中[10]，秋不病风疟，冬不病痹厥，飧泄而汗出也[11]。夫精者，身之本也。故藏于精者，春不病温；夏暑汗不出者，秋成风疟。此平人脉法也。

颈项、胸胁、肩背、腰股、脊乃五脏通天之俞。

以长夏对应脾。

春气病在头，善病鼽衄，治在颈项；夏气病在脏，善病胸胁，治在胸胁；秋气病在肩背，善病疟，治在肩背；冬气病在四支，善病痹厥，治在腰股。

此解释“四时之胜”之义。

［注释］

[1] 八风：指东、南、西、北、东南、西南、东北、西北八个

方向之风。　[2] 经有五风：八风非其时而至，发为邪风，入于经脉，内伤五脏，故称五风。　[3] 八风发邪，以为经风，触五脏：《太素》作“八风发邪气，经风触五脏”，义胜。　[4] 长夏：阴历六月，为脾当令。　[5] 脏：按上文“俞在胸胁”、此下“仲夏善病胸胁”，此脏字当指胸胁，并与“头、肩背、四肢”相对为文。　[6] 鼽衄（qiú nǜ）：鼽，鼻塞。衄，鼻出血。　[7] 风疟：疟病的一种，以发病时汗出恶风为特征。《素问·刺疟》：“风疟，疟发则汗出恶风。”　[8] 痹厥：痹，闭阻不通。厥，逆气上行。　[9] 按跻：按摩。　[10] 寒中：邪在脾胃而见里寒的病症。《灵枢·五邪》：“阳气不足，阴气有余，则寒中，肠鸣腹痛。”　[11] 飧泄而汗出也：新校正云：“详‘飧泄而汗出也’六字，上文疑剩。”

故曰：阴中有阴，阳中有阳。平旦[1]至日中[2]，天之阳，阳中之阳也；日中至黄昏[3]，天之阳，阳中之阴也；合夜[4]至鸡鸣[5]，天之阴，阴中之阴也；鸡鸣至平旦，天之阴，阴中之阳也。故人亦应之。夫言人之阴阳，则外为阳，内为阴。言人身之阴阳，则背为阳，腹为阴。言人身之脏腑中阴阳，则脏者为阴，腑者为阳。肝、心、脾、肺、肾五脏，皆为阴；胆、胃、大肠、小肠、膀胱、三焦六腑，皆为阳。所以欲知阴中之阴、阳中之阳者何也？为冬病在阴，夏病在阳，春病在阴，秋病在阳。皆视其所在，为施针石也。故背为阳，阳中之阳，心也；背为阳，阳中之阴，肺也；腹为阴，阴中之阴，肾也；腹为阴，阴中之阳，肝也；腹为阴，阴中之至阴，脾也。此皆阴阳、表里、

阐明阴阳互根之理。知阴阳之气各有多少，可以明物性，可以知藏象。

参见《素问·六节藏象论》篇，如“藏象何如？岐伯曰：心者，生之本，神之变也，其华在面，其充在血脉，为阳中之太阳，通于夏气。”

内外、雌雄相输应也[6]，故以应天之阴阳也。

［注释］

[1] 平旦：清晨，相当于寅时。 [2] 日中：正午，相当于午时。 [3] 黄昏：日落以后、天黑之前的时间，相当于戌时。 [4] 合夜：按马莳注，即“合阴”。《灵枢・营卫生会》：“夜半而大会，万民皆卧，命曰合阴。”夜半，相当于子时。 [5] 鸡鸣：天明之前，相当于丑时。 [6] 此皆阴阳、表里、内外、雌雄相输应也：另见《素问・著至教论》，“内外”作“上下”。

帝曰：五脏应四时，各有收受[1]乎？岐伯曰：有。东方青色，入通于肝，开窍于目，藏精于肝，其病发惊骇[2]，其味酸，其类草木，其畜鸡，其谷麦，其应四时，上为岁星[3]，是以春气在头也[4]，其音角，其数八，是以知病之在筋也[5]，其臭臊。南方赤色，入通于心，开窍于耳，藏精于心，故病在五脏[6]，其味苦，其类火，其畜羊，其谷黍[7]，其应四时，上为荧惑星[8]，是以知病之在脉也，其音徵，其数七，其臭焦。中央黄色，入通于脾，开窍于口，藏精于脾，故病在舌本[9]，其味甘，其类土，其畜牛，其谷稷[10]，其应四时，上为镇星[11]，是以知病之在肉也，其音宫，其数五，其臭香。西方白色，入通于肺，开窍于鼻，藏精于肺，故病在背，其味辛，其类金，其畜马，其谷稻，其应四时，上为太白星[12]，是以知病之在皮毛也，其音商，其数九，其臭腥。北方黑色，入通于肾，开窍于二阴，藏精于肾，故病在溪[13]，其味咸，其类水，其畜彘[14]，其谷豆，其应四时，上为辰星[15]，是以知病之在骨也，其音羽，其数六，其臭腐。故善为脉者[16]，谨察五脏六腑，一逆一从，阴阳、表里、雌雄之纪，藏之心意，合心于精，非其人勿教，非其真勿授，是谓得道。

心必精于审脉，所谓“脉理精微，其体难辨，在心易了，指下难明”之义。

[注释]

[1] 收受：所受。 [2] 其病发惊骇：此与下“病在脏、病在舌本、病在背、病在溪”文例不合，新校正疑为衍文。当作“故病在头”。 [3] 岁星：木星。 [4] 是以春气在头也：此七字与上下文义不属，疑涉上“春气者病在头”衍。 [5] 是以知病之在筋也：据此下文例，当移至“上为岁星”句下。 [6] 病在五脏：按此上“夏气者病在脏”，“五”字疑衍。 [7] 黍：今北方谓之黄米。 [8] 荧惑星：火星。 [9] 病在舌本：脾脉连于舌本，故脾病见于舌本，但与上文“病在脾，俞在脊”不能尽合。 [10] 稷：即粟，今称小米。 [11] 镇星：土星。 [12] 太白星：金星。 [13] 溪：《太素》作“溪谷”。溪谷在四肢，即上“冬气者，病在四支”之义。 [14] 彘（zhì）：猪。《太素》作“豕”，义同。 [15] 辰星：水星。 [16] 善为脉者：善于诊脉者。

[点评]

金匮乃黄帝收藏重要典籍之处。篇中指出：“故善为脉者，谨察五脏六腑，一逆一从，阴阳、表里、雌雄之纪，藏之心意，合心于精，非其人勿教，非其真勿授，是谓得道。”这是经脉医学诊查疾病逆顺的精髓所在。天回医简《脉书上经》："知死生之期，谨精莞脉，毋与众谋。"《素问·阴阳别论》："别于阳者，知病忌时；别于阴者，知死生之期。谨熟阴阳，无与众谋。"《史记·扁鹊仓公列传》："心不精脉，所期死生视可治，时时失之，臣意不能全也。"《素问·解精微论》："夫心者，五脏之专精也；目者，其窍也；华色者，其荣也。"精即精熟之义。

黄帝内经素问卷第二

阴阳应象大论篇第五

黄帝曰：阴阳者，天地之道也，万物之纲纪，变化之父母，生杀之本始，神明之府也，治病必求于本。故积阳为天，积阴为地。阴静阳躁，阳生阴长，阳杀阴藏。阳化气，阴成形。寒极生热，热极生寒。寒气生浊，热气生清。清气在下，则生飧泄；浊气在上，则生䐜[1]胀。此阴阳反作，病之逆从也。

[注释]

[1] 䐜（chēn）：气逆而胀。

故清阳为天，浊阴为地；地气上为云，天气下为雨；雨出地气，云出天气。故清阳出上窍，浊阴出下窍；清阳发腠理，浊阴走五脏；清阳实四支，浊阴归六腑。

一阴一阳之谓道。阴阳说明物性，五行说明物与物之间的关系，尔后可以上知天文，下知地理，中知人事。

此承上文说明阴阳互为其用的道理。天为阳，地为阴，乃阴阳之常理，然天地的交通，生命的枢机，阳常在下，阴常在上；阳性上行，阴性下行，阴阳得以交通，所以地气上为云，乃阳气所蒸；天气下为雨，乃阴气所凝。人身之阴阳，也是如此。

水为阴，火为阳，阳为气，阴为味。味归形，形归气，气归精，精归化。精食气，形食味，化生精，气生形。味伤形，气伤精，精化为气，气伤于味。阴味出下窍，阳气出上窍。味厚者为阴，薄为阴之阳。气厚者为阳，薄为阳之阴。味厚则泄，薄则通。气薄则发泄，厚则发热。壮火之气衰，少火之气壮。壮火食气，气食[1]少火。壮火散气，少火生气。气味，辛甘发散为阳，酸苦涌泄为阴。

进一步阐明气味的阴阳属性与变化之理，是组方用药的理论指导。

[**注释**]

[1] 食：饲养。

阴胜则阳病，阳胜则阴病。阳胜则热，阴胜则寒。重寒则热，重热则寒。寒伤形，热伤气。气伤痛，形伤肿。故先痛而后肿者，气伤形也；先肿而后痛者，形伤气也。风胜则动，热胜则肿，燥胜则干，寒胜则浮，湿胜则濡泻。

天有四时五行，以生长收藏，以生寒暑燥湿风。人有五脏化五气，以生喜怒悲忧恐。故喜怒伤气，寒暑伤形。暴怒伤阴，暴喜伤阳。厥气上行，满脉去形。喜怒不节，寒暑过度，生乃不固。故重阴必阳，重阳必阴。

故曰：冬伤于寒，春必温病；春伤于风，夏生飧泄；夏伤于暑，秋必痎疟；秋伤于湿，冬生咳嗽。

帝曰：余闻上古圣人，论理人形，列别脏腑，端络经脉，会通六合，各从其经，气穴所发，各有处名，溪谷属骨，皆有所起，分部逆从，各有条理，四时阴阳，尽有经纪，外内之应，皆有表里，其信然乎？岐伯对曰：东方生风，风生木，木生酸，酸生肝，肝生筋，筋生心，肝主目。其在天为玄，在人为道，在地为化。化生五味，道生智，玄生神[1]，神在天为风，在地为木，在体为筋，在脏为肝，在色为苍，在音为角，在声为呼，在变动为握，在窍为目，在味为酸，在志为怒。怒伤肝，悲胜怒；风伤筋，燥胜风；酸伤筋，辛胜酸。

东方生风、南方生热、中央生湿、西方生燥、北方生寒，以应五脏。此以五脏为中心，联系天文、地理、人事以至九窍、五色、五音、五味、五体、五志等，具体地阐述中医的“藏象”理论。

［注释］

[1] 从“其在天为玄”至“玄生神”一段，此后“南方、中央、西方、北方”皆省，可以参看。

南方生热，热生火，火生苦，苦生心，心生血，血生脾，心主舌。其在天为热，在地为火，在体为脉，在脏为心，在色为赤，在音为徵，在声为笑，在变动为忧，在窍为舌，在味为苦，在志为喜。喜伤心，恐胜喜；热伤气，寒胜热，苦伤气，咸胜苦。

中央生湿，湿生土，土生甘，甘生脾，脾生肉，肉生肺，脾主口。其在天为湿，在地为土，在体为肉，在脏为脾，在色为黄，在音为宫，在声为歌，在变动为哕[1]，在窍为口，在味为甘，在志为思。思伤脾，怒胜思；湿伤肉，风胜湿；甘伤肉，酸胜甘。

[注释]

[1] 哕（yuě）：本指呃逆。引申为呕吐气逆，有声无物为哕，有物有声为呕，有物无声为吐。

西方生燥，燥生金，金生辛，辛生肺，肺生皮毛，皮毛生肾，肺主鼻。其在天为燥，在地为金，在体为皮毛，在脏为肺，在色为白，在音为商，在声为哭，在变动为咳，在窍为鼻，在味为辛，在志为忧。忧伤肺，喜胜忧；热伤皮毛，寒胜热；辛伤皮毛，苦胜辛。

北方生寒，寒生水，水生咸，咸生肾，肾生骨髓，髓生肝，肾主耳。其在天为寒，在地为水，在体为骨，在脏为肾，在色为黑，在音为羽，在声为呻，在变动为慄，在窍为耳，在味为咸，在志为恐。恐伤肾，思胜恐；寒伤血，燥胜寒；咸伤血，甘胜咸。

故曰：天地者，万物之上下也；阴阳者，血气之男女也；左右者，阴阳之道路也；水火者，阴阳之征兆也；阴阳者，万物之能[1]始也。故曰：阴在内，阳之守也；阳在外，阴之使也。

[注释]

[1] 能：通“胎”，初也。

帝曰：法阴阳奈何？岐伯曰：阳胜则身热，腠理闭，喘粗为之俛[1]仰，汗不出而热，齿干以烦冤腹满，死，能[2]冬不能夏。阴胜则身寒，汗出，身常清[3]，数慄而寒，寒则厥，厥则腹满，死，能夏不能冬。此阴阳更胜之变，病之形能[4]也。

察病之逆顺是中医学的重要思想，此说阳盛、阴盛，皆为死证。

［注释］

[1] 俛：同“俯”。　[2] 能：通“耐”，耐受。　[3] 清：寒冷。　[4] 形能：形态。

帝曰：调此二者奈何？岐伯曰：能知七损八益[1]，则二者可调，不知用此，则早衰之节也。年四十，而阴气自半也，起居衰矣。年五十，体重，耳目不聪明矣。年六十，阴痿[2]，气大衰，九窍不利，下虚上实，涕泣俱出矣。故曰：知之则强，不知则老。故同出而名异耳，智者察同，愚者察异，愚者不足，智者有余。有余则耳目聪明，身体轻强，老者复壮，壮者益治。是以圣人为无为之事，乐恬憺之能，从欲快志于虚无之守，故寿命无穷，与天地终，此圣人之治身也。

天地合气，命之曰人。生命的发生，皆合同于道，其始则同，其结果往往不同。故善养生者，能合同于道，精气有余，耳目聪明，身体轻强，甚至老者复壮；愚者只知四十岁、五十岁、六十岁生命的变化，不知养生，精气不足则早衰。

［注释］

[1] 七损八益：指房中术中七种损害身体的行为和八种有益身体的行为。马王堆《天下至道谈》：“故善用八益，去七损，五病者不作。”　[2] 阴痿：男子阴不举。

天不足西北，故西北方阴也，而人右耳目不如左明也。地不满东南，故东南方阳也，而人左手足不如右强也。帝曰：何以然？岐伯曰：东方阳也，阳者其精并于上，并于上则上明而下虚，故使耳目聪明，而手足不便也。西方阴也，阴者其精并于下，并于下则下盛而上虚，故其耳目不聪明，而手足便也。故俱感于邪，其在上则右甚，在下则左甚，此天地阴阳所不能全也，故邪居之。

此上言“左右者，阴阳之道路也”。左为东方阳气上升之道路，右为西方阴气下行之道路，故“平旦至日中，天之阳，阳中之阳也；日中至黄昏，天之阳，阳中之阴也”。耳目为阳，手足为阴。阳精使人耳目聪明，阴精使人手足灵便。

故天有精，地有形，天有八纪[1]，地有五里[2]，故能为万物之父母。清阳上天，浊阴归地，是故天地之动静，神明为之纲纪，故能以生长收藏，终而复始。惟贤人上配天以养头，下象地以养足，中傍人事以养五脏。天气通于肺，地气通于嗌[3]，风气通于肝，雷气通于心，谷气通于脾，雨气通于肾。六经为川，肠胃为海，九窍为水注之气。以天地为之阴阳，阳之汗，以天地之雨名之；阳之气，以天地之疾风名之。暴气象雷，逆气象阳。故治不法天之纪，不用地之理，则灾害至矣。

天回医简《脉书上经》：“夫五脏、九窍、十二节，皆朝于气。”

[注释]

[1]八纪：八方之纪纲。[2]五里：五行之道理。[3]嗌（yì）：咽喉。

故邪风之至，疾如风雨，故善治者治皮毛，其次治肌肤，其次治筋脉，其次治六腑，其次治五脏。治五脏者，半死半生也。故天之邪气，感则害人五脏；水谷之寒热，感则害于六腑；地之湿气，感则害皮肉筋脉。故善用针者，从阴引阳，从阳引阴，以右治左，以左治右，以我知彼，以表知里，以观过与不及之理，见微得过，用之不殆。

善诊者，察色按脉，先别阴阳；审清浊，而知部分；视喘息，听音声，而知所苦；观权衡规矩，而知病所主；按尺寸，观浮沉滑涩，而知病所生，以治无过，以诊则不失矣。

故曰：病之始起也，可刺而已；其盛，可待衰而已。故因其轻而扬之，因其重而减之，因其衰而彰之。形不足者，温之以气；精不足者，补之以味。其高者，因而越之；其下者，引而竭之；中满者，泻之于内；其有邪者，渍形以为汗；其在皮者，汗而发之；其慓悍者，按而收之；其实者，散而泻之。审其阴阳，以别柔刚，阳病治阴，阴病治阳，定其血气，各守其乡，血实宜决之，气虚宜掣引之。

天回医简《脉书下经》："凡风者百病之长也，犹有风气之作也，此皆阴气之属也，同产而异分，故众人弗能别也，凡风之始产也，皆有大分，至其变化，则无常方矣。"《素问·风论》："风者，百病之长也，至其变化，乃为他病也，无常方，然致有风气也。"风邪致病，初起时轻浅，当及时治疗，若变生他病，不但难辨，而且难治。

［点评］

阴阳不可见，以象见之。本篇提出人形、脏腑、经脉、气穴与天文、地理、人事、五色、五音、五味等外内相应，皆有表里，以五脏为中心，联系天文、地理、人事，与《素问·金匮真言论》“东方青色，入通于肝”一段相互发明，是《黄帝内经》藏象理论最详细的表述。如何认识藏象，《素问·五脏生成》说：“五脏之象，可以类推。”王冰解释说：“象，谓气象也。言五脏虽隐而不见，然其气象性用，犹可以物类推之。”刘长林先生《中国象科学观》认为：现象属于事物的自然整体层面，主客相融、天人合一是一条有效地认识世界的路线，其目标是在现象层面而不是到现象背后寻找世界的规律。

中医讲“辨证施治”，证，即是象。如何把握“证”？就是要做到“主客相融”。如《素问·移精变气论》说：“岐伯曰：治之极于一。帝曰：何谓一。岐伯曰：一者，因得之。帝曰：奈何？岐伯曰：闭户塞牖，系之病者，数问其情，以从其意，得神者昌，失神者亡。”《灵枢·终始》讲到用针时必须“深居静处，占神往来，闭户塞牖，魂魄不散，专意一神，精气之分，毋闻人声，以收其精，必一其神，令志在针”，即是此意。

阴阳离合论篇第六

黄帝问曰：余闻天为阳，地为阴，日为阳，月为阴，大小月三百六十日成一岁，人亦应之。今三阴三阳，不应阴阳，其故何也？岐伯对曰：阴阳者，数之可十，推之可百，数之可千，推之可万，万之大不可胜数，然其要一也。天覆地载，万物方生，未出地者，命曰阴处，名曰阴中之阴；则出地者，命曰阴中之阳。阳予之正，阴为之主。故生因春，长因夏，收因秋，藏因冬，失常则天地四塞。阴阳之变，其在人者，亦数之可数[1]。

不离阴阳。

阳主生长，阴主收藏。

[注释]

[1] 数（shù）之可数（shǔ）：天地之阴阳，不以数推，以象谓之；三阴三阳之在人者，则数之可数。故此下言三阴三阳之离合。

帝曰：愿闻三阴三阳之离合也。岐伯曰：圣人南面而立，前曰广明，后曰太冲，太冲之地，名曰少阴，少阴之上，名曰太阳，太阳根起于至阴，结于命门，名曰阴中之阳。中身而上，名曰广明，广明之下，名曰太阴，太阴之前，名曰阳明，阳明根起于厉兑，名曰阴中之阳。厥阴之表，名曰少阳，少阳根起于窍阴，名曰阴中之少阳。是故三阳之离合也，太阳为开，阳明为阖，少阳为枢。三经者，不得相失也，抟[1]而勿浮，命曰一阳。

［注释］

[1] 抟（tuán）：聚合。

帝曰：愿闻三阴。岐伯曰：外者为阳，内者为阴，然则中为阴，其冲在下，名曰太阴，太阴根起于隐白，名曰阴中之阴。太阴之后，名曰少阴，少阴根起于涌泉，名曰阴中之少阴。少阴之前，名曰厥阴，厥阴根起于大敦，阴之绝阳，名曰阴之绝阴。是故三阴之离合也，太阴为开，厥阴为阖，少阴为枢。三经者，不得相失也，抟而勿沉，名曰一阴。阴阳𩅦𩅦[1]，积传为一周，气里形表而为相成也。

［注释］

[1] 𩅦（zhōng）𩅦：气往来行貌。

［点评］

本篇阐述阴阳离为三阴三阳，合为一阴一阳的道理，正如篇中所说“三经者，不得相失也，抟而勿浮，命曰一阳”、“三经者，不得相失也，抟而勿沉，名曰一阴”。此三阴三阳是指经脉而言，重要的是提出了“太阳为开、阳明为阖、少阳为枢、太阴为开、厥阴为阖、少阴为枢”的理论，与《灵枢·根结》一脉相承。这成为后世学者理解《伤寒论》六经病传变的指导思想。

本篇提出三阴三阳经脉根于某处、结于某处，与《灵枢·根结》所述经脉的出入有不同，如“太阳根于至阴，结于命门。命门者，目也”,《灵枢·根结》还阐述了开、阖、枢的病证，当是以经脉为基础的另一种诊疗系统。

此下五经均缺结于某处,《针灸甲乙经·经脉根结》俱存。如“阳明根于厉兑，结于颃颡”“少阳根于窍阴，结于窗笼”“太阴根于隐白，结于太仓”“厥阴根于大敦，结于玉英，络于膻中”“少阴根于涌泉，结于廉泉”，所根皆起于足，所结皆出于上七窍。

本篇还当与《素问·皮部论》相互参看。如“皮有分部，脉有经纪，筋有结络，骨有度量，其所生病各异……欲知皮部，以经脉为纪。”提出太阳为“关枢”、阳明为“害蜚”、少阳为“枢持”、太阴为“关蛰”、心主为“害肩”、少阴为“枢儒”，其义与本篇“开、阖、枢”相近，亦是别一种经脉疾病系统。另，“太阳为开”、“太阴为开”之开字,《太素》作“关”，与《素问·皮部论》同。

《难经·一难》："十二经皆有动脉，独取寸口，以决五脏六腑死生吉凶之法。"《针灸甲乙经》记述了十二经动脉应手的部位。如手太阴肺经：中府、云门、天府、侠白、尺泽、经渠；手少阴心经：极泉、少海；手厥阴心包经：劳宫；手太阳小肠经：天窗；手阳明大肠经：合谷、阳溪、五里；手少阳三焦经：和髎；足阳明胃经：大迎、下关、人迎、气冲、冲阳；足太阳膀胱经：委中；足少阳胆经：听会、上关；足太阴脾经：箕门、冲门；足少阴肾经：太溪、阴谷；足厥阴肝经：太冲、行间、五里、阴廉。这是古代的诊脉法，又有“三部九候”诊法，今代之以“独取寸口”。

阴阳别论篇第七

黄帝问曰：人有四经十二从[1]，何谓？岐伯对曰：四经应四时，十二从应十二月，十二月应十二脉。脉有阴阳，知阳者知阴，知阴者知阳。凡阳有五，五五二十五阳[2]。所谓阴者，真脏[3]也，见则为败，败必死也；所谓阳者，胃脘之阳[4]也。别于阳者，知病处也[5]；别于阴者，知死生之期。三阳在头，三阴在手，所谓一也[6]。别于阳者，知病忌时[7]；别于阴者，知死生之期。谨熟阴阳，无与众谋。所谓阴阳者，去者为阴，至者为阳；静者为阴，动者为阳；迟者为阴，数者为阳。凡持真脉之脏脉者，肝至悬绝[8]急，十八日死；心至悬绝，九日死；肺至悬绝，十二日死；肾至悬绝，七日死；脾至悬绝，四日死。

[注释]

[1] 四经十二从：四经，指四时之常脉，即“肝脉弦，心脉钩，肺脉毛，肾脉石”之类。从，《太素》作“顺”。《素问·生气通天论》言“十二节”为通天之处，亦为诊治疾病之所，此“十二从”或当指十二节位置的十二经动脉。　[2] 凡阳有五，五五二十五阳：

新校正云："按《玉机真脏论》云：故病有五变，五五二十五变，义与此通。" [3] 真脏：《素问·平人气象论》："人以水谷为本，故人绝水谷则死，脉无胃气亦死。所谓无胃气者，但得真脏脉不得胃气也。所谓脉不得胃气者，肝不弦、肾不石也。" [4] 胃脘之阳：指胃气，通过人迎脉来诊察，属足阳明经。 [5] 别于阳者，知病处也：《素问·玉机真脏论》："别于阳者，知病从来；别于阴者，知死生之期。"俞樾云，"来"字与"期"字为韵，则"处也"二字似误。 [6] 三阳在头，三阴在手，所谓一也："头"指人迎脉，诊三阳经；"手"指寸口脉，诊三阴经。《灵枢·禁服》："寸口主中，人迎主外，两者相应，俱往俱来，若引绳大小齐等。春夏人迎微大，秋冬寸口微大，如是者名曰平人。" [7] 别于阳者，知病忌时：按俞樾说，"忌"当作"起"，字之误也。 [8] 悬绝：脉来中止，久而复来，又称代脉，脏气衰微之象。

曰：二阳之病发心脾[1]，有不得隐曲[2]，女子不月；其传为风消[3]，其传为息贲[4]者，死不治。曰：三阳[5]为病发寒热，下为痈肿，及为痿厥腨痟[6]；其传为索泽[7]，其传为颓疝[8]。曰：一阳[9]发病，少气，善咳，善泄；其传为心掣[10]，其传为隔[11]。二阳一阴[12]发病，主惊骇背痛，善噫善欠，名曰风厥[13]。二阴一阳[14]发病，善胀，心满，善气[15]。三阳三阴[16]发病，为偏枯痿易[17]，四支不举。

《素问·玉机真脏论》："肾传之心，病筋脉相引而急，病名曰瘛。"《素问·大奇论》："心脉满大，痫瘛筋挛。"

[注释]

[1] 二阳之病发心脾：二阳，阳明。心脾，《太素》作"心痹"。 [2] 隐曲：按史常永先生说，"隐曲"本指私处，引申为

大小便。 [3] 风消：风热燥火引发的消瘦、消渴、消谷善饥等病症。 [4] 息贲：指喘息奔急。贲，同“奔”。《难经·五十六难》：“肺之积，名曰息贲。” [5] 三阳：指太阳。 [6] 腨痟：小腿肚酸疼。腨，指腓肠部位；痟，骨节疼或骨酸。 [7] 索泽：皮肤失去润泽。索，夺也。 [8] 颓疝：指小肠疝。 [9] 一阳：指少阳。 [10] 掣：《太素》作“瘛”，义同。 [11] 隔：饮食不下。 [12] 二阳一阴：指阳明和厥阴。 [13] 风厥：风气入内而致上热下寒的逆气病。 [14] 二阴一阳：指少阴和少阳。 [15] 善气：即矢气。 [16] 三阳三阴：指太阳和太阴。 [17] 痿易：指肢体痿废。易，读为“施”，亦作“弛”。

钩、毛、弦、石四脉，以应心、肺、肝、肾四脏。鼓，诊得脉动曰鼓。

鼓一阳曰钩，鼓一阴曰毛，鼓阳胜急曰弦，鼓阳至而绝曰石，阴阳相过曰溜[1]。阴争于内，阳扰于外，魄汗[2]未藏，四逆[3]而起，起则熏肺，使人喘鸣。阴之所生，和本曰和[4]。是故刚与刚，阳气破散，阴气乃消亡。淖[5]则刚柔不和，经气乃绝。死阴之属，不过三日而死；生阳之属，不过四日而死[6]。所谓生阳死阴者，肝之心，谓之生阳；心之肺，谓之死阴。肺之肾，谓之重阴；肾之脾，谓之辟[7]阴，死不治。结阳者，肿四支；结阴者，便血一升，再结二升，三结三升。阴阳结斜[8]，多阴少阳曰石水，少腹肿。二阳结，谓之消。三阳结，谓之隔。三阴结，谓之水。一阴一阳结，谓之喉痹。阴抟阳别，谓之有子。阴阳虚，肠辟死。阳加于阴，谓之汗。阴虚阳抟，谓之崩。三阴俱抟，二十日夜半死。二阴俱抟，十三日夕时死。一阴俱抟，十日死。三阳俱抟且鼓，三日死。三阴三阳俱抟，心腹满，发尽，不得隐曲，五日死。二阳俱抟，其病温，死不治，不过十日死。

[注释]

[1]溜:《太素》作“弹”。杨上善注:“阴阳之脉至寸口相击，曰弹也。” [2]魄汗:体汗。 [3]四逆:四肢逆冷。 [4]阴之所生，和本曰和:《太素》作“和本曰味”。杨上善注:“五脏所生和气之本，曰五味也。” [5]淖(chuò):脉乱。 [6]四日而死:新校正云:“按别本作四日而生，全元起注本作四日而已，俱通。详上下文义，作死者非。”《太素》作“四日而已”。 [7]辟:重叠。 [8]斜:通“邪”。

[点评]

通篇论述诊脉以决死生的方法，即“谨熟阴阳，无与众谋”，这是中医经典中的名言。其义又见《素问·金匮真言论》说:“故善为脉者，谨察五脏六腑，一逆一从，阴阳、表里、雌雄之纪，藏之心意，合心于精，非其人勿教，非其真勿授，是谓得道。”参见前《素问·金匮真言论》的点评。

黄帝内经素问卷第三

灵兰秘典论篇第八

黄帝问曰：愿闻十二脏之相使，贵贱何如？岐伯对曰：悉乎哉问也，请遂言之。心者，君主之官也，神明出焉。肺者，相傅之官，治节出焉。肝者，将军之官，谋虑出焉。胆者，中正之官，决断出焉。膻中者，臣使之官，喜乐出焉。脾胃者，仓廪之官，五味出焉。大肠者，传导之官，变化出焉。小肠者，受盛之官，化物出焉。肾者，作强[1]之官，伎巧[2]出焉。三焦者，决渎之官，水道出焉。膀胱者，州都之官，津液藏焉，气化则能出矣。

［注释］

[1] 作强：使脏腑、筋骨强劲。 [2] 伎（jì）巧：才智成熟，动作敏捷。伎，才智。

凡此十二官者，不得相失[1]也。故主明则下安，以此养生则寿，殁世不殆，以为天下则大昌。主不明则十二官危，使道闭塞而不通，形乃大伤，以此养生则殃，以为天下者，其宗大危，戒之戒之。

上医医国之理。

［注释］

[1] 相失：互不协调。

至道在微，变化无穷，孰知其原？窘[1]乎哉，肖者濯濯[2]，孰知其要；闵闵之当[3]，孰者为良。恍惚[4]之数，生于毫厘，毫厘之数，起于度量，千之万之，可以益大，推之大之，其形乃制。黄帝曰：善哉，余闻精光之道，大圣之业，而宣明大道，非斋戒择吉日，不敢受也。黄帝乃择吉日良兆，而藏灵兰之室，以传保焉。

［注释］

[1] 窘：困惑。　[2] 肖者濯濯：小者益大。肖，小。濯，大。原作“肖者瞿瞿”，据新校正引《太素》改。　[3] 闵闵之当：深远玄妙。　[4] 恍惚：精微极致，似有似无。

［点评］

本篇全元起本在第三卷，名为《十二脏相使》。灵台、兰室，相传是黄帝藏书之所。十二脏指五脏、七腑，皆藏于内，故称十二脏。本篇以君主臣使十二官为喻，形象地阐释了十二脏的功能，特别强调了十二脏宜相互协调，不得相失。以“至道在微，变化无穷”，提示生命活动和疾病变化极精极微，须用心观察，以合养生之道。

六节藏象论篇第九

黄帝问曰：余闻天以六六之节，以成一岁，人以九九制会，计人亦有三百六十五节，以为天地久矣，不知其所谓也。岐伯对曰：昭乎哉问也，请遂言之。夫六六之节，九九制会者，所以正天之度、气之数也。天度者，所以制日月之行也；气数者，所以纪化生之用也。

天为阳，地为阴；日为阳，月为阴。行有分纪，周有道理，日行一度，月行十三度而有奇[1]焉，故大小月三百六十五日而成岁，积气余而盈闰矣。立端于始，表正于中，推余于终，而天度毕矣。

[注释]

[1] 奇：零数。

帝曰：余已闻天度矣，愿闻气数何以合之？岐伯曰：天以六六为节，地以九九制会，天有十日，日六竟而周甲，甲六复而终岁，三百六十日法也。夫自古此文见前《素问·生气通天论》。九窍二字，乃注混入正文。

九藏之义，又见《三部九候论》。

通天者，生之本，本于阴阳。其气九州九窍，皆通乎天气。故其生五，其气三,三而成天，三而成地，三而成人，三而三之，合则为九,九分为九野[1]，九野为九脏，故形脏四，神脏五[2]，合为九脏以应之也。

［注释］

[1] 九野：指九宫方位，即东、西、南、北四方，东南、西南、东北、西北四隅及中央。 [2] 形脏四，神脏五：王冰注“肝、心、脾、肺、肾”为神脏，“头角、耳目、口齿、胸中”为形脏。

帝曰：余已闻六六九九之会也，夫子言积气盈闰，愿闻何谓气？请夫子发蒙解惑焉。岐伯曰：此上帝所秘，先师传之也。帝曰：请遂闻之。岐伯曰：五日谓之候，三候谓之气，六气谓之时，四时谓之岁，而各从其主治焉。五运相袭，而皆治之，终期之日，周而复始，时立气布，如环无端，候亦同法。故曰：不知年之所加，气之盛衰，虚实之所起，不可以为工矣。

帝曰：五运之始，如环无端，其太过不及何如？岐伯曰：五气更立，各有所胜，盛虚之变，此其常也。

帝曰：平气何如？岐伯曰：无过者也。

帝曰：太过不及奈何？岐伯曰：在经有也。

帝曰：何谓所胜？岐伯曰：春胜长夏，长夏胜冬，冬胜夏，夏胜秋，秋胜春，所谓得五行时之胜，各以气命其脏。

帝曰：何以知其胜？岐伯曰：求其至也，皆归始春，未至而至，此谓太过，则薄所不胜，而乘所胜也，命曰气淫[1]。至而不至，此谓不及，则所胜妄行，而所生受病，所不胜薄之也，命曰气迫。所谓求其至者，气至之时也。谨候其时，气可与期，失时反候，五治不分，邪僻内生，工不能禁也。

［注释］

[1] 气淫：此下原有“不分邪僻内生工不能禁”十字，于文义为未通，乃涉下衍，今删。

帝曰：有不袭乎？岐伯曰：苍天之气，不得无常也。气之不袭，是谓非常，非常则变矣。

帝曰：非常而变奈何？岐伯曰：变至则病，所胜则微，所不胜则甚，因而重感于邪，则死矣。故非其时则微，当其时则甚也。

帝曰：善。余闻气合而有形，因变以正名。天地之运，阴阳之化，其于万物，孰少孰多，可得闻乎？岐伯曰：悉哉问也，天至广不可度，地至大不可量，大神灵问，请陈其方。草生五色，五色之变，不可胜视；草生五味，五味之美，不可胜极，嗜欲不同，各有所通。天食[1]人以五气，地食人以五味。五气入鼻，藏于心肺，上使五色修明，音声能彰。五味入口，藏于肠胃，味有所藏，以养五气，气和而生，津液相成，神乃自生。

[**注释**]

[1] 食（sì）：同“饲”。

心主藏神，故为生命之本；肺主呼吸，故为气之本；肾主藏精，故为封藏之本；肝主藏血，故为耐受疲劳之本；脾、胃、大肠、小肠、三焦、膀胱，传化物而不藏，故为仓廪之本。

帝曰：藏象何如？岐伯曰：心者，生之本，神之变也，其华在面，其充在血脉，为阳中之太阳，通于夏气。肺者，气之本，魄之处也，其华在毛，其充在皮，为阳中之太阴，通于秋气。肾者，主蛰，封藏之本，精之处也，其华在发，其充在骨，为阴中之少阴，通于冬气。肝者，罢极[1]之本，魂之居也，其华在爪，其充在筋，以生血气，其味酸，其色苍，此为阳中之少阳，通于春气。脾、胃、大肠、小肠、三焦、膀胱者，仓廪之本，营之居也，名曰器，能化糟粕，转味而入出者也，其华在唇四白，其充在肌，其味甘，其色黄，此至阴之类，通于土气。凡十一脏取决于胆[2]也。

[**注释**]

[1] 罢极：罢，同“疲”。极，亦疲义。肝主筋，故为耐受疲劳之本。 [2] 取决于胆：胆主决断。

人迎主候阳气盛衰，寸口主候阴气盛衰。

故人迎一盛病在少阳，二盛病在太阳，三盛病在阳明，四盛已上为格阳。寸口一盛病在厥阴，二盛病在少阴，三盛病在太阴，四盛已上为关阴。人迎与寸口俱盛四倍已上为关格[1]，关格之脉羸[2]，不能极于天地之精气，则死矣。

［注释］

[1] 关格：阴阳离绝。　[2] 羸：当作“赢”。

［点评］

此篇所论六六之节与九九制会，与《素问·阴阳别论》《素问·三部九候论》文多重复，其内容与文气并与运气七篇相类，有学者疑为后出。心通于夏气，为阳中之太阳；肺通于秋气，为阳中之太阴；肾通于冬气，为阴中之少阴；肝通于春气，为阳中之少阳，五脏通天之意。如天回医简《脉书上经》所谓“五脏、九窍、十二节，皆朝于气”。

五脏生成篇第十

心之合脉也，其荣色也[1]，其主肾也[2]。肺之合皮也，其荣毛也，其主心也。肝之合筋也，其荣爪也，其主肺也。脾之合肉也，其荣唇也，其主肝也。肾之合骨也，其荣发也，其主脾也。

［注释］

[1] 其荣色也：《素问·六节藏象论》："心……其华在面。""荣"与"华"同，指五脏精华现于外者。 [2] 其主肾也：水克火，心为肾所制，故肾为心之主。

五味各走所喜之脏，太过则伤所胜之脏。

是故多食咸，则脉凝泣[1]而变色；多食苦，则皮槁而毛拔；多食辛，则筋急而爪枯；多食酸，则肉胝䐢[2]而唇揭；多食甘，则骨痛而发落，此五味之所伤也。故心欲苦，肺欲辛，肝欲酸，脾欲甘，肾欲咸，此五味之所合也，五脏之气。故色见青如草兹[3]者死，黄如枳实者死，黑如炲[4]者死，赤如衃[5]血者死，白如枯骨者死，此五色之见死也。青如翠羽者生，赤如鸡冠者生，黄如蟹腹[6]者生，白如豕膏[7]者生，黑如乌羽者生，此五色之见生也。生于心，如以缟[8]裹朱；生于肺，如以缟裹红；生于肝，如以缟裹绀[9]；生于脾，如以缟裹栝楼实；生于肾，如以缟裹紫，此五脏所生之外荣也。色味当五脏：白当肺，辛；赤当心，苦；青当肝，酸；黄当脾，甘；黑当肾，咸。故白当皮，赤当脉，青当筋，黄当肉，黑当骨。

［注释］

[1] 凝泣：泣，同“涩”。 [2] 胝胸（zhīzhù）：肉理粗疏。 [3] 草兹：草席。 [4] 炲（tái）：炭灰。 [5] 衃（pēi）：败血。 [6] 蟹腹：蟹腹中黄。 [7] 豕膏：猪脂。 [8] 缟：未经染色的绢。 [9] 绀（gàn）：青赤色。

诸脉者皆属于目[1]，诸髓者皆属于脑[2]，诸筋者皆属于节[3]，诸血者皆属于心，诸气者皆属于肺，此四支八溪[4]之朝夕[5]也。故人卧，血归于肝，肝受血而能视，足受血而能步，掌受血而能握，指受血而能摄。卧出而风吹之，血凝于肤者为痹，凝于脉者为泣，凝于足者为厥。此三者，血行而不得反其空，故为痹厥也。人有大谷十二分，小溪三百五十四名，少十二俞[6]，此皆卫气之所留止，邪气之所客也，针石缘而去之[7]。

肝为罢极之本。

［注释］

[1] 诸脉者皆属于目：《灵枢・大惑论》：“五脏六腑之精气，皆上注于目而为之精。”《灵枢・口问》：“目者，宗脉之

所聚也。” [2] 诸髓者皆属于脑：《灵枢·海论》：“脑为髓之海。” [3] 节：《太素》作“肝”。 [4] 四支八溪：指四肢肘、腕、膝、踝八个关节部位的气穴。《素问·气穴论》：“肉之大会为谷，肉之小会为溪。” [5] 朝夕：通“潮汐”，喻指人身气血往来，昼夜不息，如潮水之起落。 [6] 少十二俞：少，承上大谷、小溪，其次之义。 [7] 针石缘而去之：因病所在，针石去之。

诊病应先决死生。

诊病之始，五决为纪[1]，欲知其始，先建其母[2]。所谓五决者，五脉也。是以头痛巅疾[3]，下虚上实，过在足少阴、巨阳，甚则入肾。徇蒙招尤[4]，目冥耳聋，下实上虚，过在足少阳、厥阴，甚则入肝。腹满䐜胀，支鬲胠胁，下厥上冒[5]，过在足太阴、阳明。咳嗽上气，厥在胸中，过在手阳明、太阴。心烦头痛，病在鬲中，过在手巨阳、少阴。

[注释]

[1] 五决为纪：诊五脏之脉以决死生。 [2] 母：读为“媒”。此指病因。 [3] 巅疾：头部疾病。 [4] 徇蒙招尤：头目晕眩。徇蒙，通“眴矇”；招尤，按史常永先生说，通“踔尢”，足跛行之貌。 [5] 下厥上冒：冒，昏冒。《素问·解精微论》：“厥则目无所见。”

脉与色是诊断疾病的重要方法，此下详述色脉相参，以诊五脏之疾。

夫脉之小大、滑涩、浮沉，可以指别；五脏之象，可以类推；五脏相音，可以意识；五色微诊，可以目察。能合脉色，可以万全。赤，脉之至也，喘而坚[1]，诊曰有积气在中，时害于食，名曰心痹，得之外疾，思虑而心虚，故邪从之。白，脉之至也，喘而浮，上虚下实，惊，有积气在胸中，喘而虚，名曰肺痹，寒热，得之醉而使内也。青，脉之至也，长而左右弹，有积气在心下支胠，名曰肝痹，得之寒湿，与疝同法，腰痛，足清，头痛。黄，脉之至也，大而虚，有积气在腹中，有厥气，名曰厥疝，女子同法，得之疾使四支汗出当风。黑，脉之至也，上坚而大，有积气在小腹与阴，名曰肾痹，得之沐浴清水而卧。

［注释］

[1] 赤，脉之至也，喘而坚："赤"谓面色，喘，读为湍，脉来湍急。

凡相五色之奇脉[1]，面黄目青，面黄目赤，面黄目白，面黄目黑者，皆不死也。面青目赤，面赤目白，面青目黑，面黑目白，面赤目青，皆死也。

五脏以胃气为本，得胃气则生。

无胃气而见真脏之色死。

［注释］

[1] 奇脉：按此下皆以面色与目色对照为文，此前"诸脉者，皆属于目"。奇脉，非常之脉，或当指目。《针灸甲乙经》无"之奇脉"三字。

[**点评**]

新校正说："按此篇云《五脏生成》篇，而不云论者，盖此篇直记五脏生成之事，而无问答论议之辞，故不云论。后不言论者，义皆仿此。"

五脏别论篇第十一

黄帝问曰：余闻方士[1]，或以脑髓为脏，或以肠胃为脏，或以为腑，敢问更相反，皆自谓是，不知其道，愿闻其说。岐伯对曰：脑、髓、骨、脉、胆、女子胞[2]，此六者，地气之所生也，皆藏于阴而象于地，故藏而不泻，名曰奇恒之腑[3]。夫胃、大肠、小肠、三焦、膀胱，此五者，天气之所生也，其气象天，故泻而不藏，此受五脏浊气，名曰传化之腑，此不能久留输泻者也。魄门[4]亦为五脏使，水谷不得久藏。所谓五脏者，藏精气[5]而不泻也，故满而不能实。六腑者，传化物而不藏[6]，故实而不能满也。所以然者，水谷入口，则胃实而肠虚；食下，则肠实而胃虚。故曰实而不满，满而不实也。

《汉书·艺文志》医学类称为“方技”，“方术”似概括医方与数术而言。广义的方士泛指通晓医方及数术之人，狭义者则特指其中“神仙家”之流。

《太平御览》卷三六三引《韩诗外传》：“何谓六腑。咽喉，量入之腑；胃者，五谷之腑；大肠，转输之腑；小肠，受成之腑；胆，积精之腑；膀胱，精液之腑也。”以咽喉、胃、大肠、小肠、胆、膀胱为六腑。

[注释]

[1] 方士：医方术数之士。 [2] 女子胞：子宫。 [3] 奇恒之腑：异于恒常之腑。 [4] 魄门：指肛门。魄，通“粕”。 [5] 精气：《太素》作“精神”。 [6] 六腑者，传化物而不藏：于鬯《香草续校书·内经素问一》说：“此六腑为胃、大肠、小肠、三焦、膀胱、

魄门，与《金匮真言论》以胆、胃、大肠、小肠、三焦、膀胱为六腑者异。”

帝曰：气口[1]何以独为五脏主？岐伯曰：胃者，水谷之海，六腑之大源也。五味入口，藏于胃，以养五脏气，气口亦太阴[2]也。是以五脏六腑之气味，皆出于胃，变见于气口。故五气入鼻，藏于心肺，心肺有病，而鼻为之不利也。

[注释]

[1] 气口：即“寸口”，又称“脉口”。 [2] 太阴：太阴，手太阴肺脉。

凡治病，必察其下，适其脉，观其志意与其病也[1]。拘于鬼神者，不可与言至德。恶于针石者，不可与言至巧。病不许治者，病必不治，治之无功矣。

[注释]

[1] 凡治病，必察其下，适其脉，观其志意与其病也：《太素》作“必察其上下，适其脉候，观其志意，与其病能”。杨上善注：“必须上察人迎，下诊寸口。”

[点评]

本篇区别五脏、六腑、奇恒之腑的功能，故名五脏别论。篇中指出“脑、髓、骨、脉、胆、女子胞”象地气为奇恒之腑，“胃、大肠、小肠、三焦、膀胱”象天气而为传化之腑，当为方士之说。指出五脏藏精宜“满而不实”，六腑传导宜“实而不满”。实，许慎解释说“富也，从宀从贯”。段玉裁注“贯为货物，以货物充于屋下是为实”。这里用了实的本义。

“气口何以独为五脏主”一段，是对“独取寸口”的解释。气口，又称“脉口”。“气口”之名除本篇外，尚见于《素问》之《经脉别论》，《灵枢》之《经脉》《四时气》《寒热病》《热病》《五阅五使》《五色》等篇；“脉口”仅见于《灵枢》，有《小针解》《根结》《终始》《热病》《五色》等篇。独取寸口，是东汉以后出现的诊脉法。

黄帝内经素问卷第四

异法方宜论篇第十二

因地制宜之义，故称异法方宜。

黄帝问曰：医之治病也，一病而治各不同，皆愈何也？岐伯对曰：地势[1]使然也。故东方之域，天地之所始生也，鱼盐之地，海滨傍水，其民食鱼而嗜咸，皆安其处，美其食。鱼者使人热中[2]，盐者胜血，故其民皆黑色疏理[3]，其病皆为痈疡，其治宜砭石[4]。故砭石者，亦从东方来。

［注释］

[1] 地势：地理环境。 [2] 热中：内热之病。 [3] 疏理：肉理粗疏。 [4] 砭（biān）石：古代用于刺脉的针具，西汉后代之以金属制的微针。

西方者，金玉之域，沙石之处，天地之所收引也，其民陵居而多风，水土刚强，其民不衣而褐荐[1]，其民华食[2]而脂肥，故邪不能伤其形体，其病生于内[3]，其治宜毒药[4]。故毒药者，亦从西方来。

［注释］

[1] 褐荐："荐"，草席，此谓粗布。　[2] 华食：肥美的食物。　[3] 病生于内：因喜、怒、忧、思、悲、恐、惊内因致病。　[4] 毒药：凡能除病者，皆称毒药，非专指有毒之药。

北方者，天地所闭藏之域也，其地高陵居，风寒冰冽，其民乐野处而乳食[1]，脏寒生满病[2]，其治宜灸焫[3]。故灸焫者，亦从北方来。

［注释］

[1] 野处而乳食：居旷野之处，食乳制品。　[2] 满病：胀满之病。　[3] 灸焫（ruò）：焫，同"爇"，艾灸之法。

南方者，天地所长养，阳之所盛处也，其地下[1]，水土弱，雾露之所聚也，其民嗜酸而食胕[2]，故其民皆致理[3]而赤色，其病挛痹[4]，其治宜微针。故九针[5]者，亦从南方来。

［注释］

[1] 地下：地势低下。　[2] 胕（fū）：同"腐"，发酵类食物。　[3] 致理：肉理致密。　[4] 挛痹：筋脉拘急，肌肤麻木。　[5] 九针：古代的九种针具，详见《灵枢·九针十二原》。

适宜万物生长。

中央者，其地平以湿，天地所以生万物也众，其民食杂而不劳，故其病多痿厥[1]寒热，其治宜导引按跻[2]。故导引按跻者，亦从中央出也。故圣人杂合以治[3]，各得其所宜。故治所以异而病皆愈者，得病之情，知治之大体也。

东南西北皆称“来”，此独称“出”，此以中央为中心。高世栻说：“四方会聚，故曰来；中央四布，故曰出。”

[注释]

不需针药之治。

是为上句之注。

[1]痿厥：足弱之疾。 [2]导引按跻：导引，是指“导气令和，引体令柔”的养生之术。按跻，即按摩。 [3]杂合以治：谓兼收并蓄，融五方之法而治，即“一病而治各不同”之义。

[点评]

《素问·异法方宜论》记述了上古医学的地域性起源，其“四方＋中央”的区系划分模式，可根据中国文化的江汉（上江中下游）、河洛（黄河上游）、海岱（黄河下游）“三系”，进一步归并为“东方”“西方”和“中央”三大系，彼此间呈现为一种“多源融合”的趋势，从而形成了中国古代医学“多元一统”的格局。东方医学以东方的砭石、北方的艾灸疗法为代表，并逐渐融合于南方后起的“九针”疗法，可称为“经脉医学”；西方医学以药物疗法为代表，可称为“汤液医学”；中央医学以导引、按摩疗法为代表，可称为“导引医学”。这些发源于不同地域的医学，不断融合，即所谓“圣人杂合以治”之义。由马王堆、张家山汉墓出土医书包含了经脉医学、汤液医学和导引医学等不同体系医学的内容，体现出“杂合以治”的融合趋势在西汉初年便已蔚然成风，今《黄帝内经》即为杂合之作。

移精变气论篇第十三

黄帝问曰：余闻古之治病，惟其移精变气[1]，可祝由[2]而已。今世治病，毒药治其内，针石治其外，或愈或不愈，何也？岐伯对曰：往古人居禽兽之间，动作以避寒，阴居以避暑，内无眷慕[3]之累，外无伸宦[4]之形，此恬憺之世，邪不能深入也。故毒药不能治其内，针石不能治其外，故可移精祝由而已。当今之世不然，忧患缘其内，苦形伤其外，又失四时之从，逆寒暑之宜，贼风数至，虚邪朝夕，内至五脏骨髓，外伤空窍肌肤，所以小病必甚，大病必死，故祝由不能已也。

［注释］

[1] 移精变气：变易精神，使邪不胜正。 [2] 祝由：急言之即为“咒”。用符咒、禁禳来治疗疾病的方法。 [3] 眷慕：眷恋思慕。 [4] 伸宦：伸，同“绅”。绅宦，即绅官。

帝曰：善。余欲临病人，观死生，决嫌疑，欲知其要，如日月光，可得闻乎？岐伯曰：色脉者，上帝之所贵也，先师之所传也。上古使僦贷季[1]，理色脉

先帝之义。

即僦贷季。

此指色脉诊。日、月即外、内之义。

而通神明，合之金木水火土四时八风六合，不离其常，变化相移，以观其妙，以知其要，欲知其要，则色脉是矣。色以应日，脉以应月[2]，常求其要，则其要也。夫色之变化，以应四时之脉，此上帝之所贵，以合于神明也，所以远死而近生。生道以长[3]，命曰圣王。中古之治病，至而治之，汤液十日，以去八风五痹[4]之病，十日不已，治以草苏草荄之枝[5]，本末为助[6]，标本已得，邪气乃服[7]。暮世之治病也则不然，治不本四时，不知日月[8]，不审逆从，病形已成，乃欲微针治其外，汤液治其内，粗工凶凶[9]，以为可攻，故病未已，新病复起。

此说三世治病有不同，非厚古薄今，实指三种治病的境界。第一为治未病，其次治其始成，其次病形已成而治之。

［注释］

[1] 僦贷季：传说为岐伯之师。 [2] 色以应日，脉以应月：杨上善注："形色外见为阳，故应日也；脉血内见为阴，故应月也。" [3] 生道以长：得道长生。 [4] 八风五痹：八风，八方之风；五痹，皮、肉、筋、骨、脉，五体之痹。 [5] 草苏草荄之枝：草木之根茎。 [6] 本末为助：本指草根，末指茎叶，相互助力。如《素问·汤液醪醴论》"必以稻米，炊之稻薪"的制药法。 [7] 标本已得，邪气乃服：《素问·汤液醪醴论》："病为本，工为标，标本不得，邪气不服，此之谓也。" [8] 日月：按上文当指色、脉。 [9] 凶凶：同"讻讻"。

帝曰：愿闻要道。岐伯曰：治之要极，无失色脉，用之不惑，治之大则。逆从到行[1]，标本不得，亡神失国。去故就新，乃得真人。帝曰：余闻其要于夫子矣，夫子言不离色脉，此余之所知也。岐伯曰：治之极于一[2]。帝曰：何谓一？岐伯曰：一者，因[3]得之。帝曰：奈何？岐伯曰：闭户塞牖[4]，系之病者，数问其情，以从其意，得神者昌，失神者亡。帝曰：善。

诊治疾病当以病人为本、医者为标，医者通过诊察色脉和反复询问，从而知悉病人的情况，取得病人的信任，使标本相得，而不致误诊。

[注释]

[1] 逆从到行：倒行逆施。　[2] 一：得神。　[3] 因：无主观私见。　[4] 闭户塞牖：关闭门窗，比喻静意无杂念。

[点评]

移易精气，使精神内守，邪不能干，故称移精变气。本篇重点论述了"理色脉而通神明"的道理，"治之要极，无失色脉"，临证才能"观死生，决嫌疑"。怎样才能做到不失色脉？篇末提出了一个非常重要的话题，即"治之极于一"，何谓一，"一者，因得之"。什么是"因"？《管子·心术上》说："因也者，舍己而以物为法者也。"观察事物，要去掉主观成见，虚其心，专其精，才能把握事物的本质。所以下面要"闭户塞牖，系之病者，数问其情，以从其意，得神者昌，失神者亡"。所谓"通神明""得神"之意并非虚幻之语，只是告诉人们如何客观地观察事物。如《管子·心术下》又说："专于意，一于心，耳目端，知远之证。能专乎？能一乎？能毋卜筮而知凶吉乎？能止乎？能已乎？能毋问于人而自得之于己乎？故曰：思之。思之不得，鬼神教之。非鬼神之力也，其精气之极也。"对"因"的解释十分透彻。能够通乎神明，就可以达到如影之随形，如响之应声的效果。

汤液醪醴论篇第十四

黄帝问曰：为五谷汤液[1]及醪醴[2]奈何？岐伯对曰：必以稻米，炊之稻薪[3]，稻米者完，稻薪者坚。帝曰：何以然？岐伯曰：此得天地之和，高下之宜，故能至完；伐取得时，故能至坚也。帝曰：上古圣人作汤液醪醴，为而不用，何也？岐伯曰：自古圣人之作汤液醪醴者，以为备耳。夫上古作汤液，故为而弗服也。中古之世，道德稍衰，邪气时至，服之万全。帝曰：今之世不必已，何也？岐伯曰：当今之世，必齐[4]毒药攻其中，镵石[5]针艾治其外也。

[注释]

[1] 五谷汤液：以五谷为主制作的药剂。《汉书·艺文志》著录有《汤液经法》，属“经方”之类，应是汤液制剂的专书。 [2] 醪醴（láo lǐ）：用酒制作的药剂。 [3] 稻薪：以稻草为薪火。 [4] 必齐：齐，同“剂”。又称“火剂”，泻下之剂。 [5] 镵（chán）石：即“砭石”。

帝曰：形弊[1]血尽而功不立者何？岐伯曰：神不

使[2]也。帝曰：何谓神不使？岐伯曰：针石，道也。精神不进，志意不治[3]，故病不可愈。今精坏神去，荣卫不可复收。何者？嗜欲无穷，而忧患不止，精气弛坏，荣泣卫除，故神去之而病不愈也。

天回《脉书上经》："太上石神，石神必已；其次石血，石血得分；其下石脉，石脉十一活。"

［注释］

[1] 形弊：身体衰败。 [2] 神不使：心主血脉，脉舍神，形弊血尽则脉气不行。 [3] 精神不进，志意不治：精神困顿，意志散乱。

帝曰：夫病之始生也，极微极精[1]，必先入结于皮肤。今良工皆称曰病成，名曰逆，则针石不能治，良药不能及也。今良工皆得其法，守其数[2]，亲戚兄弟远近，音声日闻于耳，五色日见于目，而病不愈者，亦何暇[3]不早乎。岐伯曰：病为本，工为标，标本不得，邪气不服，此之谓也。

病未成也。《素问·脉要精微论》："病成而变何谓？岐伯曰：风成为寒热，瘅成为消中，厥成为巅疾，久风为飧泄，脉风成为疠。病之变化，不可胜数。"病气盛为成。

不得法，不守数。

［注释］

[1] 极微极精：不易察觉。 [2] 守其数：与"得其法"互为其文，符合法度之义。《史记·太史公自序》："扁鹊言医，为方者宗，守数精明。" [3] 暇：《太素》作"谓"。

帝曰：其有不从毫毛而生，五脏阳以竭也，津液充郭[1]，其魄独居[2]，孤精于内，气耗于外，形不可与衣相保，此四极[3]急而动中，是气拒于内，而形

《灵枢·经脉》："故骨不濡则肉不能著也，骨肉不相亲则肉软却。"

施[4]于外，治之奈何？岐伯曰：平治于权衡[5]，去宛陈莝[6]，微动四极，温衣[7]，缪刺其处[8]，以复其形。开鬼门，洁净府[9]，精以时服，五阳已布，疏涤五脏[10]，故精自生，形自盛，骨肉相保，巨气乃平[11]。帝曰：善。

［注释］

[1] 津液充郭：郭，同“廓”。阳气竭则水不化，积于皮下为肿。 [2] 其魄独居：魄，形体。《灵枢·天年》：“神气皆去，形骸独居而终矣。” [3] 四极：四肢。 [4] 施：读为“弛”。 [5] 权衡：按《素问·经脉别论》：“腑精神明，留于四脏，气归于权衡，权衡以平，气口成寸，以决死生。”权衡，当指经脉。 [6] 去宛陈莝：宛，义同“瘀”。陈，攻除之义。莝，杂草。去除瘀积之义。 [7] 温衣：穿着温暖过的衣服。 [8] 缪刺其处：缪刺，是左病取右、右病取左的一种刺络疗法。 [9] 开鬼门，洁净府：按史常永先生解释“开”是“关”字之误，“鬼门”指耳目；“净府”即“灵府”，指心灵；“开鬼门，洁净府”，即收视返听，静心息虑之意。 [10] 精以时服，五阳已布，疏涤五脏：时常服食吐纳精气，五脏阳气得以宣发布散，从而疏通荡涤五脏。 [11] 骨肉相保，巨气乃平：巨气，即大气。骨肉相亲，大气平复。与上“形不可与衣相保”相对。

［点评］

本篇提出了二个重要问题：一是“自古圣人之作汤液醪醴者，以为备耳”。“备”是把药做好而不马上用，类似于后世之制作成药。今成都天回医简有治六十病的医方，重点讲治法，当属“为而不用”的成药。另，《汉书·艺文志·方技略》经方家著录有《汤液经法》三十二卷，亦当属此类。二是提出“病为本，工为标，标本不得，邪气不服”的原则，医生与病人应有心灵的沟通，即《管子·心术上》所谓“舍己而以物为法”，否则，就会“神不使也”“形弊血尽而功不立”，治之无功。

玉版论要篇第十五

《史记·扁鹊仓公列传》:“扁鹊过齐,齐桓侯客之。入朝见,曰:君有疾在腠理,不治将深。”扁鹊又云:“疾之居腠理也,汤熨之所及也;在血脉,针石之所及也;其在肠胃,酒醪之所及也;其在骨髓,虽司命无奈之何。”此五色诊法,当出扁鹊之学。《汉书·艺文志》:“经方者,本草石之寒温,量疾病之浅深……致水火之齐,以通闭解结,反之于平。”此正“量疾病之浅深”之义。

黄帝问曰:余闻《揆度》《奇恒》,所指不同,用之奈何?岐伯对曰:《揆度》者,度病之浅深也;《奇恒》者,言奇病也。请言道之至数,《五色》《脉变》,《揆度》《奇恒》[1],道在于一。神转不回,回则不转,乃失其机。至数之要,迫近以微。著之玉版,命曰合《玉机》。

[注释]

[1]《五色》《脉变》《揆度》《奇恒》:古医经名。

容色[1]见上下左右,各在其要。其色见浅者,汤液主治,十日已;其见深者,必齐[2]主治,二十一日已;其见大深者,醪酒主治,百日已;色夭面脱,不治。百日尽已[3]。脉短气绝死,病温虚甚死。色见上下左右,各在其要。上为逆,下为从。女子右为逆,左为从;男子左为逆,右为从。易,重阳死,重阴死[4]。

［注释］

[1] 容色：当从《太素》作“客色”。杨上善注：“人之五时正王色上，相乘色见，名曰客色。客色见面上下左右，各当正色所乘要处者，有病也。”　[2] 必齐：泻下之剂。　[3] 百日尽已：此四字与上下文义不属，疑衍。　[4] 易，重阳死，重阴死：易，反之之义。男子为阳，而客色见于左，左亦为阳，故曰“重阳”，此为逆证，不治。女子同理。

阴阳反他[1]，治在权衡相夺[2]。《奇恒》事也，《揆度》事也。抟脉痹躄，寒热之交[3]。脉孤[4]为消气，虚泄为夺血。孤为逆，虚为从。行《奇恒》之法，以太阴始。行所不胜曰逆，逆则死；行所胜曰从，从则活。八风四时之胜，终而复始，逆行一过，不复可数，论要毕矣。

“孤”“虚”为古代方术用语。即计日时，以十天干顺次与十二地支相配为一旬，所余的两地支称之为“孤”，与孤相对者为“虚”。古时用以推算吉凶祸福及事之成败。《史记·龟策列传》：“日辰不全，故有孤虚。”《汉书·艺文志》著录有《风后孤虚》二十卷。

［注释］

[1] 阴阳反他：新校云当作“阴阳反作”，即此上男女阴阳逆从之义。　[2] 权衡相夺：承上“阴阳反作”，阴病治阳，阳病治阴，权衡以平之义。　[3] 抟脉痹躄，寒热之交：脉气抟而不动，四肢痿弱，寒热胶着。　[4] 脉孤：孤阴无阳，孤阳无阴之脉。

［点评］

《奇恒》，承上言以孤虚之法推断病之逆顺。

篇中对《揆度》《奇恒》二种古医经的内涵和如何应用进行了解说。《揆度》是讨论如何量度病的浅深；《奇恒》是讲述奇病的诊治。《素问·疏五过论》有“《上经》《下经》《揆度》《阴阳》《奇恒》《五中》，决以《明堂》，审于《终始》”，皆为古医经。此下“神转不回，回则不转，乃失其机”一句，又见《素问·玉机真脏论》，应为古医经的名言。其义是告诫察色脉必须守神。否则，神机瞬间即逝。

诊要经终论篇第十六

黄帝问曰：诊要何如？岐伯对曰：正月二月，天气始方，地气始发，人气在肝。三月四月，天气正方，地气定发，人气在脾。五月六月，天气盛，地气高，人气在头。七月八月，阴气始杀，人气在肺。九月十月，阴气始冰，地气始闭，人气在心。十一月十二月，冰复[1]，地气合，人气在肾。

此“人气”逐月所在，应与针灸禁忌相关。似此又见《灵枢·阴阳系日月》：“正月、二月、三月，人气在左，无刺左足之阳；四月、五月、六月，人气在右，无刺右足之阳；七月、八月、九月，人气在右，无刺右足之阴；十月、十一月、十二月，人气在左，无刺左足之阴。”五脏应于月份，顺序为：肝、脾、肺、心、肾，与五脏应四时有所不同。

［注释］

[1] 复：同“覆”。

故春刺散俞，及与分理，血出而止，甚者传气，间者环也[1]。夏刺络俞，见血而止，尽气闭环，痛病必下。秋刺皮肤，循理，上下同法，神变而止。冬刺俞窍于分理，甚者直下，间者散下。春夏秋冬，各有所刺，法其所在。

［注释］

[1] 环也：环，通“旋”；也，当作“已”。旋已之义。

春刺夏分，脉乱气微，入淫骨髓，病不能愈，令人不嗜食，又且少气；春刺秋分，筋挛，逆气，环为咳嗽，病不愈，令人时惊，又且哭；春刺冬分，邪气著脏，令人胀，病不愈，又且欲言语。夏刺春分，病不愈，令人解堕；夏刺秋分，病不愈，令人心中欲无言，惕惕[1]如人将捕之；夏刺冬分，病不愈，令人少气，时欲怒。秋刺春分，病不已，令人惕然[2]欲有所为，起而忘之；秋刺夏分，病不已，令人益嗜卧，又且善梦；秋刺冬分，病不已，令人洒洒时寒。冬刺春分，病不已，令人欲卧不能眠，眠而有见；冬刺夏分，病不愈，气上，发为诸痹；冬刺秋分，病不已，令人善渴。

[注释]

[1] 惕惕（tì tì）：忧惧貌。 [2] 惕然：忽然。

刺禁之义。

凡刺胸腹者，必避五脏。中心者，环死[1]；中脾者，五日死；中肾者，七日死；中肺者，五日死；中鬲者，皆为伤中[2]，其病虽愈，不过一岁必死。刺避五脏者，知逆从也。所谓从者，鬲与脾肾之处，不知者反之。刺胸腹者，必以布憿[3]著之，乃从单布上刺，刺之不愈，复刺。刺针必肃，刺肿摇针，经刺勿摇，此刺之道也。

神无营于众物，精神专一。

[注释]

[1] 环死：旋即死。　[2] 伤中：即内伤。　[3] 懒：同“缴”，缠绕。

帝曰：愿闻十二经脉之终，奈何？岐伯曰：太阳之脉，其终也，戴眼[1]反折[2]，瘛疭[3]，其色白，绝汗[4]乃出，出则死矣。少阳终者，耳聋，百节皆纵，目瞏绝系[5]，绝系一日半死，其死也，色先青白，乃死矣。阳明终者，口目动作，善惊妄言，色黄，其上下经盛，不仁，则终矣。少阴终者，面黑齿长而垢，腹胀闭，上下不通而终矣。太阴终者，腹胀闭，不得息，善噫善呕，呕则逆，逆则面赤，不逆则上下不通，不通则面黑皮毛焦而终矣。厥阴终者，中热嗌干，善溺心烦，甚则舌卷卵上缩而终矣。此十二经之所败也。

决死生之义。《灵枢·经脉》："手太阴气绝则皮毛焦。太阴者，行气温于皮毛者也，故气不荣则皮毛焦，皮毛焦则津液去皮节，津液去皮节者则爪枯毛折，毛折者则毛先死。丙笃丁死，火胜金也。"

[注释]

[1] 戴眼：目睛上吊。　[2] 反折：角弓反张。　[3] 瘛疭（chì zòng）：四肢抽搐。　[4] 绝汗：脱汗。　[5] 目瞏绝系：目直视如惊。参阅《灵枢·大惑论》。

[点评]

本篇论述了“诊要”和“经终”二部分内容。以“人气”逐月所在，应自然时节，针刺也要应时节。此以五脏应月份，顺序为肝、脾、肺、心、肾，与五脏应四时有所不同。似此又见《灵枢·阴阳系日月》:“正月、二月、三月，人气在左，无刺左足之阳；四月、五月、六月，人气在右，无刺右足之阳；七月、八月、九月，人气在右，无刺右足之阴；十月、十一月、十二月，人气在左，无刺左足之阴。”十二经脉之终，其义为决死生。此类内容，又见《灵枢·终始》《灵枢·经脉》，其文字虽异，其义则同，皆是解经之作。

与诊真脏脉、色脉诊等一样，决死生在《黄帝内经》中多有论及，无非是告诫人们有病宜及时治疗，勿令其变化深入。古医经中还有专门论述决死生的书，如《素问·病能论》:“《金匮》者，决死生也。”

黄帝内经素问卷第五

脉要精微论篇第十七

黄帝问曰：诊法何如？岐伯对曰：诊法常以平旦，阴气未动，阳气未散[1]，饮食未进，经脉未盛，络脉调匀，气血未乱，故乃可诊有过之脉[2]。切脉动静而视精明[3]，察五色，观五脏有余不足，六腑[4]强弱，形之盛衰，以此参伍[5]，决死生之分。

［注释］

[1] 诊法常以平旦，阴气未动，阳气未散：《灵枢·营卫生会》："平旦阴尽而阳受气矣。"此时人体阴气尚藏于内而未动，阳气未出于外而流散，是诊察病情最好的时间。 [2] 诊有过之脉：张家山《脉书》"相脉之道"有"左手上踝五寸案之，右手直踝而弹之。它脉盈，此独虚，则主病……此所以论有过之脉也，其余谨视当脉之过。" [3] 精明：按下文"夫精明者，所以视万物，别白黑，审短长"，心与目合，则为精明。 [4] 六腑：《太素》作"五腑"，谓头、背、腰、膝、髓。按此下有"脉者，血之府也"，亦

合六腑之数。 [5] 参伍：《易传·系辞上》："参伍以变，错综其数。"谓错综以求之。

《灵枢·逆顺》："无刺浑浑之脉。"《孙子·军争》："勿击堂堂之阵。"

夫脉者，血之府也，长则气治，短则气病，数则烦心，大则病进，上盛则气高[1]，下盛则气胀，代[2]则气衰，细则气少，涩则心痛，浑浑革革[3]，至如涌泉，病进而危[4]。弊弊绵绵[5]，其去如弦绝，死。

[注释]

[1] 气高：新校正云："按全元起本'高'作'鬲'。"《史记·扁鹊仓公列传》："气鬲病，病使人烦懑，食不下，时呕沫。" [2] 代：代脉。 [3] 浑浑革革：原作"浑浑革"三字，据《甲乙》补。革革亦浑浑，义存于声，脉洪大貌。 [4] 危：原作"色"，字之误。《甲乙》作"危"，《太素》作"绝"。兹改。 [5] 弊弊绵绵：原脱一"弊"字，据《太素》《甲乙》补。《伤寒论·辨脉法》："脉瞥瞥如羹上肥者，阳气微也"，"脉绵绵如泻漆之绝者，亡其血也"。"弊弊"与"瞥瞥"同，脉微细貌。

天回医简《脉书下经》："不类红而类赭，不类苦而类垩。"

夫精明五色者，气之华也。赤欲如白[1]裹朱，不欲如赭；白欲如鹅羽，不欲如盐；青欲如苍璧之泽，不欲如蓝；黄欲如罗裹雄黄，不欲如黄土；黑欲如重漆色，不欲如炲色[2]。五色精微象见[3]矣，其寿不久也。夫精明者，所以视万物，别白黑，审短长。以长为短，以白为黑，如是则精衰矣。

［注释］

[1] 白：通“帛”，丝织品。　[2] 炲色：原作“地苍”，字之误。张家山《脉书》：“面黯若炲色。”炲，《甲乙》《太素》作“炭”。　[3] 五色精微象见：见五脏真脏之色。

五脏者，中之守也，中盛脏满，气胜伤恐者，声如从室中言，是中气之湿也。言而微，终日[1]乃复言者，此夺气也。衣被不敛，言语善恶，不避亲疏者，此神明之乱也。仓廪不藏者，是门户不要也[2]。水泉不止[3]者，是膀胱不藏也。得守者生，失守者死。夫五脏者，身之强也。头者精明之府，头倾视深，精神将夺矣。背者胸中之府，背曲肩随，府将坏矣。腰者肾之府，转摇不能，肾将惫矣。膝者筋之府，屈伸不能，行则偻附[4]，筋将惫矣。骨者髓之府，不能久立，行则振掉[5]，骨将惫矣。得强则生，失强则死。

［注释］

[1] 终日：良久之义。　[2] 仓廪不藏者，是门户不要也：《素问・灵兰秘典论》：“脾胃者，仓廪之官，五味出焉。”　[3] 水泉不止：小便不禁。　[4] 偻附：新校正云：“按别本‘附’一作‘俯’。”痿弱之义。　[5] 振掉：振颤动摇。《伤寒论・辨太阳病脉证并治中》：“身瞤动，振振欲擗地者。”

岐伯曰：反四时者，有余为精[1]，不足为消。应太过，不足为精；应不足，有余为消。阴阳不相应，病名曰关格[2]。

[注释]

[1] 精：按俞樾说训为“甚”，与下“消”字相对。 [2] 关格：以上三十六字，按张文虎《舒艺室随笔》说为错简，当移《素问·玉机真脏论》“五脏受气于其所生”文前。

帝曰：脉其四时动奈何？知病之所在奈何？知病之所变奈何？知病乍在内奈何？知病乍在外奈何？请问此五者，可得闻乎？岐伯曰：请言其与天运转。大也[1]。万物之外，六合之内，天地之变，阴阳之应，彼春之暖，为夏之暑，彼秋之忿，为冬之怒[2]，四变之动，脉与之上下。以春应中规，夏应中矩，秋应中衡，冬应中权。是故冬至四十五日，阳气微上，阴气微下；夏至四十五日，阴气微上，阳气微下。阴阳有时，与脉为期；期而相失，知脉所分；分之有期，故知死时。

微妙在脉，不可不察；察之有纪，从阴阳始；始之有经，从五行生；生之有度，四时为宜；补泻勿失[3]，与天地如一；得一之情[4]，以知死生。

是故声合五音，色合五行，脉合阴阳。是知阴盛则梦涉大水恐惧，阳盛则梦大火燔灼，阴阳俱盛则梦相杀毁伤；上盛则梦飞，下盛则梦堕；甚饱则梦予，甚饥则梦取；肝气盛则梦怒，肺气盛则梦哭；短虫多

以四时配规、矩、衡、权，所谓中者，春分、夏至、秋分、冬至。

“微妙在脉……”这一段为韵文。《老子·三十九章》：“昔之得一者，天得一以清，地得一以宁，神得一以灵，谷得一以盈，万物得一以生，侯王得一而以为正。”《移精变气论》：“岐伯曰：治之极于一。帝曰：何谓一。岐伯曰：一者因得之。帝曰：奈何？岐伯曰：闭户塞牖，系之病者，数问其情，以从其意，得神者昌，失神者亡。”得一，即得神、治神之义。掌握了“人与天地如一”的规律，就可以准确地判断疾病的预后生死。

则梦聚众，长虫多则梦相击毁伤[5]。

是故持脉有道，虚静为保[6]。春日浮，如鱼之游在波；夏日在肤，泛泛[7]乎万物有余；秋日下肤，蛰虫将去[8]；冬日在骨，蛰虫周密，君子居室。故曰：知内者按而纪之，知外者终而始之。此六者，持脉之大法。

脉应四时，反此者病。内外之义，如《素问·玉机真脏论》说："黄帝问曰：春脉如弦，何如而弦？岐伯对曰：春脉者肝也，东方木也，万物之所以始生也，故其气来，耎弱轻虚而滑，端直以长，故曰弦，反此者病。帝曰：何如而反？岐伯曰：其气来实而强，此谓太过，病在外；其气来不实而微，此谓不及，病在中。"

[注释]

[1] 大也：此二字，《太素》无。　[2] 彼春之暖，为夏之暑，彼秋之忿，为冬之怒：此四句又见《素问·至真要大论》(引《大要》)、《伤寒论·伤寒例》。　[3] 四时为宜；补泻勿失：《太素》作"四时为数；循数勿失"。此古语，义胜。"数"与"度"协韵；循数，即"守数"。《史记·太史公自序》："扁鹊言医，为方者宗，守数精明；后世循序，弗能易也，而仓公可谓近之矣。"　[4] 得一之情：《太素》作"得一之诚"。　[5] 是知阴盛则梦涉大水恐惧……长虫多则梦相击毁伤：此段文字另见于《灵枢·淫邪发梦》，当为错简。　[6] 保：《甲乙》作"宝"。　[7] 泛泛：读为"汎(peng)汎(peng)"，盛大貌。　[8] 去：同"弆"，蜇藏之义。

心脉抟[1]坚而长，当病舌卷不能言；其耎而散者，当消渴[2]自已。肺脉抟坚而长，当病唾血；其耎而散者，当病灌汗[3]，至今不复散发也。肝脉抟坚而长，色不青，当病坠若抟，因血在胁下，令人喘逆；其耎而散，色泽[4]者，当病溢饮，溢饮者，渴暴多饮，而易入[5]肌皮肠胃之外也。胃脉抟坚而长，其色赤，当病折髀[6]；其耎而散者，当病食痹[7]。脾脉抟坚而长，其色黄，当病少气；其耎而散，色不泽者，当病足䯒肿，若水状也。肾脉抟坚而长，其色黄而赤者，当病折腰；其耎而散者，当病少血，至今不复也。

［注释］

[1] 抟：结聚，与下“软而散”相对为文。 [2] 消渴：渴，原作“环”，据《甲乙》《太素》改。 [3] 灌汗：灌灌而汗出，《脉经》卷六第七引《素问》作“漏汗”。 [4] 色泽：面色光亮。《金匮要略·水气病脉证并治》：“夫水病人，目下有卧蚕，面目鲜泽。” [5] 易入：溢入。 [6] 折髀：髀痛如折。 [7] 食痹：食积而痛。

帝曰：诊得心脉而急，此为何病？病形何如？岐伯曰：病名心疝[1]，少腹当有形也。

［注释］

[1] 心疝：心腹气痛。《素问·大奇论》：“心脉抟滑急为心疝。”

帝曰：何以言之？岐伯曰：心为牡脏[1]，小肠为之使，故曰少腹当有形也。

［注释］

[1] 心为牡脏：五脏各有牝牡，其义见《灵枢·顺气一日分为四时》。

帝曰：诊得胃脉，病形何如？岐伯曰：胃脉实则胀，虚则泄。

帝曰：病成而变[1]何谓？岐伯曰：风成为寒热[2]，瘅成为消中[3]，厥成为巅疾[4]，久风为飧泄[5]，脉风成为疠[6]。病之变化，不可胜数。

［注释］

[1] 病成而变：成，同“盛”。杨上善注：“人病成极，变为他病。”　[2] 风成为寒热：风盛则变为寒热病。　[3] 瘅成为消中：热盛则变为消中病。消中，消食而善饥。　[4] 厥成为巅疾：厥盛则变为巅疾。　[5] 飧泄：完谷不化的泄泻。《素问・阴阳应象大论》：“春伤于风，夏生飧泄。”　[6] 脉风成为疠：脉风盛则变为疠。《素问・风论》：“疠者，有荣气热胕，其气不清，故使其鼻柱坏而色败，皮肤疡溃，风寒客于脉而不去，名曰疠风。”

帝曰：诸痈肿筋挛骨痛，此皆安生？岐伯曰：此寒气之肿[1]，八风之变也。

［注释］

[1] 肿：同“踵”，聚集之义。

帝曰：治之奈何？岐伯曰：此四时之病，以其胜治之愈也[1]。

［注释］

[1] 以其胜治之愈也：因其五行所胜而治之则愈。《太素》作

“以其胜，治其输”。义长。

帝曰：有故病五脏发动，因伤脉色，各何以知其久暴至之病[1]乎？岐伯曰：悉乎哉问也。征其脉小色不夺者，新病也；征其脉不夺其色夺者，此久病也；征其脉与五色俱夺者，此久病也；征其脉与五色俱不夺者，新病也。肝与肾脉并至，其色苍赤，当病毁伤，不见血；已见血，湿若中水也。

［注释］

[1] 久暴至之病：即此下所谓久病与新病。至字疑衍。

古代的尺肤诊法。

尺内两傍，则季胁也，尺外以候肾，尺里以候腹。中附上，左外以候肝，内以候鬲；右外以候胃，内以候脾。上附上，右外以候肺，内以候胸中；左外以候心，内以候膻中。前以候前，后以候后。上竟上者，胸喉中事也；下竟下者，少腹腰股膝胫足中事也。

粗大[1]者，阴不足，阳有余，为热中也。来疾去徐，上实下虚，为厥巅疾；来徐去疾，上虚下实，为恶风也。故中恶风者，阳气受也。有脉俱沉细数者，少阴厥也；沉细数散者，寒热也；浮而散者，为眴仆。诸浮不躁者，皆在阳，则为热，其有躁者在手。诸细而沉者，皆在阴，则为骨痛，其有静者在足。数动一代者，病在阳之脉也，泄及便脓血。诸过者切之，涩者，阳气有余也；滑者，阴气有余也。阳气有余，为身热无汗；阴气有余，为多汗身寒；阴阳有余，则无汗而寒。推而外之，内而不外，有心腹积也。推而内之，外而不内，身有热也。推而上之，上而不下，腰足清也。推而下之，下而不上，头项痛也。按之至骨，脉气少者，腰脊痛而身有痹也。

[注释]

[1] 粗大：脉洪大。

[点评]

春应中规，夏应中矩，秋应中衡，冬应中权。此以规矩权衡形容阴阳升降之理，阐明春夏秋冬四时脉象的变化。《淮南子·时则训》："制度阴阳，大制有六度：天为绳，地为准，春为规，夏为衡，秋为矩，冬为权。绳者，所以绳万物也；准者，所以准万物也；规者，所以员万物也；衡者，所以平万物也；矩者，所以方万物也；权者，所以权万物也。"此其为常，临证尚需知常达变为是。

尺肤诊法，是古代通过切循前臂内侧自肘至腕的皮肤来诊察疾病的一种方法。《史记·扁鹊仓公列传》"切其脉，循其尺"，即是此法。《灵枢·邪气脏腑病形》《灵枢·论疾诊尺》等篇亦有论述。本节所述，是尺肤各部与形体和五脏的对应关系。诊尺肤之法后世虽逐渐失传，其分部思想则为寸关尺三部诊脉法所继承。

平人气象论篇第十八

医者须调呼吸与病人一致，以此诊病人有过之脉。

证见《灵枢·论疾诊尺》：“尺肤滑，其淖泽者，风也。”“尺肤涩者，风痹也。”“尺肤热甚，脉盛躁者，病温也。”

胃气者，脏真之气。胃为后天之本，如《灵枢·刺节真邪》说：“真气者，所受于天，与谷气并而充身也。”呼吸之气与水谷之气并而充身，称为真气。《素问·离合真邪论》又说：“真气者，经气也。”见之于脉，则不疾不徐，从容平和之象。

黄帝问曰：平人何如？岐伯对曰：人一呼脉再动，一吸脉亦再动，呼吸定息，脉五动，闰以太息，命曰平人[1]。平人者，不病也。常[2]以不病调病人。医不病，故为病人平息以调之为法。人一呼脉一动，一吸脉一动，曰少气。人一呼脉三动，一吸脉三动而躁，尺热曰病温，尺不热脉滑曰病风，脉涩曰痹。人一呼脉四动以上曰死，脉绝不至曰死，乍疏乍数曰死。

[注释]

[1] 平人：阴阳和平之人。 [2] 常：当也。

平人之常气禀于胃，胃者，平人之常气也。人无胃气曰逆，逆者死[1]。春胃微弦曰平，弦多胃少曰肝病，但弦无胃曰死；胃而有毛曰秋病，毛甚曰今病；脏真[2]散于肝，肝藏筋膜之气也。夏胃微钩曰平，钩多胃少曰心病，但钩无胃曰死；胃而有石曰冬病，石甚曰今病；脏真通于心，心藏血脉之气也。长夏胃微耎弱曰平，弱多胃少曰脾病，但代无胃曰死；耎弱有石曰冬病，弱甚曰今病[3]；脏真濡于脾，脾藏肌肉之气也。秋胃微毛曰平，毛多胃少曰肺病，但毛无胃曰死；毛而有弦曰春病，弦甚曰今病；脏真高于肺，以行荣卫阴阳也。冬胃微石曰平，石多胃少曰肾病，但石无胃曰死；石而有钩曰夏病，钩甚曰今病；脏真下于肾，肾藏骨髓之气也。胃之大络，名曰虚里[4]，贯鬲络肺，出于左乳下，其动应衣[5]，脉宗气也。盛喘数绝者，则病在中；结而横，有积矣；绝不至曰死。乳之下其动应衣，宗气泄也[6]。

［注释］

[1] 平人之常气禀于胃，胃者，平人之常气也。人无胃气曰逆，逆者死：《甲乙》作“人常禀气于胃，脉以胃气为本，无胃气曰逆，逆者死”。　[2] 脏真：五脏真气。在肝曰散，在心曰通，在脾曰濡，在肺曰高，在肾曰下。　[3] 弱甚曰今病：据上下文例，当作“石甚曰今病”。《脉经》卷三第三引作“石”。　[4] 虚里：杨上善注：“虚音墟。虚里，城邑居处也。此胃大络，乃是五脏六腑气所居处，故曰虚里。”位置相当于心尖搏动处。　[5] 其动应衣：《甲乙》作“其动应手”。　[6] 乳之下其动应衣，宗气泄也：此十一字与文义不属。新校正云：“按全元起本无此十一字，《甲乙经》亦无。”

欲知寸口太过与不及，寸口之脉中手短者，曰头痛。寸口脉中手长者，曰足胫痛。寸口脉中手促上击者，曰肩背痛。寸口脉沉而坚者，曰病在中。寸口脉浮而盛者，曰病在外。寸口脉沉而弱，曰寒热及疝瘕少腹痛。寸口脉沉而横，曰胁下有积，腹中有横积痛。寸口脉沉而喘，曰寒热。脉盛滑坚者，曰病在外；脉小实而坚者，病在内。脉小弱以涩，谓之久病；脉滑浮而疾者，谓之新病。脉急者，曰疝瘕少腹痛。脉滑曰风，脉涩曰痹。缓而滑曰热中，盛而紧曰胀。脉从阴阳，病易已；脉逆阴阳，病难已。脉得四时之顺，曰病无他；脉反四时及不间脏[1]，曰难已。

脉得四时之顺，虽病而无大碍。

[注释]

[1] 不间脏：传其所胜之脏。

臂多青脉，曰脱血。尺脉缓涩，谓之解㑊[1]安卧。脉盛，谓之脱血。尺涩脉滑，谓之多汗。尺寒脉细，谓之后泄。脉尺粗常热者，谓之热中。

[注释]

[1] 解㑊：身体懈惰。

肝见庚辛死[1]，心见壬癸死，脾见甲乙死，肺见丙丁死，肾见戊己死，是谓真脏见，皆死。

[注释]

[1] 肝见庚辛死：肝病见真脏脉，逢庚辛日金行令时则死。《素

问·脏气法时论》："肝病者，愈在丙丁，丙丁不愈，加于庚辛，庚辛不死，持于壬癸，起于甲乙。"下仿此。

颈脉动，喘疾咳，曰水。目裹[1]微肿如卧蚕起之状，曰水。溺黄赤，安卧者，黄疸。已食如饥者，胃疸[2]。面肿曰风，足胫肿曰水。目黄者，曰黄疸。妇人手少阴脉动甚者，妊子也[3]。

［注释］

[1] 目裹：即目窠，眼睑。 [2] 胃疸：即"胃瘅"，胃热证。 [3] 妇人手少阴脉动甚者，妊子也：此十二字与上下文义不属。"手少阴脉"，王冰注："谓掌后陷者中，当小指动而应手者也。"即神门穴部位。

脉有逆从四时，未有脏形。春夏而脉瘦，秋冬而脉浮大，命曰逆四时也。风热而脉静，泄而脱血脉实，病在中脉虚，病在外脉涩坚者，皆难治。命曰反四时也。

皆脉证相反，故难治。

人以水谷为本，故人绝水谷则死，脉无胃气亦死。所谓无胃气者，但得真脏脉，不得胃气也；所谓脉不得胃气者，肝不弦、肾不石也。太阳脉至，洪大以长；少阳脉至，乍数乍疏，乍短乍长；阳明脉至，浮大而短。夫平心脉来，累累如连珠，如循琅玕[1]，曰心平，夏以胃气为本；病心脉来，喘喘[2]连属，其中微曲，曰心病；死心脉来，前曲后居[3]，如操带钩，曰心死。平肺脉来，厌厌聂聂[4]，如落榆荚，曰肺平，秋以胃气为本；病肺脉来，不上不下，如循鸡羽，曰肺病；死肺脉来，如物之浮，如风吹毛，曰肺死。平肝脉来，耎弱招招[5]，如揭长竿末梢，曰肝平，春以胃气为本；病肝脉来，盈实而滑，如循长竿，曰肝病；死肝脉来，急益劲，如新张弓弦，曰肝死。平脾脉来，和柔相离[6]，如鸡践地，曰脾平，长夏以胃气为本；病脾脉来，实而盈数，如鸡举足，曰脾病；死脾脉来，锐坚如乌之喙，如鸟之距[7]，如屋之漏，如水之流，曰脾死。平肾脉来，喘喘累累如钩[8]，按之而坚，曰肾平，冬以胃气为本；病肾脉来，如引葛[9]，按之益坚，曰肾病；死肾脉来，发如夺索[10]，辟辟如弹石[11]，曰肾死。

［注释］

[1] 琅玕（láng gān）：圆润如珠的美玉。 [2] 喘喘：即“湍湍”，形容脉动急促。 [3] 前曲后居：脉来如钩。 [4] 厌厌聂聂：落叶貌。 [5] 招招：摇摆荡漾貌。 [6] 相离：附着。 [7] 距：原作“距”，义晦。今据天回医简改。距，鸟的脖颈。 [8] 钩：《太素》作“句”。丹波元胤说当作“銞”，即古文“钧”字，即制造陶器时用的转轮。 [9] 葛：蔓草。 [10] 夺索：绳脱手而去。 [11] 辟辟：象声词，弹石之声。

［点评］

本篇以脉象判断平人与有病之人，如《素问·调经论》所说：“阴阳匀平，以充其形，九候若一，命曰平人。”古人认为脉气的运行，是依靠呼吸来推动的。所以，医生要通过调息与病人的呼吸一致，才能诊察病人脉象的太过不及。特别提出人以胃气为本的思想，即中医说的“脾胃为后天之本”。形象地描述了平脉与真脏之脉的区别，肝脉弦、心脉钩、脾脉濡、肺脉毛、肾脉石，不得胃气是为真脏之脉，提示诊治疾病，必须顾护胃气的道理。

黄帝内经素问卷第六

玉机真脏论篇第十九

黄帝问曰：春脉如弦，何如而弦？岐伯对曰：春脉者肝也，东方木也，万物之所以始生也，故其气来，耎弱轻虚而滑，端直以长，故曰弦，反此者病。

帝曰：何如而反？岐伯曰：其气来实而强，此谓太过，病在外；其气来不实而微，此谓不及，病在中。

帝曰：春脉太过与不及，其病皆何如？岐伯曰：太过，则令人善忘[1]，忽忽[2]眩冒而巅疾；其不及，则令人胸痛引背，下则两胁胠满。帝曰：善。

［注释］

[1] 善忘：新校正云："按《气交变大论》云：木太过，甚则忽忽善怒，眩冒巅疾。则'忘'当作'怒'。" [2] 忽忽：恍惚貌。

夏脉如钩，何如而钩？岐伯曰：夏脉者心也，南方火也，万物之所以盛长也，故其气来盛去衰，故曰钩，反此者病。

帝曰：何如而反？岐伯曰：其气来盛去亦盛，此谓太过，病在外；其气来不盛去反盛，此谓不及，病在中。

帝曰：夏脉太过与不及，其病皆何如？岐伯曰：太过，则令人身热而肤痛，为浸淫[1]；其不及，则令人烦心，上见咳唾，下为气泄。帝曰：善。

[注释]

[1] 浸淫：浸淫疮。

秋脉如浮，何如而浮？岐伯曰：秋脉者肺也，西方金也，万物之所以收成也，故其气来，轻虚以浮，来急去散，故曰浮，反此者病。

帝曰：何如而反？岐伯曰：其气来，毛而中央坚，两傍虚，此谓太过，病在外；其气来，毛而微，此谓不及，病在中。

帝曰：秋脉太过与不及，其病皆何如？岐伯曰：太过，则令人逆气而背痛愠愠然[1]；其不及，则令人喘，呼吸少气而咳，上气见血，下闻病音。帝曰：善。

[注释]

[1] 愠愠然：不舒貌。

冬脉如营，何如而营？岐伯曰：冬脉者肾也，北方水也，万物之所以合藏也，故其气来，沉以抟，故曰营，反此者病。

帝曰：何如而反？岐伯曰：其气来如弹石者，此谓太过，病在外；其去如数者，此谓不及，病在中。

帝曰：冬脉太过与不及，其病皆何如？岐伯曰：太过，则令人解㑊，脊脉痛而少气不欲言；其不及，则令人心悬如病饥，胁中清[1]，脊中痛，少腹满，小便变。帝曰：善。

[注释]

[1] 胁（miǎo）中清：王冰注："胁者，季胁之下，侠脊两傍空软处也。肾外当胁，故胁中清冷也。"

帝曰：四时之序，逆从之变异也，然脾脉独何主？岐伯曰：脾脉者土也，孤脏以灌四傍者也。

脾不与四时配，故曰孤脏。

帝曰：然则脾善恶，可得见之乎？岐伯曰：善者不可得见，恶者可见。

帝曰：恶者何如可见？岐伯曰：其来如水之流者，此谓太过，病在外；如鸟之喙者，此谓不及，病在中。

帝曰：夫子言脾为孤脏，中央土以灌四傍，其太过与不及，其病皆何如？岐伯曰：太过，则令人四支不举；其不及，则令人九窍不通，名曰重强[1]。

[注释]

[1] 重强：身体沉重而拘强。

帝瞿然[1]而起，再拜而稽首曰：善。吾得脉之大要，天下至数，五色脉变，揆度奇恒，道在于一；神转不回[2]，回则不转，乃失其机；至数之要，迫近以微，著之玉版，藏之脏腑，每旦读之，名曰《玉机》。

脉气流转，不可逆之。审察色脉，度病所在，谨守气宜，无失病机。

[注释]

[1] 瞿然：瞿，同“懼”。肃然起敬貌。　[2] 不回：不逆。

五脏受气于其所生，传之于其所胜，气舍于其所生，死于其所不胜。病之且死，必先传行至其所不胜，病乃死。此言气之逆行也，故死。肝受气于心，传之于脾，气舍于肾，至肺而死。心受气于脾，传之于肺，气舍于肝，至肾而死。脾受气于肺，传之于肾，气舍于心，至肝而死。肺受气于肾，传之于肝，气舍于脾，至心而死。肾受气于肝，传之于心，气舍于肺，至脾而死。此皆逆死[1]也。一日一夜五分之[2]，此所以占死生之早暮[3]也。

按此从伤于风开始，不治而传五脏，与《素问·病能论》所谓“《下经》者，言病之变化也”，其义相同，其经今见天回汉墓医简。如《脉书下经》：“凡久风产痹，痹之卒发者，不必产于风。”又“地湿

[注释]

[1] 逆死：逆传至所不胜之脏而死。　[2] 一日一夜五分之：王冰注：“朝主甲乙，昼主丙丁，四季上主戊己，晡主庚辛，夜主

茎薄产屦”。又《灵枢·五色》说：“风者，百病之始也；厥逆者，寒湿之起也”。《素问·阴阳应象大论》：“故邪风之至，疾如风雨，故善治者治皮毛，其次治肌肤，其次治筋脉，其次治六腑，其次治五脏。治五脏者，半死半生也。”

壬癸。” [3] 占死生之早暮：推断死期的早晚。

黄帝曰：五脏相通，移皆有次，五脏有病，则各传其所胜。不治，法[1]三月若六月，若三日若六日，传五脏而当死，是顺传所胜之次。故曰：别于阳者，知病从来；别于阴者，知死生之期[2]。言知至其所困而死。

［注释］

[1] 法：或也。 [2] 别于阳者，知病从来；别于阴者，知死生之期：《素问·阴阳别论》：“所谓阴者，真脏也，见则为败，败必死也；所谓阳者，胃脘之阳也。别于阳者，知病处也；别于阴者，知死生之期。三阳在头，三阴在手，所谓一也。”按“阳”，当指人迎脉，以诊察胃气之有无；“阴”，指寸口脉，以诊察五脏真气。能辨别脉之胃气，可知病之生死；辨别真脏脉，可知病之死期。

是故风者百病之长也，今风寒客于人，使人毫毛毕直，皮肤闭而为热，当是之时，可汗而发也；或痹不仁肿痛，当是之时，可汤熨及火灸刺而去之。弗治，病入舍于肺，名曰肺痹，发咳上气。弗治，肺即传而行之肝，病名曰肝痹，一名曰厥，胁痛出食[1]，当是之时，可按若刺耳。弗治，肝传之脾，病名曰脾风，发瘅，腹中热，烦心出黄[2]，当此之时，可按可药可浴。弗治，脾传之肾，病名曰疝瘕[3]，少腹冤热而痛，出白[4]，一名曰蛊[5]，当此之时，可按可药。弗治，肾传之心，病筋脉相引而急，病名曰瘛，当此之时，可灸可药。弗治，满十日，法当死。肾因传之心，心即复反传而行之肺，发寒热，法当三岁死[6]。此病之次也。

［注释］

[1] 出食：呕吐食物。　[2] 出黄：小便色黄。　[3] 疝瘕：腹中积聚。　[4] 出白：小便白浊。　[5] 蛊："蛊"与"瘕"通，故为"疝瘕"的异名。　[6] 肾因传之心……法当三岁死：《史记·扁鹊仓公列传》："所以知成开方病者，诊之，其《脉法》《奇咳》言曰脏气相反者死。切之，得肾反肺，法曰三岁死也。"

然其卒发者，不必治于传，或其传化有不以次，不以次入者。忧恐悲喜怒，令不得以其次，故令人有大病矣。因而喜大虚则肾气乘矣，怒则肝气乘矣，悲则肺气乘矣，恐则脾气乘矣，忧则心气乘矣[1]，此其道也。故病有五，五五二十五变[2]，及其传化。传，乘之名也。

不以次传者，谓之奇病。

［注释］

[1] 因而喜大虚则肾气乘矣……忧则心气乘矣：《素问·宣明五气》："五精所并：精气并于心则喜，并于肺则悲，并于肝则忧，并于脾则畏，并于肾则恐，是谓五并，虚而相并者也。"

义与之通。 [2] 五五二十五变：《素问·阴阳别论》："脉有阴阳，知阳者知阴，知阴者知阳。凡阳有五，五五二十五阳。"义与之通。

大骨枯槁，大肉陷下[1]，胸中气满，喘息不便，其气动形，期六月死，真脏脉见，乃予之期日[2]。大骨枯槁，大肉陷下，胸中气满，喘息不便，内痛引肩项，期一月死，真脏见，乃予之期日。大骨枯槁，大肉陷下，胸中气满，喘息不便，内痛引肩项，身热脱肉破䐃[3]，真脏见，十月之内死。大骨枯槁，大肉陷下，肩髓[4]内消，动作益衰，真脏来见，期一岁死，见其真脏，乃予之期日。大骨枯槁，大肉陷下，胸中气满，腹内痛，心中不便，肩项身热，破䐃脱肉，目匡陷，真脏见，目不见人，立死，其见人者，至其所不胜之时则死。急虚身中[5]，卒至五脏绝闭，脉道不通，气不往来，譬于堕溺，不可为期。其脉绝不来，若人一息五六至，其形肉不脱，真脏虽不见，犹死也。真肝脉至，中外急，如循刀刃责责然，如按琴瑟弦，色青白不泽，毛折，乃死。真心脉至，坚而抟，如循薏苡子累累然[6]，色赤黑不泽，毛折，乃死。真肺脉至，大而虚，如以毛羽中人肤，色白赤不泽，毛折，乃死。真肾脉至，抟而绝，如指弹石辟辟然[7]，色黑黄不泽，毛折，乃死。真脾脉至，弱而乍数乍疏，色黄青不泽，毛折，乃死。诸真脏脉见者，皆死，不治

《素问·脉要精微论》："背者胸中之府，背曲肩随，府将坏矣。"

也。黄帝曰：见真脏曰死，何也？岐伯曰：五脏者，皆禀气于胃。胃者，五脏之本也。脏气者，不能自致于手太阴，必因于胃气，乃至于手太阴也。故五脏各以其时，自为而至于手太阴也。故邪气胜者，精气衰也。故病甚者，胃气不能与之俱至于手太阴，故真脏之气独见，独见者病胜脏也，故曰死。帝曰：善。

［注释］

[1] 大骨枯槁，大肉陷下：身体消瘦，形容枯槁。 [2] 予之期日：预知死期。 [3] 脱肉破䐃（jiǒng）：极度消瘦。䐃，肌肉。 [4] 肩髓：髓，通“堕”，肩部下垂。 [5] 急虚身中：虚邪突然中人身体。 [6] 累累然：脉来如连珠貌。 [7] 辟辟然：弹石状。

黄帝曰：凡治病，察其形气色泽，脉之盛衰，病之新故，乃治之，无后其时。形气相得，谓之可治；色泽以浮，谓之易已；脉从四时，谓之可治；脉弱以滑，是有胃气，命曰易治，取之以时。形气相失，谓之难治；色夭不泽，谓之难已；脉实以坚，谓之益甚；脉逆四时，为不可治。必察四难[1]，而明告之。所谓逆四时者，春得肺脉，夏得肾脉，秋得心脉，冬得脾脉，其至皆悬绝沉涩者，命曰逆四时。未有脏形，于春夏而脉沉涩，秋冬而脉浮大，名曰逆四时也。病热脉静，泄而脉大，脱血而脉实，病在中脉实坚，病在外脉不实坚者，皆难治。

脉证相反。

［注释］

[1] 四难：即“形气相失”“色夭不泽”“脉实以坚”“脉逆四时”四种逆象。

黄帝曰：余闻虚实以决死生，愿闻其情。岐伯曰：五实死，五虚死。

帝曰：愿闻五实五虚。岐伯曰：脉盛，皮热，腹胀，前后不通，闷瞀[1]，此谓五实。脉细，皮寒，气少，泄利前后，饮食不入，此谓五虚。

［注释］

[1] 闷瞀（mào）：心中烦乱。

帝曰：其时有生者，何也？岐伯曰：浆粥入胃，泄注止，则虚者活；身汗得后利，则实者活。此其候也。

胃气尚存。

发汗则表实去，便泄则里实通。

［点评］

本篇承上进一步论述诊察真脏脉以决死生。诊脉谨察有无胃气，是必须遵守的重要原则。所谓胃气，即病人抵御病邪的能力。如《素问·汤液醪醴论》说：“形弊血尽而功不立者何？岐伯曰：神不使也。帝曰：何谓神不使？岐伯曰：针石，道也。精神不进，志意不治，故病不可愈。”篇末提出五实、五虚，对临证辨疾病虚实，具有重要指导意义。

三部九候论篇第二十

黄帝问曰：余闻九针于夫子，众多博大，不可胜数。余愿闻要道，以属[1]子孙，传之后世，著之骨髓，藏之肝肺，歃血而受，不敢妄泄，令合天道，必有终始，上应天光星辰历纪，下副四时五行，贵贱更互，冬阴夏阳，以人应之奈何？愿闻其方。岐伯对曰：妙乎哉问也！此天地之至数。

［注释］

[1] 属：同"嘱"。

帝曰：愿闻天地之至数，合于人形，血气通，决死生，为之奈何？岐伯曰：天地之至数，始于一，终于九焉。一者天，二者地，三者人，因而三之，三三者九，以应九野。故人有三部，部有三候，以决死生，以处百病，以调虚实，而除邪疾。

帝曰：何谓三部？岐伯曰：有下部，有中部，有上部，部各有三候。三候者，有天、有地、有人也。

须有经师说解，方能得其真实含义。

必指而导之，乃以为真。上部天，两额之动脉；上部地，两颊之动脉；上部人，耳前之动脉。中部天，手太阴也；中部地，手阳明也；中部人，手少阴也。下部天，足厥阴也；下部地，足少阴也；下部人，足太阴也。故下部之天以候肝，地以候肾，人以候脾胃之气。

帝曰：中部之候奈何？岐伯曰：亦有天，亦有地，亦有人。天以候肺，地以候胸中之气，人以候心。

帝曰：上部以何候之？岐伯曰：亦有天，亦有地，亦有人。天以候头角之气，地以候口齿之气，人以候耳目之气。三部者，各有天，各有地，各有人。三而成天，三而成地，三而成人，三而三之，合则为九，九分为九野，九野为九脏。故神脏五，形脏四，合为九脏[1]。五脏已败，其色必夭，夭必死矣。

[注释]

[1] 九脏：参见《素问·六节藏象论》注。

帝曰：以候奈何？岐伯曰：必先度其形之肥瘦，以调其气之虚实，实则泻之，虚则补之。必先去其血脉，而后调之，无问其病，以平为期。

帝曰：决死生奈何？岐伯曰：形盛脉细，少气不足以息者危；形瘦脉大，胸中多气者死；形气相得者生，参伍不调[1]者病。三部九候皆相失者死；上下左右之脉相应如参舂[2]者，病甚；上下左右相失不可数者死。中部之候虽独调，与众脏相失者死；中部之候相减者死；目内陷者死。

［注释］

[1] 参伍不调：参差不齐。　[2] 参舂：马王堆《足臂十一脉灸经》："揗脉如三人参舂，不过三日死。"

帝曰：何以知病之所在？岐伯曰：察九候，独小者病，独大者病，独疾者病，独迟者病，独热者病，独寒者病，独陷下者病。以左手足上，上去踝五寸按之，庶右手足当踝而弹之，其应过五寸以上，蠕蠕然者，不病；其应疾，中手浑浑然者，病；中手徐徐然者，病；其应上不能至五寸，弹之不应者，死。是以脱肉身不去[1]者，死。中部乍疏乍数者，死。其脉代而钩者，病在络脉。九候之相应也，上下若一，不得相失。一候后则病，二候后则病甚，三候后则病危。所谓后者，应不俱也。察其腑脏，以知死生之期。必先知经脉[2]，然后知病脉，真脏脉见者胜死。足太阳气绝者，其足不可屈伸，死必戴眼[3]。

［注释］

[1] 身不去：无力行走。[2] 经脉：指常脉，与下"病脉"相对。　[3] 戴眼：目睛上吊。

帝曰：冬阴夏阳奈何？岐伯曰：九候之脉，皆沉细悬绝者为阴，主冬，故以夜半死；盛躁喘数者为阳，主夏，故以日中死。是故寒热病者，以平旦死。热中及热病者，以日中死。病风者，以日夕死。病水者，以夜半死。其脉乍疏乍数乍迟乍疾者，日乘四季死。形肉已脱，九候虽调，犹死。七诊[1]虽见，九候皆从者不死。所言不死者，风气之病，及经月之病[2]，似七诊之病而非也，故言不死。若有七诊之病，其脉候亦败者，死矣，必发哕噫。必审问其所始病，与今之所方病，而后各切循其脉，视其经络浮沉，以上下逆从循之，其脉疾者不病，其脉迟者病，脉不往来者死，皮肤著者死。

凡阳病，阳盛时死；阴病，阴盛时死；五脏病，至所不胜时死。

［**注释**］

[1] 七诊：王冰注为："察九候，独小者病，独大者病，独疾者病，独迟者病，独热者病，独寒者病，独陷下者病"为七诊。 [2] 经月之病：经年之病。

帝曰：其可治者奈何？岐伯曰：经病者治其经，孙络病者治其孙络[1]，血病身有痛者治其经络。其病者在奇邪，奇邪之脉则缪刺之[2]。留瘦不移，节而刺之[3]。上实下虚，切而从之，索其结络脉，刺出其血，以[4]通之。瞳子高者[5]，太阳不足；戴眼者，太阳已绝。此决死生之要，不可不察也。手指及手外踝上五指留针。

［注释］

[1] 孙络：此下原有“血”字，据《太素》删。 [2] 奇邪之脉则缪刺之：《素问·缪刺论》：“夫邪客大络者，左注右，右注左，上下左右与经相干，而布于四末，其气无常处，不入于经俞，命曰缪刺。”王冰注：“病在血络，是谓奇邪。” [3] 留瘦不移，节而刺之：杨上善注：“留，久也。久瘦有病之人，不可顿刺，可节量刺之。” [4] 以：此下原有“见”字，据《太素》删。 [5] 瞳子高者：指目睛上视。

［点评］

本篇全元起注本在第一卷，名为《决死生》。诊三部九候脉以决死生，是本篇的主旨，王冰不必改其名。三部九候诊法至迟是汉以前的诊脉法，这种诊法是建立在十二经脉独立运行、十二经皆有动脉基础上的，自《灵枢·经脉》改十二经脉“阴阳相贯，如环无端”之后，这种诊脉法自然也就消亡了。如篇中说“以左手足上，上去踝五寸按之，庶右手足当踝而弹之”，这种方法今见天回医简《脉书下经》：“相脉之过，左手上踝五寸而按之，右手直踝而弹之，应手如参春，死。不至如食间，死。”《韩非子·说林下》：“巫咸虽善祝，不能自祓也；秦医虽善除，不能自弹也。”这种弹法，今已不传。正是因为十二经脉“阴阳相贯”，成为一个封闭的系统，所以才产生了“独取寸口”的诊脉法。

黄帝内经素问卷第七

经脉别论篇第二十一

脉变，即下喘出肾等。

夜行则恐。

黄帝问曰：人之居处、动静、勇怯，脉亦为之变乎？岐伯对曰：凡人之惊恐、恚[1]劳、动静，皆为变也。是以夜行则喘[2]出于肾，淫气[3]病肺。有所堕恐[4]，喘出于肝，淫气害脾。有所惊恐，喘出于肺，淫气伤心。度水跌仆，喘出于肾与骨，当是之时，勇者气行则已，怯者则着而为病也。

［注释］

[1] 恚（huì）：怒。 [2] 喘：通“湍”，脉动也。 [3] 淫气：惊恐之气。 [4] 堕恐：《灵枢·邪气脏腑病形》：“有所堕坠，恶血留内……则伤肝。”“恐”字涉下误。

故曰：诊病之道，观人勇怯，骨肉皮肤，能知其情，以为诊法也。

故饮食饱甚，汗出于胃；惊而夺精，汗出于心；持重远行，汗出于肾；疾走恐惧，汗出于肝；摇体劳苦，汗出于脾。故春秋冬夏，四时阴阳，生病起于过用，此为常也。

过用则汗出。虽不感邪，过用则病生。

食气入胃，散精于肝，淫气于筋。食气入胃，浊气[1]归心，淫精于脉。脉气流经[2]，经气归于肺，肺朝百脉，输精于皮毛。毛脉[3]合精，行气于府[4]。府精神明，留于四脏，气归于权衡。权衡以平，气口成寸，以决死生。饮入于胃，游溢[5]精气，上输于脾。脾气散精，上归于肺，通调水道，下输膀胱。水精四布，五经并行，合于四时五脏阴阳，动静揆度，此以为常[6]。

［注释］

[1] 浊气：血气。　[2] 经：经脉。　[3] 毛脉：孙脉、孙络。　[4] 府：大的血脉。《素问·脉要精微论》："夫脉者，血之府也。"　[5] 溢：《太素》作"洫"。杨上善注："沟洫，通水处也。"　[6] 动静揆度，此以为常：原作"揆度以为常也"据《太素》改，以谐其韵。

太阳脏[1]独至，厥喘虚气逆，是阴不足阳有余也，表里当俱泻，取之下俞[2]。阳明脏独至，是阳气重并也，当泻阳补阴，取之下俞。少阳脏独至，是厥气也，跻前[3]卒大，取之下俞。少阳独至者，一阳之过也。太阴脏抟者，用心省真[4]，五脉气少，胃气不平，三阴也，宜治其下俞，补阳泻阴。一阳独啸[5]，少阳厥也，阳并于上，四脉[6]争张，气归于肾，宜治其经络，泻阳补阴。一阴至，厥阴之治也，真虚痟[7]心，厥气留薄，发为白汗[8]，调食和药，治在下俞。

［注释］

[1] 太阳脏：以象言之，脉亦为脏，故此下又问“太阳脏何象”。 [2] 下俞：指足部的五输穴。 [3] 跻前：足外踝上三寸、阳跻脉跗阳穴前的少阳络脉。 [4] 用心省真：用心省察。 [5] 啸：急疾之义。 [6] 四脉：心、脾、肝、肺四脉。《太素》作“血脉”。 [7] 痟（yuān）：酸疼。 [8] 白汗：即魄汗，身体汗出。

帝曰：太阳脏何象？岐伯曰：象三阳而浮也。

帝曰：少阳脏何象？岐伯曰：象一阳也。一阳脏者，滑而不实也。

帝曰：阳明脏何象？岐伯曰：象大浮[1]也。太阴脏抟，言伏鼓也。二阴抟至，肾沉不浮也。

［注释］

[1] 大浮：阳气盛则大浮。

［点评］

本篇“食气入胃，浊气归心，淫精于脉，脉气流经，经气归于肺，肺朝百脉，输精于皮毛，毛脉合精，行气于府，府精神明，留于四脏，气归于权衡”，论述了饮食入胃后的消化传输过程，颇类似于现代医学的血液循环过程。

脏气法时论篇第二十二

黄帝问曰：合人形以法四时五行而治，何如而从？何如而逆？得失之意，愿闻其事。岐伯对曰：五行者，金木水火土也，更贵更贱[1]，以知死生，以决成败，而定五脏之气，间甚[2]之时，死生之期也。

［注释］

[1] 更贵更贱：五生克，生者为贵，克者为贱。即此下“肝苦急，急食甘以缓之”“病在肝，愈于夏”之义。 [2] 间甚：轻重。

帝曰：愿卒闻之。岐伯曰：肝主春，足厥阴、少阳主治，其日甲乙，肝苦急，急食甘以缓之。心主夏，手少阴、太阳主治，其日丙丁，心苦缓，急食酸以收之。脾主长夏，足太阴、阳明主治，其日戊己，脾苦湿，急食苦以燥之。肺主秋，手太阴、阳明主治，其日庚辛，肺苦气上逆，急食苦以泄之。肾主冬，足少阴、太阳主治，其日壬癸，肾苦燥，急食辛以润之，开腠理，致津液，通气也。

病在肝，愈于夏，夏不愈，甚于秋，秋不死，持于冬，起于春，禁当风。肝病者，愈在丙丁，丙丁不愈，加于庚辛，庚辛不死，持于壬癸，起于甲乙。肝病者，平旦[1]慧，下晡[2]甚，夜半[3]静。肝欲散，急食辛以散之，用辛补之，酸泻之。

［注释］

[1] 平旦：寅时。 [2] 下晡：刚过晡时。 [3] 夜半：子时。

病在心，愈在长夏，长夏不愈，甚于冬，冬不死，持于春，起于夏，禁温食、热衣。心病者，愈在戊己，戊己不愈，加于壬癸，壬癸不死，持于甲乙，起于丙丁。心病者，日中[1]慧，夜半甚，平旦静。心欲耎[2]，急食咸以耎之，用咸补之，甘泻之。

［注释］

[1] 日中：午时。 [2] 耎（ruǎn）：同“软”。

病在脾，愈在秋，秋不愈，甚于春，春不死，持于夏，起于长夏，禁温食、饱食、湿地、濡[1]衣。脾病者，愈在庚辛，庚辛不愈，加于甲乙，甲乙不死，持于丙丁，起于戊己。脾病者，日昳[2]慧，日出[3]甚，下晡静。脾欲缓，急食甘以缓之，用苦泻之，甘补之。

［注释］

[1] 濡：湿。　[2] 日昳（dié）：未时。　[3] 日出：卯时。

病在肺，愈在冬，冬不愈，甚于夏，夏不死，持于长夏，起于秋，禁寒饮食、寒衣。肺病者，愈在壬癸，壬癸不愈，加于丙丁，丙丁不死，持于戊己，起于庚辛。肺病者，下晡慧，日中甚，夜半静。肺欲收，急食酸以收之，用酸补之，辛泻之。

病在肾，愈在春，春不愈，甚于长夏，长夏不死，持于秋，起于冬，禁犯焠㶼[1]、热食、温炙衣。肾病者，愈在甲乙，甲乙不愈，甚于戊己，戊己不死，持于庚辛，起于壬癸。肾病者，夜半慧，四季[2]甚，下晡静。肾欲坚，急食苦以坚之，用苦补之，咸泻之。

［注释］

[1] 焠㶼（cuì āi）：火熨、灸焫等。　[2] 四季：指辰、戌、丑、未四个时辰。

夫邪气之客于身也，以胜相加，至其所生而愈，至其所不胜而甚，至于所生而持，自得其位而起。必先定五脏之脉，乃可言间甚之时，死生之期也。

亦上“更贵更贱”之义。

肝病者，两胁下痛引少腹，令人善怒；虚则目䀮䀮[1]无所见，耳无所闻，善恐，如人将捕之，取其经，厥阴与少阳。气逆则头痛，耳聋不聪，颊肿，取血者[2]。

［注释］

[1] 䀮（máng）䀮：目不明。 [2] 取血者：刺之出血。

心病者，胸中痛，胁支满，胁下痛，膺背肩甲间痛，两臂内痛；虚则胸腹大，胁下与腰相引而痛，取其经，少阴太阳，舌下血者。其变病，刺郄中[1]血者。

［注释］

[1] 郄中：委中穴。

脾病者，身重，善肌肉痿，足不收，行善瘈[1]，脚下痛；虚则腹满，肠鸣飧泄，食不化，取其经，太阴阳明少阴血者。

［注释］

[1] 瘈（chì）：痉挛。

肺病者，喘咳逆气，肩背痛，汗出，尻、阴、股、膝、髀[1]、腨[2]、胻[3]、足皆痛；虚则少气不能报息[4]，耳聋，嗌干，取其经，太阴足太阳之外、厥阴内血者。

[注释]

[1] 髀：股骨。　[2] 腨（shuàn）：腓肠肌。　[3] 胻（héng）：小腿。　[4] 报息：呼吸不能接续。

肾病者，腹大胫肿，喘咳身重，寝汗出，憎风；虚则胸中痛，大腹小腹痛，清厥[1]，意不乐，取其经，少阴太阳血者。

[注释]

[1] 清厥：手足冷。

肝色青，宜食甘，粳米、牛肉、枣、葵皆甘。心色赤，宜食酸，小豆、犬肉、李、韭皆酸。肺色白，宜食苦，麦、羊肉、杏、薤皆苦。脾色黄，宜食咸，大豆、豕肉[1]、栗、藿[2]皆咸。肾色黑，宜食辛，黄黍、鸡肉、桃、葱皆辛。辛散，酸收，甘缓，苦坚，咸耎。毒药[3]攻邪，五谷[4]为养，五果[5]为助，五畜[6]为益，五菜[7]为充，气味合而服之，以补精益气。此五者，有辛酸甘苦咸，各有所利，或散或收，或缓或急，或坚或耎，四时五脏，病随五味所宜也。

新校正说："详'肝色青'至篇末，全元起本在第六卷，王氏移于此。"即为王氏所移，当移至"肾欲坚，急食苦以坚之，用苦补之，咸泻之"之下为妥。

[注释]

[1] 豕（shǐ）肉：猪肉。　[2] 藿：豆叶。　[3] 毒药：药物之统称。　[4] 五谷：指粳米、小豆、麦、大豆、黄黍。　[5] 五果：指桃、李、杏、栗、枣。　[6] 五畜：指牛、羊、豕、犬、鸡。　[7] 五

菜：指葵、藿、薤、葱、韭。

［点评］

篇中所论病在肝、心、脾、肺、肾五脏之病，似与前后文内容不相连属，一说汤液调治，一说经脉刺法。王冰注引《素问·三部九候论》解释说："必先度其形之肥瘦，以调其气之虚实，实则泻之，虚则补之，必先去其血脉，而后调之，此之谓也。"五脏有病，或虚或实，皆当先刺其血脉，尔后以汤液调治之，这种方法已见于《史记·扁鹊仓公列传》中。《素问·血气形志》说："凡治病必先去其血，乃去其所苦，伺之所欲，然后泻有余，补不足"，这是治疗疾病的原则。

宣明五气篇第二十三

五味所入：酸入肝，辛入肺，苦入心，咸入肾，甘入脾，是谓五入。

五味各走其所喜。

五气所病：心为噫[1]，肺为咳，肝为语[2]，脾为吞[3]，肾为欠[4]、为嚏。胃为气逆、为哕[5]、为恐，大肠、小肠为泄，下焦溢为水，膀胱不利为癃[6]、不约为遗溺，胆为怒，是谓五病。

五脏六腑气机不调而为病。

［注释］

[1] 噫（ǎi）：嗳气。　[2] 语：多言。[3] 吞：吞酸。　[4] 欠：呵欠。　[5] 哕（yuē）：呃逆。　[6] 癃（lóng）：小便不利。

五精[1]所并：精气并于心则喜，并于肺则悲，并于肝则忧，并于脾则畏，并于肾则恐，是谓五并，虚而相并[2]者也。

五脏藏精神，因虚而邪气相并。

［注释］

[1] 五精：喜、悲、忧、畏、恐五种精神。　[2] 虚而相并：脏虚而气并之。

五脏所恶：心恶热，肺恶寒，肝恶风，脾恶湿，肾恶燥，是谓五恶。

五脏化液：心为汗，肺为涕，肝为泪，脾为涎，肾为唾，是谓五液。

五味所禁：辛走气，气病无多食辛；咸走血，血病无多食咸；苦走骨，骨病无多食苦；甘走肉，肉病无多食甘；酸走筋，筋病无多食酸。是谓五禁，无令多食。

五病所发：阴病发于骨，阳病发于血，阴病发于肉，阳病发于冬，阴病发于夏，是谓五发。

五邪所乱：邪入于阳则狂，邪入于阴则痹，抟阳则为巅疾，抟阴则为瘖，阳入之阴则静，阴出之阳则怒，是谓五乱。

五邪所见：春得秋脉，夏得冬脉，长夏得春脉，秋得夏脉，冬得长夏脉，名曰阴出之阳，病善怒不治[1]，是谓五邪。皆同命，死不治[2]。

［注释］

[1] 名曰阴出之阳，病善怒不治：此十一字与文义不属，疑衍。　[2] 皆同命，死不治：此六字与文义不属，疑衍。

五脏所藏：心藏神，肺藏魄，肝藏魂，脾藏意，肾藏志，是谓五脏所藏。

五脏所主：心主脉，肺主皮，肝主筋，脾主肉，肾主骨，是谓五主。

五劳所伤：久视伤血，久卧伤气，久坐伤肉，久立伤骨，久行伤筋，是谓五劳所伤。

五脉应象[1]：肝脉弦，心脉钩，脾脉代，肺脉毛，肾脉石，是谓五脏之脉。

［注释］

[1] 五脉应象：五脏的脉象。

［点评］

本篇以五行配合五脏、五味、五精等，以说明这些事物之间的关系，要在以五脏为中心，是“藏象”理论具体应用，临证具有重要的指导意义。

血气形志篇第二十四

夫人之常数，太阳常多血少气，少阳常少血多气，阳明常多气多血，少阴常少血多气，厥阴常多血少气，太阴常多气少血，此天之常数。足太阳与少阴为表里，少阳与厥阴为表里，阳明与太阴为表里，是为足阴阳也；手太阳与少阴为表里，少阳与心主[1]为表里，阳明与太阴为表里，是为手之阴阳也。今知手足阴阳所苦[2]，凡治病必先去其血，乃去其所苦；伺之所欲，然后泻有余，补不足。

阴阳之气，各有多少，功用亦异，故称三阴三阳。

知三阴三阳血气多少，治病常须去其多、补其少，伺其血气多少，泻有余，补不足。如篇末说“刺阳明出血气”。

［注释］

[1] 心主：手厥阴心包经。　[2] 所苦：血气多少。

欲知背俞，先度其两乳间，中折之，更以他草度去半一，即以两隅[1]相拄[2]也。乃举以度其背，令其一隅居上[3]，齐脊大椎，两隅在下，当其下隅者，肺之俞也；复下一度[4]，心之俞也；复下一度，左角肝之俞也，右角脾之俞也；复下一度，肾之俞也。是谓

此量背俞法。按天回出土经络漆人背俞穴顺序为心、肺、肝、胃、肾。

五脏之俞，灸刺之度也。

[注释]

[1] 隅（yú）：角。　[2] 相拄：互相支撑。　[3] 令其一隅居上：用等边三角形的一个角在上。　[4] 一度：指三角形上角至底边的长度。

形乐志苦，病生于脉，治之以灸刺；形乐志乐，病生于肉，治之以针石；形苦志乐，病生于筋，治之以熨引[1]；形苦志苦，病生于咽嗌[2]，治之以百药；形数惊恐，经络不通，病生于不仁，治之以按摩醪药[3]。是谓五形志也。

以下论形神不合之病。

形数惊恐，谓形苦志苦，久则病深且重，宜用醪药。《素问·玉版论要》说："其见大深者，醪酒主治，百日已。"

[注释]

[1] 熨引：热熨和导引。　[2] 咽嗌：内也。　[3] 醪（láo）药：酒剂。

刺阳明出血气，刺太阳出血恶[1]气，刺少阳出气恶血，刺太阴出气恶血，刺少阴出气恶血，刺厥阴出血恶气也。

[注释]

[1] 恶（wù）：不宜。

［点评］

生命活动须要达到形神合一，形即形体，志即精神；乐谓安逸，苦谓不快。临病人察形与志，即所谓知“人事”。若形体安逸，精神不快，生病往往在脉，宜以灸法或刺法治之。如《素问·宣明五气》所说“久视伤血，久卧伤气，久坐伤肉，久立伤骨，久行伤筋”，是伤于形；“精气并于心则喜，并于肺则悲，并于肝则忧，并于脾则畏，并于肾则恐”，是伤于神。此其大意。

黄帝内经素问卷第八

宝命全形论篇第二十五

黄帝问曰：天覆地载，万物悉备，莫贵于人。人以天地之气生，四时之法成。君王众庶，尽欲全形[1]。形之疾病，莫知其情，留淫[2]日深，著于骨髓[3]，心私虑之。余欲针除其疾病，为之奈何？岐伯对曰：夫盐之味咸者，其气令器津泄[4]；弦绝者，其音嘶败[5]；木敷者，其叶发[6]；病深者，其声哕[7]。人有此三者，是谓坏府[8]，毒药无治，短针无取，此皆绝皮伤肉，血气争黑[9]。

贵生思想。唐孙思邈有“人命至重，有贵千金”之说。《淮南子·天文训》：“蚑行喙息，莫贵于人。”

［注释］

[1] 全形：保全形体。 [2] 留淫：邪气稽留，浸淫日深。 [3] 著于骨髓：言病之深。按《史记·扁鹊仓公列传》扁鹊云：“其在骨髓，虽司命无奈之何。” [4] 令器津泄：以盐渍物，令其津出。喻病邪日久而浸淫。 [5] 弦绝者，其音嘶败：琴瑟之

弦将断，发出的声音就会嘶哑败裂。[6] 木敷者，其叶发：敷，读为“陈”；发，读为“废”。枯萎的树木，叶子会掉落。[7] 病深者，其声哕：重病之人，往往会出现呃逆。[8] 坏府：五脏败坏。[9] 血气争黑：《太素》作“血气争异”，即血气不相得。

黄帝念及百姓疾苦，又不能代之受病，百姓误以为不仁，如之奈何？如《论语·尧曰》：“百姓有过，在予一人。”贵生之义。

十二节有气口，为脏腑通天之处。

帝曰：余念其痛，心为之乱惑，反甚其病，不可更代，百姓闻之，以为残贼[1]，为之奈何？岐伯曰：夫人生于地，悬[2]命于天，天地合气，命之曰人。人能应四时者，天地为之父母；知万物者，谓之天子[3]。天有阴阳，人有十二节；天有寒暑，人有虚实。能经[4]天地阴阳之化者，不失四时；知十二节之理者，圣智不能欺也。能存八动[5]之变，五胜[6]更立；能达虚实之数者，独出独入[7]。呿吟至微，秋毫在目[8]。

[注释]

[1] 残贼：不仁。[2] 悬：系也。[3] 天子：圣人。[4] 经：效法。[5] 八动：八风之变动。[6] 五胜：五行之更替。[7] 独出独入：独能究天人之际，通古今之变，成一家之言者，非鬼神之力。此下又说：“若夫法天则地，随应而动，和之者若响，随之者若影，道无鬼神，独来独往。”[8] 呿吟至微，秋毫在目：呿（qù），口开；吟，通“噤”，闭口。按胡天雄说，此处用《吕氏春秋·重言》齐桓公与管仲谋伐莒，管仲“呿而不唫”，而东郭牙明察秋毫，望而知其所言的典故。提示医者诊视病情，要善于见微知著的道理。

帝曰：人生有形，不离阴阳，天地合气，别为九野[1]，分为四时，月有小大，日有短长，万物并至，不可胜量，虚实呿吟，敢问其方？岐伯曰：木得金而伐，火得水而灭，土得木而达，金得火而缺，水得土而绝[2]，万物尽然，不可胜竭。故针有悬布天下[3]者五，黔首共余食[4]，莫知之也。一曰治神，二曰知养身，三曰知毒药为真，四曰制砭石小大，五曰知腑脏血气之诊。五法俱立，各有所先。今末世之刺也，虚者实之，满者泄之，此皆众工所共知也。若夫法天则地，随应而动，和之者若响，随之者若影，道无鬼神，独来独往。

喻针道与天地相应，如影随形，如响和声。《灵枢·外揣》："若是则内外相袭，若鼓之应桴，响之应声，影之似形。"所谓道无鬼神，独来独往。意为知医道者，非鬼神之力，诊治疾病，从容无碍。

［注释］

[1] 九野：指九宫方位，即东、西、南、北四方，东南、西南、东北、西北四隅及中央。　[2] 木得金而伐，火得水而灭，土得木而达，金得火而缺，水得土而绝：此言五行相克。伐、灭、达、缺、绝，五行生克制化，万物皆守此法则。　[3] 悬布天下：高悬彰示于天下。　[4] 黔首共余食：黔首，即黎民。新校正引全元起本"余食"作"饱食"。

帝曰：愿闻其道。岐伯曰：凡刺之真，必先治神[1]，五脏已定，九候已备，后乃存针[2]，众脉不见，众凶弗闻，外内相得，无以形先，可玩往来，乃施于人。人有虚实，五虚勿近，五实勿远[3]，至其当

排除外来干扰，不以察外证为先，精审经气的往来。

发，间不容瞚[4]。手动若务，针耀而匀[5]，静意视义，观适之变[6]，是谓冥冥，莫知其形，见其乌乌，见其稷稷，徒[7]见其飞，不知其谁，伏如横弩[8]，起如发机。

［注释］

[1] 治神：精神专注。 [2] 存针：用针。 [3] 五虚勿近，五实勿远：《素问·调经论》指神、气、血、形、志五者的不足和有余。近，指针刺泻法；远，指针刺补法。 [4] 至其当发，间不容瞚：当施针时，刻不容缓。 [5] 手动若务，针耀而匀：耀，读为“摇”。心无旁骛，摇针均匀。 [6] 静意视义，观适之变：义，读为“宜”。静意视其所宜而调适之。 [7] 徒：原误作“从”，今改。 [8] 横弩：彍弩。

帝曰：何如而虚，何如而实？岐伯曰：刺虚者须其实，刺实者须其虚。经气已至，慎守勿失，深浅在志，远近若一，如临深渊，手如握虎[1]，神无营[2]于众物。

［注释］

[1] 虎：虎符，古代调动军队时的虎形印信。 [2] 营：惑也。

［点评］

本篇全元起注本在第六卷，篇名为《刺禁》，王冰所改。篇首“天覆地载，万物悉备，莫贵于人”，即“宝

《素问·八正神明论》：“观其冥冥者，言形气荣卫之不形于外，而工独知之。”杨上善注：“乌乌、稷稷，凤凰雄雌声也。凤凰群杂而飞，雄雌相和，不见其杂。有观凤者，别其声殊，辨其形异，故曰不杂。譬善用针者，妙见针下气之虚实，了然不乱也。”

《素问·针解》：“刺实须其虚者，留针阴气隆至，乃去针也。刺虚须其实者，阳气隆至，针下热乃去针也。经气已至，慎守勿失者，勿变更也。深浅在志者，知病之内外也。近远如一者，深浅其候等也。如临深渊者，不敢堕也。手如握虎者，欲其壮也。神无营于众物者，静志观病人，无左右视也。”

命”之义，贵生之义。“人以天地之气生，四时之法成”，即“全形”之义，应四时之义。怎样才能做到宝命全形呢？下面又说：“夫人生于地，悬命于天，天地合气，命之曰人。”人的生命，系于自然，知道这个道理，天地就是你的父母，此中华民族天人合一之信仰。天地，犹言阴阳、父母、形神。《灵枢·本神》说：“天之在我者德也，地之在我者气也，德流气薄而生者也，故生之来谓之精，两精相搏谓之神，随神往来者谓之魂，并精而出入者谓之魄，所以任物者谓之心，心有所忆谓之意，意之所存谓之志，因志而存变谓之思，因思而远慕谓之虑，因虑而处物谓之智。故智者之养生也，必顺四时而适寒暑，和喜怒而安居处，节阴阳而调刚柔，如是则僻邪不至，长生久视。”天赋予生命的是德，地赋予生命的是气，德、气即神、形。人的生命是精神和形质合而构成的，这是中医的生命观，由这一生命观而衍生出中医的疾病观、诊疗观和药物观，为医者不可不知。

八正神明论篇第二十六

《灵枢·官能》："用针之理，必知形气之所在，左右上下，阴阳表里，血气多少，行之逆顺，出入之合，谋伐有过。知解结，知补虚泻实，上下气门，明通于四海，审其所在，寒热淋露，以输异处，审于调气，明于经隧，左右支络，尽知其会。寒与热争，能合而调之；虚与实邻，知决而通之；左右不调，把而行之。明于逆顺，乃知可治。阴阳不奇，故知起时。审于本末，察其寒热，得邪所在，万刺不殆。知官九针，刺道毕矣。"

黄帝问曰：用针之服[1]，必有法则焉，今何法何则？岐伯对曰：法天则地，合以天光[2]。帝曰：愿卒闻之。岐伯曰：凡刺之法，必候日月星辰、四时、八正[3]之气，气定乃刺之。是故天温日明，则人血淖液[4]，而卫气浮，故血易泻，气易行；天寒日阴，则人血凝泣，而卫气沉。月始生，则血气始精[5]，卫气始行；月郭[6]满，则血气实，肌肉坚；月郭空，则肌肉减，经络虚，卫气去，形独居[7]。是以因天时而调血气也。是以天寒无刺，天温无疑[8]；月生无泻，月满无补，月郭空无治，是谓得时而调之。因天之序，盛虚之时，移光定位，正立而待之。故日月生而泻，是谓脏虚[9]；月满而补，血气扬溢，络有留血，命曰重实；月郭空而治，是谓乱经。阴阳相错，真邪不别，沉以留止，外虚内乱，淫邪乃起。

[注释]

[1] 服：事也。 [2] 天光：日月星辰之气。 [3] 八正：八

方。[4] 淖液：同“淖泽”，柔润之义。[5] 血气始精：杨上善注：“月初血气随月新生，故曰精也。”[6] 月郭：即“月廓”。[7] 形独居：杨上善注：“形独居者，血气与卫虽去，形骸恒在，故曰独居。”《灵枢·岁露论》：“至其月郭空，则海水东盛，人气血虚，其卫气去，形独居，肌肉减。”[8] 天寒无刺，天温无疑：天气寒冷的时候不要用刺法，天气温暖时则要毫不犹豫地施用。[9] 脏虚：新校正引全元起本作“减虚”。与下“重实”相对为文。

帝曰：星辰八正何候？岐伯曰：星辰者，所以制日月之行也。八正者，所以候八风之虚邪，以时至者也。四时者，所以分春秋冬夏之气所在，以时调之也，八正之虚邪，而避之勿犯也。以身之虚，而逢天之虚，两虚相感，其气至骨，入则伤五脏，工候救之，弗能伤也[1]，故曰：天忌[2]不可不知也。

［注释］

[1] 工候救之，弗能伤也：医者能候知八风虚邪以治之，故邪不能伤。[2] 天忌：日月星辰、四时、八方的禁忌。

帝曰：善。其法星辰者，余闻之矣，愿闻法往古者。岐伯曰：法往古者，先知《针经》也。验于来今者，先知日之寒温，月之虚盛，以候气之浮沉，而调之于身，观其立有验也。观其冥冥者，言形气荣卫之不形于外，而工独知之，以日之寒温，月之虚盛，四时气之浮沉，参伍相合而调之，工常先见之，然而不形于外，故曰观于冥冥焉。通于无穷者，可以传于后世也，是故工之所以异[1]也。然而不形见于外，故俱不能见也。视之无形，尝之无味，故谓冥冥，若神仿佛。虚邪者，八正之虚邪气也。正邪[2]者，身形若用力，汗出腠理开，逢虚风，其中人也微，故莫知其情，莫见其形。上工救其萌牙，必先见三部九候之气，尽调不败而救之，故曰上工。下工救其已成，救其已败。救其已成者，言不知三部九候之相失，因病而败之也。知其所在者，知诊三部九候之病脉处而治之，故曰守其门户焉，莫知其情而见邪形也。

［注释］

[1] 异：医可见，常人不可见。 [2] 正邪：八方之正风伤人轻浅。

帝曰：余闻补泻，未得其意。岐伯曰：泻必用方。方者，以气方盛也，以月方满也，以日方温也，以身方定也。以息方吸而内针，乃复候其方吸而转针，乃复候其方呼而徐引针，故曰泻必用方，其气而行焉。补必用员。员者行也，行者移也。刺必中其荣，复以吸排针[1]也。故员与方，非针也[2]。故养神者，必知形之肥瘦，荣卫血气之盛衰。血气者，人之神，不可不谨养。

泻必用方，补必用圆。《灵枢·官能》作："泻必用员，切而转之，其气乃行，疾入徐出，邪气乃出，伸而迎之，摇大其穴，气出乃疾。补必用方，外引其皮，令当其门，左引其枢，右推其肤，微旋而徐推之，必端以正，安以静，坚心无解，欲微以留，气下而疾出之，推其皮，盖其外门，真气乃存。"

［注释］

[1] 排针：即转针。排，按史常永先生说，通“摆”，义为摇摆。　[2] 非针也：非谓针法，乃治神之义。

帝曰：妙乎哉论也！合人形于阴阳四时，虚实之应，冥冥之期，其非夫子孰能通之？然夫子数言形与神，何谓形？何谓神？愿卒闻之。岐伯曰：请言形。形乎形，目冥冥，问其所病，索之于经，慧然在前，按之不得，不知其情，故曰形。帝曰：何谓神？岐伯曰：请言神。神乎神，耳不闻，目明心开而志先，慧然独悟，口弗能言，俱视独见，适若昏，昭然独明，若风吹云，故曰神。《三部九候》为之原，《九针》之论不必存也。

［点评］

本篇主要论述了用针要“法天则地”，即合于日月星辰、春夏秋冬、八方之气，以知“形气所在”，乃可以用针。如上一篇所说：“若夫法天则地，随应而动，和之者若响，随之者若影，道无鬼神，独来独往。”本篇的主旨，是对《素问·举痛论》“善言天者，必有验于人；善言古者，必有合于今；善言人者，必有厌于己。如此，则道不惑而要数极，所谓明也”的具体解释。

离合真邪论篇第二十七

黄帝问曰：余闻《九针》九篇，夫子乃因而九之，九九八十一篇，余尽通其意矣。经[1]言：气之盛衰，左右倾移，以上调下，以左调右，有余不足，补泻于荥输，余知之矣。此皆荣卫之倾移，虚实之所生，非邪气从外入于经也。余愿闻邪气之在经也，其病人何如，取之奈何？岐伯对曰：夫圣人之起度数，必应于天地，故天有宿度，地有经水[2]，人有经脉。天地温和，则经水安静；天寒地冻，则经水凝泣；天暑地热，则经水沸溢；卒风暴起，则经水波涌而陇起[3]。夫邪之入于脉也，寒则血凝泣，暑则气淖泽，虚邪因而入客，亦如经水之得风也，经之动脉，其至也亦时陇起，其行于脉中循循然[4]，其至寸口中手也，时大时小，大则邪至，小则平，其行无常处，在阴与阳，不可为度，从而察之，三部九候，卒然逢之，早遏其路，吸则内针，无令气忤；静以久留，无令邪布；吸则转针，以得气为故；候呼引针，呼尽乃去，大气[5]皆出，故命曰泻。

《九针》原本九篇，岐伯等说解演化为八十一篇，此当为解经之言，恐非虚语。《九针》，或是古代的针经。西汉时刘向等校书，有《黄帝内经》十八卷、《扁鹊内经》九卷。

［注释］

[1] 经：古医经。　[2] 经水：《灵枢·经水》十二经水为海水，清水，渭水，湖水，渑水，汝水，江水，淮水，漯水，河水，漳水，济水，以合人之十二经脉。　[3] 陇起：隆起。　[4] 循循然：顺行貌。　[5] 大气：邪气。

帝曰：不足者补之，奈何？岐伯曰：必先扪而循之，切而散之，推而按之，弹而怒之[1]，抓而下之，通而取之，外引其门，以闭其神。呼尽内针，静以久留，以气至为故；如待所贵，不知日暮，其气以至，适而自护；候吸引针，气不得出，各在其处，推阖其门，令神气存，大气[2]留止，故命曰补。

［注释］

[1] 弹而怒之：弹之使血脉胀起。　[2] 大气：真气。

帝曰：候气奈何？岐伯曰：夫邪去络入于经也，舍于血脉之中，其寒温未相得，如涌波之起也，时来时去，故不常在。故曰：方其来也，必按而止之，止而取之，无逢其冲而泻之。真气者，经气也，经气太虚，故曰其来不可逢，此之谓也。故曰：候邪不审，大气已过，泻之则真气脱，脱则不复，邪气复至，而病益蓄。故曰其往不可追，此之谓也。不可挂以发者，待邪之至时而发针泻矣。若先若后者，血气已尽，其

《素问·缪刺论》："夫邪之客于形也，必先舍于皮毛；留而不去，入舍于孙脉；留而不去，入舍于络脉；留而不去，入舍于经脉。"

此解《灵枢·九针十二原》文。

病不可下。故曰：知其可取如发机，不知其取如扣椎。故曰：知机道者，不可挂以发；不知机者，扣之不发，此之谓也。帝曰：补泻奈何？岐伯曰：此攻邪也，疾出以去盛血，而复其真气，此邪新客，溶溶[1]未有定处也，推之则前，引之则止，逆而刺之，温[2]血也。刺出其血，其病立已。

［**注释**］

[1] 溶溶：缓行貌。 [2] 温：当作“脉”。

帝曰：善。然真邪以合，波陇不起，候之奈何？岐伯曰：审扪循三部九候之盛虚而调之，察其左右上下相失及相减者，审其病脏以期之。不知三部者，阴阳不别，天地不分，地以候地，天以候天，人以候人，调之中府[1]，以定三部。故曰：刺不知三部九候病脉之处，虽有大过且至，工不能禁也。诛罚无过，命曰大惑，反乱大经，真不可复。用实为虚，以邪为真，用针无义，反为气贼[2]。夺人正气，以从为逆，荣卫散乱，真气已失，邪独内著，绝人长命，予人夭殃。不知三部九候，故不能久长。因不知合之四时五行，因加相胜，释邪攻正，绝人长命。邪之新客来也，未有定处，推之则前，引之则止，逢而泻之，其病立已。

[注释]

[1] 中府：五脏。《素问·脉要精微论》："五脏者，中之守也。" [2] 用针无义，反为气贼：用针不知所宜，反害真气。

[点评]

本篇全元起注本在第一卷，名《经合》，第二卷重出，名《真邪论》。《黄帝内经》中数处提到"真气"。真气来源于经肺呼吸进入身体的"天气"，与经过脾胃消化的水谷之气相合而形成，即天气与谷气相合。其充盈于脏腑经络肌肤，抗御外邪，又称为"正气"。所以，针刺治病，必须顾护真气。候真气至以补之，候邪气至以泻之，即是此意。故曰"真气者，经气也，经气太虚，故曰其来不可逢，此之谓也。故曰候邪不审，大气已过，泻之则真气脱，脱则不复，邪气复至，而病益蓄。""诛罚无过，命曰大惑，反乱大经，真不可复。"就像扣弓弩的机关一样，当发必发，不可迟疑。

通评虚实论篇第二十八

此虚实之大要。精气即正气。

黄帝问曰：何谓虚实？岐伯对曰：邪气盛则实，精气夺则虚。

帝曰：虚实何如？岐伯曰：气虚者肺虚也，气逆者足寒也；非其时则生，当其时则死。余脏皆如此。

帝曰：何谓重实？岐伯曰：所谓重实者，言大热病，气热脉满，是谓重实。

帝曰：经络俱实何如？何以治之？岐伯曰：经络皆实，是寸脉急而尺缓也，皆当治之。故曰：滑则从，涩则逆也。夫虚实者，皆从其物类始，故五脏骨肉滑利，可以长久也。

脉滑则顺，涩则逆。

帝曰：络气不足，经气有余，何如？岐伯曰：络气不足，经气有余者，脉口[1]热而尺寒也。秋冬为逆，春夏为从，治主病者。

络在外，诊尺肤寒。故秋冬为逆。

［注释］

[1] 脉口：相应经脉的气口。

帝曰：经虚络满，何如？岐伯曰：经虚络满者，尺热满，脉口寒涩也，此春夏死，秋冬生也。

帝曰：治此者奈何？岐伯曰：络满经虚，灸阴刺阳；经满络虚，刺阴灸阳。

帝曰：何谓重虚？岐伯曰：脉气上虚尺虚，是谓重虚。

帝曰：何以治之？岐伯曰：所谓气虚者，言无常[1]也。尺虚者，行步恇然[2]。脉虚者，不象阴[3]也。如此者，滑则生，涩则死也。

《灵枢·经脉》："盛则泻之，虚则补之，热则疾之，寒则留之，陷下则灸之，不盛不虚，以经取之。"络脉实，则刺去其血；经脉虚，则宜灸之。经实则宜刺之，络虚则宜灸之。

［注释］

[1] 言无常：言语无力。 [2] 恇（kuāng）然：怯弱貌。 [3] 不象阴：按此上"络满经虚，灸阴刺阳"之义，则络为阳、经为阴。此言脉虚无经脉之常象。

帝曰：形度、骨度、脉度、筋度，何以知其度也？帝曰：春亟[1]治经络[2]，夏亟治经俞[3]，秋亟治六腑[4]，冬则闭塞。闭塞者，用药而少针石也。所谓少针石者，非痈疽之谓也，痈疽不得顷时回[5]。

此与《素问·金匮真言论》所言：春气病在头，善病鼽衄，治在颈项；夏气病在脏，善病胸胁，治在胸胁；秋气病在肩背，善病风疟，治在肩背；冬气病在四支，善病痹厥，治在腰股。可以互补。

［注释］

[1] 亟（jí）：急。 [2] 经络：指经脉的络穴。 [3] 经俞：指经脉的腧穴。 [4] 六腑：指六腑的合穴。 [5] 顷时回：刻不容缓。

［点评］

本篇节选通论虚实部分。病有虚实之分，如《素问·调经论》说："人有精气津液，四支九窍，五脏十六部，三百六十五节，乃生百病，百病之生，皆有虚实。"是凡病皆有虚实。诊病治病亦必辨虚实。《素问·针解》："愿闻九针之解，虚实之道……虚实之要，九针最妙者，为其各有所宜也。补泻之时者，与气开阖相合也。"《素问·刺志论》说："愿闻虚实之要。岐伯对曰：气实形实，气虚形虚，此其常也，反此者病。谷盛气盛，谷虚气虚，此其常也，反此者病。脉实血实，脉虚血虚，此其常也，反此者病。""邪气盛则实，精气夺则虚"，是辨别疾病虚实的准则，"虚则补之，实则泻之"是治病的原则，准此，临证就不会犯"虚虚实实"之戒。

太阴阳明论篇第二十九

黄帝问曰：太阴阳明为表里，脾胃脉也，生病而异者何也？岐伯对曰：阴阳异位，更虚更实，更逆更从，或从内，或从外，所从不同，故病异名也。

解释篇题，以下论脾胃。

帝曰：愿闻其异状也。岐伯曰：阳者，天气也，主外；阴者，地气也，主内。故阳道实，阴道虚。故犯贼风虚邪者，阳受之；食饮不节，起居不时者，阴受之。阳受之则入六腑，阴受之则入五脏。入六腑则身热，不时卧，上为喘呼；入五脏则䐜满闭塞，下为飧泄，久为肠澼。故喉主天气，咽主地气。故阳受风气，阴受湿气。故阴气从足上行至头，而下行循臂至指端；阳气从手上行至头，而下行至足。故曰：阳病者，上行极而下；阴病者，下行极而上。故伤于风者，上先受之；伤于湿者，下先受之。

生命活动，则阴气在上，其性下行；阳气在下，其性上行。伤于风者病在阳，不治，则下行传变，故称先受之；伤于湿者病在阴，不治，则上行传变，故称先受之。

帝曰：脾病而四支不用，何也？岐伯曰：四支皆禀气于胃，而不得径至[1]，必因于脾，乃得禀也。今脾病，不能为胃行其津液，四支不得禀水谷气，气日以衰，脉道不利，筋骨肌肉皆无气以生，故不用焉。

[注释]

[1] 径至：直接到达。原作“至经”，据《太素》改。

帝曰：脾不主时，何也？岐伯曰：脾者土也，治中央，常以四时长四脏，各十八日寄治，不得独主于时也。脾脏者，常著胃土之精也。土者，生万物而法天地，故上下至头足，不得主时也。

帝曰：脾与胃以膜相连耳，而能为之行其津液，何也？岐伯曰：足太阴者，三阴[1]也，其脉贯胃属脾络嗌，故太阴为之行气于三阴[2]。阳明者，表也，五脏六腑之海也，亦为之行气于三阳。脏腑各因其经而受气于阳明，故为胃行其津液。四支不得禀水谷气，日以益衰，阴道不利，筋骨肌肉无气以生，故不用焉。

[注释]

[1] 三阴：厥阴为一阴，少阴为二阴，太阴为三阴。 [2] 三阴：此处指太阴、少阴、厥阴，与下文“三阳”对应。

[点评]

篇名称太阴、阳明，太阴为脾，阳明为胃，主要讨论了脾胃相互协调的关系。篇中以“四支皆禀气于胃”为题，说明了“脾胃为后天之本”的道理。脾胃即为后天之本，故不得独主于时。提出了脾属土，治中央，常以四时长四脏，各十八日寄治，胃主受纳，传化物而不藏，脾藏胃土之精，以生养万物。

阳明脉解篇第三十

黄帝问曰：足阳明之脉病，恶人与火，闻木音则惕然而惊，钟鼓不为动，闻木音而惊，何也？愿闻其故。岐伯对曰：阳明者，胃脉也，胃者，土也，故闻木音而惊者，土恶木也。

帝曰：善。其恶火，何也？岐伯曰：阳明主肉，其脉血气盛，邪客之则热，热甚则恶火。

帝曰：其恶人[1]，何也？岐伯曰：阳明厥则喘而惋[2]，惋则恶人。

帝曰：或喘而死者，或喘而生者，何也？岐伯曰：厥逆连脏则死，连经则生。

[注释]

[1] 恶人：不欲见人。　[2] 惋：郁闷。

帝曰：善。病甚则弃衣而走，登高而歌，或至不食数日，逾垣上屋，所上之处，皆非其素所能也，病反能者，何也？岐伯曰：四支者，诸阳之本也，阳盛则四支实，实则能登高也。

帝曰：其弃衣而走者，何也？岐伯曰：热盛于身，故弃衣欲走也。

帝曰：其妄言骂詈，不避亲疏而歌者，何也？岐伯曰：阳盛则使人妄言骂詈，不避亲疏，而不欲食，不欲食故妄走也。

［点评］

此篇解释阳明病的特点，即“恶人与火”。热甚则恶火，气厥则郁闷，郁闷则不欲见人，病情严重则致精神失常。此证又见《灵枢·海论》，其中说：“血海有余，则常想其身大，怫然不知其所病；血海不足，亦常想其身小，狭然不知其所病。”又，《素问·病能论》说：“有病怒狂者，此病安生？岐伯曰：生于阳也。帝曰：阳何以使人狂？岐伯曰：阳气者因暴折而难决，故善怒也，病名曰阳厥。帝曰：何以知之？岐伯曰：阳明者常动，巨阳、少阳不动，不动而动，大疾，此其候也。帝曰：治之奈何？岐伯曰：夺其食即已。夫食入于阴，长气于阳，故夺其食即已。使之服以生铁洛为饮，夫生铁洛者，下气疾也。”这是中医学对精神疾病的病因、病机、诊断、治法的基本认识。

黄帝内经素问卷第九

热论篇第三十一

黄帝问曰：今夫热病者，皆伤寒之类也，或愈或死，其死皆以六七日之间，其愈皆以十日以上者，何也？不知其解，愿闻其故。岐伯对曰：巨阳[1]者，诸阳之属也，其脉连于风府，故为诸阳主气也。人之伤于寒也，则为病热，热虽甚不死。其两感于寒而病者，必不免于死。

人伤于寒则证见发热。

［注释］

[1] 巨阳：太阳。

帝曰：愿闻其状。岐伯曰：伤寒一日，巨阳受之，故头项痛，腰脊强。二日，阳明受之，阳明主肉，其脉侠鼻络于目，故身热，目疼而鼻干，不得卧也。三日，少阳受之，少阳主胆，其脉循胁络于

人伤于寒，太阳先受之，太阳主表也。所谓一日、二日、三日等，概言失治而传变之义。

耳，故胸胁痛而耳聋。三阳经络皆受其病，而未入于脏者，故可汗而已。四日，太阴受之，太阴脉布胃中络于嗌，故腹满而嗌干。五日，少阴受之，少阴脉贯肾络于肺，系舌本，故口燥舌干而渴。六日，厥阴受之，厥阴脉循阴器而络于肝，故烦满而囊缩。三阴三阳、五脏六腑皆受病，荣卫不行，五脏不通，则死矣。

其不两感于寒者，七日，巨阳病衰，头痛少愈；八日，阳明病衰，身热少愈；九日，少阳病衰，耳聋微闻；十日，太阴病衰，腹减如故，则思饮食；十一日，少阴病衰，渴止不满，舌干已而嚏；十二日，厥阴病衰，囊纵[1]，少腹微下，大气[2]皆去，病日已矣。帝曰：治之奈何？岐伯曰：治之各通其脏脉，病日衰已矣。其未满三日者，可汗而已；其满三日者，可泄而已。

十二经脉，内属于脏腑，外络于肢节，故称脏脉。

[注释]

[1] 囊纵：阴囊松弛。 [2] 大气：邪气。

帝曰：热病已愈，时有所遗[1]者，何也？岐伯曰：诸遗者，热甚而强食之，故有所遗也。若此者，皆病已衰，而热有所藏，因其谷气相薄，两热相合，故有所遗也。

[注释]

[1] 遗：余热。

帝曰：善。治遗奈何？岐伯曰：视其虚实，调其逆从，可使必已矣。

帝曰：病热当何禁之？岐伯曰：病热少愈，食肉则复，多食则遗，此其禁也。

帝曰：其病两感于寒者，其脉应与其病形何如？岐伯曰：两感于寒者，病一日，则巨阳与少阴俱病，则头痛口干而烦满；二日，则阳明与太阴俱病，则腹满身热，不欲食，谵言；三日，则少阳与厥阴俱病，则耳聋囊缩而厥，水浆不入，不知人，六日死。

帝曰：五脏已伤，六腑不通，荣卫不行，如是之后，三日乃死，何也？岐伯曰：阳明者，十二经脉之长也，其血气盛，故不知人，三日其气乃尽，故死矣。凡病伤寒而成温者，先夏至日者为病温，后夏至日者为病暑，暑当与汗皆出，勿止。

阳明常多血多气，故为十二经脉之长。

[点评]

人伤于寒则为病热，故篇名《热论》。人感受了寒邪，由阳入阴，由表入里，这种疾病传变的思想，实则是以六经对伤寒病分类的方法。东汉张仲景撰《伤寒论》，把这种六经分证的思想与经方相结合，即医经与经方结合，推进了辨证施治在临证的应用。

刺热篇第三十二

肝在志为怒。

金旺肝所不胜之时。

木旺则肝气欲散，如此下所说“诸汗者，至其所胜日汗出也。”

足厥阴与少阳为表里。

心在志为喜。

肝热病者，小便先黄，腹痛多卧身热，热争，则狂言及惊，胁满痛，手足躁，不得安卧，庚辛甚，甲乙大汗，气逆则庚辛死，刺足厥阴少阳，其逆则头痛员员[1]，脉引冲头也。心热病者，先不乐，数日乃热，热争则卒心痛，烦闷善呕，头痛面赤无汗，壬癸甚，丙丁大汗，气逆则壬癸死，刺手少阴太阳。脾热病者，先头重颊痛，烦心颜青，欲呕身热，热争则腰痛不可用俛仰，腹满泄，两颔痛，甲乙甚，戊己大汗，气逆则甲乙死，刺足太阴阳明。肺热病者，先淅然厥，起毫毛，恶风寒，舌上黄，身热，热争则喘咳，痛走胸膺背，不得大息，头痛不堪，汗出而寒，丙丁甚，庚辛大汗，气逆则丙丁死，刺手太阴阳明，出血如大豆，立已。肾热病者，先腰痛䯒酸，苦渴数饮，身热，热争则项痛而强，䯒寒且酸，足下热，不欲言，其逆则项痛员员澹澹[2]然，戊己甚，壬癸大汗，气逆则戊己死，刺足少阴太阳。诸汗者，至其所胜日汗出也。

[注释]

[1] 员员：同“瘨瘨”，眩晕。桂馥《说文解字义证》：“瘨，头眩病也。” [2] 澹澹：摇动貌。

肝热病者，左颊先赤；心热病者，颜先赤；脾热病者，鼻先赤；肺热病者，右颊先赤；肾热病者，颐先赤。病虽未发，见赤色者刺之，名曰治未病。

[点评]

热病见赤色，病未深入，故曰“先赤”，当及时刺之，见微知著，称为“治未病”。色脉诊是经脉医学的特征，如《素问·八正神明论》说：“上工救其萌牙，必先见三部九候之气，尽调不败而救之，故曰上工。下工救其已成，救其已败。”《素问·移精变气论》又说：“上古使僦贷季，理色脉而通神明，合之金木水火土四时八风六合，不离其常，变化相移，以观其妙，以知其要，欲知其要，则色脉是矣。”本篇删热病刺法部分内容。

评热病论篇第三十三

黄帝问曰：有病温者，汗出辄复热而脉躁疾，不为汗衰，狂言不能食，病名为何？岐伯对曰：病名阴阳交，交者死也。

帝曰：愿闻其说。岐伯曰：人所以汗出者，皆生于谷，谷生于精，今邪气交争于骨肉而得汗者，是邪却而精胜也。精胜，则当能食而不复热。复热者，邪气也；汗者，精气也。今汗出而辄复热者，是邪胜也；不能食者，精无俾[1]也；病而留者，其寿可立而倾也。且夫《热论》曰：汗出而脉尚躁盛者死。今脉不与汗相应，此不胜其病也，其死明矣。狂言者是失志，失志者死。今见三死，不见一生，虽愈必死也。

[注释]

[1] 精无俾：谷不能生精。

帝曰：有病身热汗出烦满，烦满不为汗解，此为何病？岐伯曰：汗出而身热者，风也；汗出而烦满不解者，厥也。病名曰风厥。

帝曰：愿卒闻之。岐伯曰：巨阳主气，故先受邪，少阴与其为表里也，得热则上从之，从之则厥也。

帝曰：治之奈何？岐伯曰：表里刺之，饮之服汤。

针刺与汤药并用。

帝曰：劳风为病，何如？岐伯曰：劳风法在肺下。其为病也，使人强上冥视[1]，唾出若涕，恶风而振寒，此为劳风之病。

[注释]

[1] 强（jiàng）上冥视：戴眼反折。《素问·诊要经终论》："太阳之脉，其终也，戴眼反折，瘛疭。"

帝曰：治之奈何？岐伯曰：以救俛仰[1]。巨阳引，精者三日，中年者五日，不精者七日。咳出青黄涕，其状如脓，大如弹丸，从口中若[2]鼻中出，不出则伤肺，伤肺则死也。

[注释]

[1] 以救俛仰：急救之。　[2] 若：或。

帝曰：有病肾风者，面胕痝然[1]壅，害于言，可刺不？岐伯曰：虚不当刺，不当刺而刺，后五日其气必至。

[注释]

[1] 面胕痝（máng）然：痝然，浮肿貌。面部和小腿浮肿。

帝曰：其至何如？岐伯曰：至必少气时热，时热从胸背上至头，汗出，手热，口干苦渴，小便黄，目下肿，腹中鸣，身重难以行，月事不来，烦而不能食，不能正偃[1]，正偃则咳，病名曰风水，论在《刺法》中。

[注释]

[1] 正偃：仰卧。

帝曰：愿闻其说。岐伯曰：邪之所凑，其气必虚。阴虚者，阳必凑之，故少气时热而汗出也。小便黄者，少腹中有热也。不能正偃者，胃中不和也。正偃则咳甚，上迫肺也。诸有水气者，微肿先见于目下也。

帝曰：何以言？岐伯曰：水者，阴也；目下，亦阴也；腹者，至阴之所居，故水在腹者，必使目下肿也。真气上逆，故口苦舌干，卧不得正偃，正偃则咳出清水也。诸水病者，故不得卧，卧则惊，惊则咳甚也。腹中鸣者，病本于胃也。薄脾则烦不能食，食不下者，胃脘隔也。身重难以行者，胃脉在足也。月事不来者，胞脉闭也。胞脉者，属心而络于胞中，今气上迫肺，心气不得下通，故月事不来也。帝曰：善。

[点评]

篇名“评热病论”，“评”即解释之义，亦解经之作。“邪之所凑，其气必虚”，是中医病机理论的核心思想，所谓“正气存内，邪不可干”之义。《素问·宣明五气》说：“五精所并：精气并于心则喜，并于肺则悲，并于肝则忧，并于脾则畏，并于肾则恐，是谓五并，虚而相并者也。”另，本篇所述“阴阳交、风厥、劳风、肾风”，皆由风邪传变而致，所谓“风为百病之长”之义。

逆调论篇第三十四

黄帝问曰：人身非常[1]温也，非常热也，为之热而烦满[2]者，何也？岐伯对曰：阴气少而阳气胜，故热而烦满也。

［注释］

[1]常：通“裳”。如此下“人身非衣寒”之义。 [2]满（mèn）：同“懑”，烦闷。

帝曰：人身非衣寒也，中非有寒气也，寒从中生者，何？岐伯曰：是人多痹气也，阳气少，阴气多，故身寒如从水中出。

帝曰：人有四支热，逢风寒如炙如火者，何也？岐伯曰：是人者，阴气虚，阳气盛。四支者，阳也。两阳相得而阴气虚少，少水不能灭盛火，而阳独治。独治者，不能生长也，独胜而止耳。逢风而如炙如火者，是人当肉烁[1]也。

[注释]

[1] 烁（shuò）：消减。

帝曰：人有身寒，汤火不能热，厚衣不能温，然不冻栗，是为何病？岐伯曰：是人者，素肾气胜，以水为事，太阳气衰，肾脂枯不长，一水不能胜两火。肾者水也，而生于骨，肾不生，则髓不能满，故寒甚至骨也。所以不能冻栗者，肝一阳也，心二阳也，肾孤脏也，一水不能胜二火，故不能冻栗，病名曰骨痹，是人当挛节[1]也。

[注释]

[1] 挛节：关节拘挛。

帝曰：人之肉苛[1]者，虽近衣絮，犹尚苛也，是谓何疾？岐伯曰：荣气[2]虚，卫气实也。荣气虚则不仁，卫气虚则不用，荣卫俱虚，则不仁且不用，肉如故也，人身与志不相有[3]，曰死。

[注释]

[1] 苛：麻木。 [2] 荣气：营气。 [3] 人身与志不相有：不仁不用之义。

帝曰：人有逆气不得卧而息有音者；有不得卧而息无音者；有起居如故而息有音者；有得卧，行而喘者；有不得卧，不能行而喘者；有不得卧，卧而喘者。皆何脏使然？愿闻其故。岐伯曰：不得卧而息有音者，是阳明之逆也，足三阳者下行，今逆而上行，故息有音也。阳明者，胃脉也；胃者，六腑之海，其气亦下行，阳明逆不得从其道，故不得卧也。《下经》曰：胃不和则卧不安。此之谓也。夫起居如故而息有音者，此肺之络脉逆也。络脉不得随经上下，故留经而不行，络脉之病人也微，故起居如故而息有音也。夫不得卧，卧则喘者，是水气之客也。夫水者，循津液而流也。肾者水脏，主津液，主卧与喘也。帝曰：善。

[点评]

脏腑经络之气，顺则治，逆则为病。热而烦满、痹气、四肢热、身寒、肉苛、气喘，皆因脏腑经络之气失调所至，治须调其逆气，故篇名“逆调”。

黄帝内经素问卷第十

疟论篇第三十五

黄帝问曰：夫痎疟皆生于风，其蓄作有时者，何也？岐伯对曰：疟之始发也，先起于毫毛，伸欠乃作，寒栗鼓颔，腰脊俱痛，寒去则内外皆热，头痛如破，渴欲冷饮。

风为百病之始，至其变化，或为疟，或为痹，或为厥，皆有风气。

帝曰：何气使然？愿闻其道。岐伯曰：阴阳上下交争，虚实更作，阴阳相移也。阳并于阴，则阴实而阳虚，阳明虚，则寒栗鼓颔也；巨阳虚，则腰背头项痛；三阳俱虚，则阴气胜，阴气胜，则骨寒而痛；寒生于内，故中外皆寒；阳盛则外热，阴虚则内热，外内皆热，则喘而渴，故欲冷饮也。此皆得之夏伤于暑，热气盛，藏于皮肤之内，肠胃之外，此荣气之所舍也。此令人汗空[1]疏，腠理开，因得秋气，汗出遇风，及得之以浴，水气舍于皮肤之内，与卫气并居。卫气者，昼日行于阳，夜行于阴，此气得阳而外出，得阴而内

即上篇所谓“邪之所凑，其气必虚”之义，虚而相并者也。

薄，内外相薄，是以日作。

[注释]

[1] 汗空：汗孔。

帝曰：其间日而作者，何也？岐伯曰：其气之舍深，内薄于阴，阳气独发，阴邪内著，阴与阳争不得出，是以间日而作也。

帝曰：善。其作日晏[1]与其日早者，何气使然？岐伯曰：邪气客于风府，循膂[2]而下，卫气一日一夜大会于风府，其明日日下一节，故其作也晏。此先客于脊背也，每至于风府则腠理开，腠理开则邪气入，邪气入则病作，以此日作稍益晏也。其出于风府，日下一节，二十五日下至骶骨，二十六日入于脊内，注于伏膂之脉[3]，其气上行，九日出于缺盆之中，其气日高，故作日益早也。其间日发者，由邪气内薄于五脏，横连募原[4]也，其道远，其气深，其行迟，不能与卫气俱行，不得皆出，故间日乃作也。

[注释]

[1] 晏：晚。[2] 膂（lǚ）：脊背。[3] 伏膂之脉：冲脉。[4] 募原：即膜原，心下膈上的部位。

帝曰：夫子言卫气每至于风府，腠理乃发，发则邪气入，入则病作。今卫气日下一节，其气之发也，不当风府，其日作者，奈何？岐伯曰：此邪气客于头项，循膂而下者也，故虚实不同，邪中异所，则不得当其风府也。故邪中于头项者，气至头项而病；中于背者，气至背而病；中于腰脊者，气至腰脊而病；中于手足者，气至手足而病。卫气之所在，与邪气相合，则病作。故风无常府[1]，卫气之所发，必开其腠理，邪气之所合，则其府也。

正气与邪气相搏也。

［注释］

[1] 风无常府：风善行而数变。

帝曰：善。夫风之与疟也，相似同类，而风独常在，疟得有时而休者，何也？岐伯曰：风气留其处，故常在。疟气随经络沉以内薄，故卫气应乃作。

卫气与邪气相干。

帝曰：疟先寒而后热者，何也？岐伯曰：夏伤于大暑，其汗大出，腠理开发，因遇夏气凄沧之水寒，藏于腠理皮肤之中，秋伤于风，则病成矣。夫寒者，阴气也；风者，阳气也。先伤于寒，而后伤于风，故先寒而后热也，病以时作，名曰寒疟。

疟之发作，有先寒后热、先热后寒之分。

帝曰：先热而后寒者，何也？岐伯曰：此先伤于风，而后伤于寒，故先热而后寒也，亦以时作，名曰温疟。其但热而不寒者，阴气先绝，阳气独发，则少气烦冤[1]，手足热而欲呕，名曰瘅疟。

［注释］

[1] 烦冤：烦闷。

帝曰：夫经言：有余者泻之，不足者补之。今热为有余，寒为不足。夫疟者之寒，汤[1]火不能温也；及其热，冰水不能寒也，此皆有余不足之类。当此之时，良工不能止，必须其自衰乃刺之，其故何也？愿闻其说。岐伯曰：经言：无刺熇熇[2]之热，无刺浑浑[3]之脉，无刺漉漉之汗。故为其病逆，未可治也。夫疟之始发也，阳气并于阴，当是之时，阳虚而阴盛，外无气，故先寒栗也。阴气逆极，则复出之阳，阳与阴复并于外，则阴虚而阳实，故先热而渴。夫疟气者，并于阳则阳胜，并于阴则阴胜，阴胜则寒，阳胜则热。疟者，风寒之气不常也，病极则复。至病之发也，如火之热，如风雨不可当也。故经言曰：方其盛时必毁，因其衰也，事必大昌，此之谓也。

如勿击堂堂之阵，避其锋芒。如《素问·刺禁论》："无刺大醉，令人气乱。无刺大怒，令人气逆。无刺大劳人，无刺新饱人，无刺大饥人，无刺大渴人，无刺大惊人。"

此亦治未病之义。

［注释］

[1] 汤：热水。 [2] 熇（hè）熇：邪热炽盛。 [3] 浑浑：脉洪大。

［点评］

篇中"无刺熇熇之热，无刺浑浑之脉，无刺漉漉之汗"，是治疗疟病的原则。一是要治其未发，邪气未并之时；二是要刺其气衰之时。其理由即"疟者，风寒之气不常也，病极则复"。方其盛时，正邪交织，刺之无益。

刺疟篇第三十六

足太阳之疟，令人腰痛头重，寒从背起，先寒后热，熇熇暍暍[1]然，热止汗出，难已，刺郄中[2]出血。足少阳之疟，令人身体解㑊[3]，寒不甚，热不甚，恶见人，见人心惕惕然，热多汗出甚，刺足少阳。足阳明之疟，令人先寒洒淅[4]，洒淅寒甚，久乃热，热去汗出，喜见日月光火气，乃快然，刺足阳明跗上。足太阴之疟，令人不乐，好太息，不嗜食，多寒热汗出，病至则善呕，呕已乃衰，即取之[5]。足少阴之疟，令人呕吐甚，多寒热，热多寒少，欲闭户牖而处，其病难已。足厥阴之疟，令人腰痛少腹满，小便不利，如癃状，非癃也，数便，意恐惧，气不足，腹中悒悒[6]，刺足厥阴。

［注释］

[1] 暍暍（yē）：热极貌。　[2] 郄（xì）中：委中穴。　[3] 解㑊（xiè yì）：懈惰。　[4] 洒（xiǎn）淅：寒颤貌。　[5] 取之：王冰注作取隐白、太白及公孙穴。　[6] 悒悒：满闷。

疟发，身方热，刺跗上动脉，开其空，出其血，立寒。疟方欲寒，刺手阳明太阴、足阳明太阴。疟脉满大急，刺背俞，用中针，傍五胠俞各一，适肥瘦出其血也。疟脉小实急，灸胫少阴，刺指井。疟脉满大急，刺背俞，用五胠俞、背俞各一，适行至于血也。疟脉缓大虚，便宜用药，不宜用针。

凡治疟，先发如食顷乃可以治，过之则失时也。诸疟而脉不见，刺十指间出血，血去必已，先视身之赤如小豆者，尽取之。

疟病亦必知病在何经脉，知其病所由来。

十二疟者，其发各不同时，察其病形，以知其何脉之病也。先其发时如食顷而刺之，一刺则衰，二刺则知[1]，三刺则已。不已，刺舌下两脉出血。不已，刺郄中盛经出血，又刺项已下侠脊者，必已。舌下两脉者，廉泉也。

［注释］

[1] 知：病将愈。

［点评］

本篇主要论述刺疟的方法，指出必须“察其病形，以知其何脉之病”，然后刺其经脉。所说刺太阳、阳明等，实指其经脉的气穴。具体的腧穴可参考王冰的注。其中“疟脉缓大虚，便宜用药，不宜用针”，即凡形气不足、病气不足，不可用针的原则。

气厥论篇第三十七

黄帝问曰：五脏六腑，寒热相移者，何？岐伯曰：肾移寒于脾[1]，痈肿少气。脾移寒于肝，痈肿筋挛。肝移寒于心，狂，隔中[2]。心移寒于肺，肺消。肺消者，饮一溲二[3]，死不治。肺移寒于肾，为涌水。涌水者，按腹不坚，水气客于大肠，疾行则鸣濯濯[4]，如囊裹浆，水之病也。

［注释］

[1] 脾：原作“肝”。据《太素》改。　[2] 隔中：胸中隔塞不通。　[3] 饮一溲二：多尿。　[4] 濯濯（zhuó）：水声。

脾移热于肝，则为惊衄[1]。肝移热于心，则死。心移热于肺，传为鬲消。肺移热于肾，传为柔痓[2]。肾移热于脾，传为虚，肠澼，死不可治。

［注释］

[1] 衄（nǜ）：衄血。　[2] 柔痓（zhì）：即柔痉，痉病汗出。

胞移热于膀胱，则癃，溺血。膀胱移热于小肠，鬲肠不便，上为口糜[1]。小肠移热于大肠，为虙瘕[2]，为沉[3]。大肠移热于胃，善食而瘦入，谓之食亦[4]。胃移热于胆，亦曰食亦。胆移热于脑，则辛頞[5]鼻渊。鼻渊者，浊涕下不止也。传为衄衊[6]、瞑目，故得之气厥也。

［注释］

[1] 口糜：口舌糜烂。 [2] 虙（fú）瘕：虙，通“伏”。腹中积聚。 [3] 沉：沉痔，痔疮久不愈。 [4] 食亦：胃热消谷，善食而瘦。 [5] 辛頞（è）：頞，鼻梁。鼻酸痛。 [6] 衄衊（miè）：鼻出血。衊，污血。

［点评］

本篇全元起注本在九卷，与《厥论》为一篇，王冰分之为二。气厥，乃病久邪气传变之义。如天回医简《脉书下经》所谓“病久则变化，化则同，同则难辨”之义。

咳论篇第三十八

黄帝问曰：肺之令人咳，何也？岐伯对曰：五脏六腑皆令人咳，非独肺也。

帝曰：愿闻其状。岐伯曰：皮毛者，肺之合也。皮毛先受邪气，邪气以从其合也。其寒饮食入胃，从肺脉上至于肺，则肺寒，肺寒则外内合邪，因而客之，则为肺咳。五脏各以其时受病，非其时，各传以与之。人与天地相参，故五脏各以治时[1]，感于寒则受病，微则为咳，甚者为泄为痛。乘秋则肺先受邪，乘春则肝先受之，乘夏则心先受之，乘至阴[2]则脾先受之，乘冬则肾先受之。

言疾病传变规律。

［注释］

[1] 治时：脏气王时，肝王春，心王夏，脾王长夏，肺王秋，肾王冬。　[2] 至阴：指长夏，即六月。

帝曰：何以异之？岐伯曰：肺咳之状，咳而喘息有音，甚则唾血。心咳之状，咳则心痛，喉中介介[1]

如梗状，甚则咽肿喉痹。肝咳之状，咳则两胁下痛，甚则不可以转，转则两胠[2]下满。脾咳之状，咳则右胁下痛，阴阴引肩背，甚则不可以动，动则咳剧。肾咳之状，咳则腰背相引而痛，甚则咳涎。

区别五脏之咳，言简意赅。

［注释］

[1] 介介：嘶声。《甲乙》作“喝喝”。　[2] 胠（qū）：腋下。

帝曰：六腑之咳奈何，安所受病？岐伯曰：五脏之久咳，乃移于六腑。脾咳不已，则胃受之，胃咳之状，咳而呕，呕甚则长虫出。肝咳不已，则胆受之，胆咳之状，咳呕胆汁。肺咳不已，则大肠受之，大肠咳状，咳而遗矢。心咳不已，则小肠受之，小肠咳状，咳而失气，气与咳俱失。肾咳不已，则膀胱受之，膀胱咳状，咳而遗溺。久咳不已，则三焦受之，三焦咳状，咳而腹满，不欲食饮。此皆聚于胃，关于肺，使人多涕唾而面浮肿气逆也。

脏腑互为表里，病常由浅入深，腑病而内传之脏，此则五脏有病移于腑。

帝曰：治之奈何？岐伯曰：治脏者治其俞[1]，治腑者治其合[2]，浮肿者治其经[3]。帝曰：善。

［注释］

[1] 俞：即井、荥、输、经、合五俞穴。　[2] 合：五俞穴之“合”穴。　[3] 经：五俞穴之“经”穴。

[点评]

肺主皮毛，皮毛受邪，内入其合，加之胃受寒饮食，肺脉起于中焦，下络大肠，还循胃口，上膈属肺，故寒气循肺脉上至肺，内外合邪，发为肺咳。五脏六腑，皆令人咳，这是中医认识咳的重要思想，五脏久咳不已，则相表里的腑受之，体现了中医的藏象整体观。然则，五脏六腑之咳，皆与胃、肺相关。

黄帝内经素问卷第十一

举痛论篇第三十九

中医乃医道，道可以长久，为学则不然。故行此医道，必须上知天文，下知地理，中知人事。所谓究天人之际，通古今之变，成一家之言。《素问·气交变大论》说："所谓精光之论，大圣之业，宣明大道，通于无穷，究于无极也。余闻之，善言天者，必应于人；善言古者，必验于今；善言气者，必彰于物；善言应者，同天地之化；善言化言变者，通神明之理。非夫子孰能言至道欤。"

五脏卒痛，非谓脏痛，乃脏之经脉循行部位疼痛。

黄帝问曰：余闻善言天者，必有验于人；善言古者，必有合于今；善言人者，必有厌[1]于己。如此，则道不惑而要数极[2]，所谓明也。今余问于夫子，令言而可知，视而可见，扪而可得，令验于己而发蒙解惑，可得而闻乎？岐伯再拜稽首对曰：何道之问也？

［注释］

[1] 厌：合。 [2] 要数极：深知其重要法则。

帝曰：愿闻人之五脏卒痛，何气使然？岐伯对曰：经脉流行不止，环周不休，寒气入经而稽迟，泣[1]而不行，客于脉外则血少，客于脉中则气不通，故卒然而痛。

[注释]

[1] 泣：通"涩"。

帝曰：其痛或卒然而止者，或痛甚不休者，或痛甚不可按者，或按之而痛止者，或按之无益者，或喘动应手者，或心与背相引而痛者，或胁肋与少腹相引而痛者，或腹痛引阴股者，或痛宿昔[1]而成积者，或卒然痛死不知人，有少间复生者，或痛而呕者，或腹痛而后泄者，或痛而闭不通者。凡此诸痛，各不同形，别之奈何？

[注释]

[1] 宿昔：久也。

帝曰：所谓言而可知者也，视而可见奈何？岐伯曰：五脏六腑，固尽有部，视其五色，黄赤为热，白为寒，青黑为痛，此所谓视而可见者也。

帝曰：扪而可得[1]，奈何？岐伯曰：视其主病之脉，坚而血及陷下者，皆可扪而得也。

十二经脉是动、所生病，为脉之主病，故曰"视其主病之脉"。坚而血者盛，陷下则虚。《灵枢·经脉》说："盛则泻之，虚则补之，热则疾之，寒则留之，陷下则灸之，不盛不虚以经取之。"

[注释]

[1] 扪而可得：切循其脉而得。天回医简《刺数》："刺数，必见病者状，切视病所，乃可循察。"

帝曰：善。余知百病生于气也，怒则气上，喜则气缓，悲则气消，恐则气下，寒则气收，炅则气泄，惊则气乱，劳则气耗，思[1]则气结。九气不同，何病之生？岐伯曰：怒则气逆，甚则呕血及飧泄，故气上矣。喜则气和志达，荣卫通利，故气缓矣。悲则心系急，肺布叶举，而上焦不通，荣卫不散，热气在中，故气消矣。恐则精却[2]，却则上焦闭，闭则气还，还则下焦胀，故气不行矣。寒则腠理闭，气不行，故气收矣。炅则腠理开，荣卫通，汗大泄，故气泄。惊则心无所倚，神无所归，虑无所定，故气乱矣。劳则喘息汗出，外内皆越[3]，故气耗矣。思则心有所存，神有所归，正气留而不行，故气结矣。

[注释]

[1] 思：思虑不解。 [2] 精却：精气下陷。 [3] 越：发散。

[点评]

本篇全元起注本在第三卷，名为《五脏举痛》。新校正说："所以名'举痛'之义，未详。按本篇乃黄帝问五脏卒痛之疾，疑'举'乃'卒'字之误也。"此说有理。篇首言诊病之道，"言而可知，视而可见，扪而可得，令验于己而发蒙解惑"。诊病须问、视、切循，然必验之而后明。本篇主要论述痛证的病因病机，多与感受寒气有关。寒性收引，故使人痛。篇末提出"百病皆生于气"，知百病所生，皆从气机不调开始。

腹中论篇第四十

黄帝问曰：有病心腹满，旦食则不能暮食，此为何病？岐伯对曰：名为鼓胀。

帝曰：治之奈何？岐伯曰：治之以鸡矢醴[1]，一剂知[2]，二剂已。

［注释］

[1] 鸡矢醴：古醴剂名。将干鸡屎白用米酒煎或泡制而成。　[2] 知：见效。

帝曰：其时有复发者，何也？岐伯曰：此饮食不节，故时有病也。虽然其病且已，时故当病，气聚于腹也。

治疗臌胀须调饮食，以避免复发。

帝曰：有病胸胁支满者，妨于食，病至则先闻腥臊臭，出清液，先唾血，四支清[1]，目眩，时时前后血[2]，病名为何？何以得之？岐伯曰：病名血枯。此得之年少时，有所大脱血，若[3]醉入房中，气竭肝伤，故月事衰少不来也。

[注释]

[1] 清：冷。 [2] 前后血：大小便出血。 [3] 若：或。

帝曰：治之奈何？复以何术？岐伯曰：以四乌鲗骨、一藘茹[1]，二物并合之，丸以雀卵，大如小豆，以五丸为后饭[2]，饮以鲍鱼[3]汁，利肠中及伤肝也。

乌鲗骨四分，藘茹一分。

[注释]

[1] 藘茹：茜草。 [2] 为后饭：饭后服。 [3] 鲍鱼：腌制之鱼。《释名》："鲍魚。鲍，腐也，埋藏淹使腐臭也。"

帝曰：病有少腹盛，上下左右皆有根，此为何病？可治不？岐伯曰：病名曰伏梁。

帝曰：伏梁何因而得之？岐伯曰：裹大脓血，居肠胃之外，不可治，治之，每切按之致死。

帝曰：何以然？岐伯曰：此下则因阴，必下脓血，上则迫胃脘，生膈，侠胃脘内痈。此久病也，难治。居脐上为逆，居脐下为从，勿动亟夺[1]，论在《刺法》中。

[注释]

[1] 勿动亟夺：不要草率治之。

帝曰：人有身体髀、股、骱皆肿，环脐而痛，是为何病？岐伯曰：病名伏梁，此风根也。其气溢于大肠，而著于肓，肓之原[1]在脐下，故环脐而痛也。不可动之，动之为水溺涩之病。

［注释］

[1] 肓之原：脖胦。在脐下同身寸之二寸半。

帝曰：夫子数言热中[1]、消中[2]，不可服高梁[3]、芳草、石药。石药发瘨[4]，芳草发狂。夫热中、消中者，皆富贵人也，今禁高梁，是不合其心，禁芳草、石药，是病不愈，愿闻其说。岐伯曰：夫芳草之气美，石药之气悍，二者其气急疾坚劲，故非缓心和人，不可以服此二者。

性情暴躁之人不可以用芳香或金石药。

［注释］

[1] 热中：内热病。　[2] 消中：消食善饥。　[3] 高粱：膏粱厚味。　[4] 瘨：同“癫”。

帝曰：不可以服此二者，何以然？岐伯曰：夫热气慓悍[1]，药气亦然，二者相遇，恐内伤脾。脾者土也而恶木，服此药者，至甲乙日更论。

甲乙肝旺之时，肝木克脾土而病进，就不必说了。

［注释］

[1] 慓悍：急疾。

帝曰：善。有病膺肿颈痛，胸满腹胀，此为何病？何以得之？岐伯曰：名厥逆。

帝曰：治之奈何？岐伯曰：灸之则瘖[1]，石之则狂，须其气并，乃可治也。

正气至其病所，与邪相搏，乃可以治，以助其正气。所谓“卫气之所在，与邪气相合，则病作”，即“气并”之义。

帝曰：何以然？岐伯曰：阳气重上，有余于上，灸之则阳气入阴，入则瘖；石之则阳气虚，虚则狂。须其气并而治之，可使全也。

[注释]

[1] 瘖（yīn）：同“喑”，失音。

帝曰：善。何以知怀子之且生也？岐伯曰：身有病[1]而无邪脉[2]也。

[注释]

[1] 身有病：身有孕。 [2] 邪脉：病脉。

帝曰：病热而有所痛者，何也？岐伯曰：病热者，阳脉也，以三阳之动也。人迎一盛少阳，二盛太阳，三盛阳明，入阴也。夫阳入于阴，故病在头与腹，乃䐜胀而头痛也。帝曰：善。

黄帝内经素问卷第十二

风论篇第四十二

黄帝问曰：风之伤人也，或为寒热，或为热中，或为寒中，或为疠风[1]，或为偏枯，或为风[2]也。其病各异，其名不同，或内至五脏六腑，不知其解，愿闻其说。岐伯对曰：风气藏于皮肤之间，内不得通，外不得泄。风者，善行而数变，腠理开则洒然寒，闭则热而闷。其寒也则衰[3]食饮，其热也则消肌肉，故使人怢栗[4]而不能食，名曰寒热。风气与阳明入胃，循脉而上至目内眦，其人肥则风气不得外泄，则为热中而目黄；人瘦，则外泄而寒，则为寒中而泣出。风气与太阳俱入，行诸脉俞，散于分肉之间，与卫气相干[5]，其道不利，故使肌肉愤䐜[6]而有疡；卫气有所凝而不行，故其肉有不仁也。疠者，有荣气热胕[7]，其气不清，故使其鼻柱坏而色败，皮肤疡溃。风寒客于脉而不去，名曰疠风，或名曰寒热。

风之性也。至其变化，或为寒热，或为热中，然皆有风气也。

相干，即相抟。《素问·疟论》："卫气之所在，与邪气相合，则病作。"

[注释]

[1] 疠风：麻风病。 [2] 风：风病。《太素》作“贼风”。 [3] 衰：减少。 [4] 怢（tū）栗：寒战。 [5] 相干：相并。 [6] 愤䐜：勃然胀起。 [7] 胕：同“腐”。

以春甲乙伤于风者为肝风，以夏丙丁伤于风者为心风，以季夏戊己伤于邪者为脾风，以秋庚辛中于邪者为肺风，以冬壬癸中于邪者为肾风。风中五脏六腑之俞，亦为脏腑之风，各入其门户，所中则为偏风。风气循风府而上，则为脑风；风入系头，则为目风，眼寒；饮酒中风，则为漏风；入房汗出中风，则为内风；新沐中风，则为首风；久风入中，则为肠风飧泄；外在腠理，则为泄风。故风者，百病之长也，至其变化，乃为他病也，无常方[1]，然致有风气也。

[注释]

[1] 无常方：即《素问·疟论》“风无常府”之义。

[点评]

“风为百病之长”，是中医论述疾病的经典语。天回医简《脉书下经》、张家山《脉书》凡论疾病，皆以风为首。《下经》言病之变化，亦以风为始。

痹论篇第四十三

黄帝问曰：痹之安生？岐伯对曰：风寒湿三气杂至，合而为痹也。其风气胜者为行痹，寒气胜者为痛痹，湿气胜者为著痹也。

帝曰：其有五者，何也？岐伯曰：以冬遇此者为骨痹，以春遇此者为筋痹，以夏遇此者为脉痹，以至阴[1]遇此者为肌痹，以秋遇此者为皮痹。

此五体痹，因时而有所不同。如上篇《素问·风论》说："以春甲乙伤于风者为肝风，以夏丙丁伤于风者为心风，以季夏戊己伤于邪者为脾风，以秋庚辛中于邪者为肺风，以冬壬癸中于邪者为肾风。"即此义也。

［注释］

[1] 至阴：指长夏，即六月。

帝曰：内舍五脏六腑，何气使然？岐伯曰：五脏皆有合[1]，病久而不去者，内舍于其合也。故骨痹不已，复感于邪，内舍于肾；筋痹不已，复感于邪，内舍于肝；脉痹不已，复感于邪，内舍于心；肌痹不已，复感于邪，内舍于脾；皮痹不已，复感于邪，内舍于肺。所谓痹者，各以其时重感于风寒湿之气也。

病久则变化之义。风邪滞著不去，内入于所合之脏而发为痹。

[注释]

[1] 五脏皆有合：肝合筋，心合脉，脾合肉，肺合皮，肾合骨。

凡痹之客五脏者，肺痹者，烦满喘而呕；心痹者，脉不通，烦则心下鼓，暴上气而喘，嗌干善噫[1]，厥气上则恐；肝痹者，夜卧则惊，多饮数小便，上为引如怀[2]；肾痹者，善胀，尻以代踵[3]，脊以代头[4]；脾痹者，四支解堕[5]，发咳呕汁，上为大塞[6]；肠痹者，数饮而出不得，中气喘争，时发飧泄；胞痹者，少腹膀胱按之内痛，若沃[7]以汤，涩于小便，上为清涕。

[注释]

[1] 噫（ǎi）：嗳气。 [2] 上为引如怀：上引少腹似怀孕。 [3] 尻以代踵：足不能行。 [4] 脊以代头：背屈肩随。 [5] 解堕：懈惰。 [6] 大塞：痞积不通。 [7] 沃：浇灌。

阴气者，静则神藏，躁则消亡。饮食自倍，肠胃乃伤。淫气[1]喘息，痹聚在肺；淫气忧思，痹聚在心；淫气遗溺，痹聚在肾；淫气乏竭，痹聚在肝；淫气肌绝，痹聚在脾。诸痹不已，亦益内[2]也，其风气胜者，其人易已也。

[注释]

[1] 淫气：邪气浸淫。 [2] 益内：向内传变。

帝曰：痹，其时有死者，或疼久者，或易已者，其故何也？岐伯曰：其入脏者死，其留连筋骨间者疼久，其留皮肤间者易已。

帝曰：其客于六腑者，何也？岐伯曰：此亦其食饮居处，为其病本也。六腑亦各有俞[1]，风寒湿气中其俞，而食饮应之，循俞而入，各舍其腑也。

［注释］

[1] 俞：此指背俞穴。

帝曰：以针治之，奈何？岐伯曰：五脏有俞[1]，六腑有合[2]，循脉之分，各有所发，各随其过，则病瘳[3]也。

［注释］

[1] 五脏有俞：肝输太冲，心输神门，脾输太白，肺输太渊，肾输太溪。　[2] 六腑有合：胃合足三里，胆合阳陵泉，大肠合曲池，小肠合小海，三焦合天井，膀胱合委中。　[3] 瘳（chōu）：痊愈。

帝曰：荣卫之气，亦令人痹乎？岐伯曰：荣者，水谷之精气也，和调于五脏，洒陈于六腑，乃能入于脉也，故循脉上下，贯五脏，络六腑也。卫者，水谷之悍气也，其气慓疾[1]滑利，不能入于脉也，故循皮肤之中，分肉之间，熏于肓膜，散于胸腹。逆其气则病，从其气则愈。不与风寒湿气合，故不为痹。

[注释]

[1] 慓（piāo）疾：疾急。

[点评]

此《痹论》篇乃上承《风论》篇，言病之变化。以风病为始，见于天回医简《脉书下经》、张家山《脉书》，此古经之面貌。今《黄帝内经》传训诂，经传不分，篇目分分合合，概不出《下经》之意。

痿论篇第四十四

黄帝问曰：五脏使人痿，何也？岐伯对曰：肺主身之皮毛，心主身之血脉，肝主身之筋膜，脾主身之肌肉，肾主身之骨髓。故肺热叶焦，则皮毛虚弱急薄，著则生痿躄[1]也；心气热，则下脉厥而上，上则下脉虚，虚则生脉痿，枢折挈胫[2]，纵而不任地[3]也；肝气热，则胆泄口苦，筋膜干，筋膜干则筋急而挛，发为筋痿；脾气热，则胃干而渴，肌肉不仁，发为肉痿；肾气热，则腰脊不举，骨枯而髓减，发为骨痿。

[注释]

[1] 痿躄（bì）：四肢痿弱，足不能行。　[2] 枢折挈胫：下肢关节如折，足胫不用。　[3] 纵而不任地：足不能行。

帝曰：何以得之？岐伯曰：肺者，脏之长也，为心之盖也。有所失亡，所求不得，则发肺鸣，鸣则肺热叶焦。故曰：五脏因肺热叶焦，发为痿躄。此之谓也。悲哀太甚，则胞络绝，胞络绝则阳气内动，发则心下崩，数溲血[1]也。故《本病》曰：大经空虚，发为肌痹，传为脉痿。思想无穷，所愿不得，意淫于外，入房太甚，宗筋[2]弛纵，发为筋痿，及为白淫[3]。故《下经》曰：筋痿者，生于肝，使内也。有渐于湿，以水为事，若有所留，居处相湿，肌肉濡渍，痹而不仁，发为肉痿。故《下经》曰：肉痿者，得之湿地也。有所远行劳倦，逢大热而渴，渴则阳气内伐，内伐则热舍于肾。肾者，水脏也，今水不胜火，则骨枯而髓虚，故足不任身，发为骨痿。故《下经》曰：骨痿者，生于大热也。

《本病》《下经》皆古医经。经文简要，故此解释之。

［注释］

[1] 溲血：尿血。 [2] 宗筋：三阴三阳经筋总汇之处，男子外阴。 [3] 白淫：男子遗精、女子带下之类。

帝曰：何以别之？岐伯曰：肺热者，色白而毛败；心热者，色赤而络脉溢；肝热者，色苍而爪枯；脾热者，色黄而肉蠕动；肾热者，色黑而齿槁。

帝曰：如夫子言可矣。论言治痿者，独取阳明，何也？岐伯曰：阳明者，五脏六腑之海，主润宗筋，宗筋主束骨而利机关也。冲脉者，经脉之海也，主渗灌溪谷[1]，与阳明合于宗筋。阴阳揔宗筋之会，会于气街[2]，而阳明为之长，皆属于带脉，而络于督脉。故阳明虚则宗筋纵，带脉不引，故足痿不用也。

《素问·厥论》："前阴者，宗筋之所聚，太阴阳明之所合也。"

[注释]

[1] 溪谷：筋骨肌肉结聚之处，大者为谷，小者为溪。　[2] 气街：腹股沟动脉搏动处，当气冲穴位置。

帝曰：治之奈何？岐伯曰：各补其荥而通其俞，调其虚实，和其逆顺，筋脉骨肉，各以其时受月[1]，则病已矣。帝曰：善。

[注释]

[1] 时受月：受气时月，如肝王甲乙，心王丙丁之类。

[点评]

治痿独取阳明，古今治痿病之大法。胃为水谷之海，后天之本，气血生化之源。如《素问·太阴阳明论》说："四支皆禀气于胃，而不得径至，必因于脾，乃得禀也。今脾病，不能为胃行其津液，四支不得禀水谷气，气日以衰，脉道不利，筋骨肌肉皆无气以生，故不用焉。"

黄帝内经素问卷第十三

病能论篇第四十六

黄帝问曰：人病胃脘痈者，诊当何如？岐伯对曰：诊此者，当候胃脉，其脉当沉细，沉细者气逆，逆者人迎甚盛，甚盛则热。人迎者，胃脉也，逆而盛，则热聚于胃口而不行，故胃脘为痈也。

五脏主藏精，喜怒忧思悲恐惊七情寄之，虽脏有所伤，而精神有所寄托，故可以安卧。

帝曰：善。人有卧而有所不安者，何也？岐伯曰：脏有所伤，及精有所之寄则安，故人不能悬其病[1]也。

［注释］

[1] 悬其病：孤立看待疾病。

帝曰：人之不得偃卧[1]者，何也？岐伯曰：肺者，脏之盖也，肺气盛则脉大，脉大则不得偃卧，论在《奇恒》《阴阳》[2]中。

[注释]

[1] 偃（yǎn）卧：仰卧，亦指睡卧。　[2]《奇恒》《阴阳》：古医经名。

帝曰：有病厥者，诊右脉沉而紧，左脉浮而迟，不然[1]病主安在？岐伯曰：冬诊之，右脉固当沉紧，此应四时；左脉浮而迟，此逆四时。在左当主病在肾，颇关在肺，当腰痛也。

[注释]

[1] 不然：不知。

帝曰：何以言之？岐伯曰：少阴脉贯肾络肺，今得肺脉，肾为之病，故肾为腰痛之病也。

帝曰：善。有病颈痈者，或石治之，或针灸治之，而皆已，其真安在？岐伯曰：此同名异等者也。夫痈气之息[1]者，宜以针开除去之；夫气盛血聚[2]者，宜石而泻之。此所谓同病异治也。

痈初发也。

脓血已成。

[注释]

[1] 息：积也。　[2] 气盛血聚：脓血聚积。

帝曰：有病怒狂者，此病安生？岐伯曰：生于阳也。

帝曰：阳何以使人狂？岐伯曰：阳气者，因暴折而难决，故善怒也，病名曰阳厥。

帝曰：何以知之？岐伯曰：阳明者常动[1]，巨阳、少阳不动，不动而动，大疾，此其候也。

［注释］

[1] 阳明者常动：人迎脉动。

帝曰：治之奈何？岐伯曰：夺其食[1]即已。夫食入于阴，长气于阳，故夺其食即已。使之服以生铁洛[2]为饮。夫生铁洛者，下气疾也。

［注释］

[1] 夺其食：减其食。 [2] 生铁洛：即生铁落，为冶炼时捶落的铁屑，其气寒而重，能坠热开结。

帝曰：善。有病身热解堕，汗出如浴，恶风少气，此为何病？岐伯曰：病名曰酒风。

帝曰：治之奈何？岐伯曰：以泽泻、术各十分，麋衔[1]五分，合，以三指撮为后饭[2]。

［注释］

[1] 麋衔：鹿衔草。 [2] 后饭：饭后服。

所谓深之细者，其中手如针也，摩之切之。聚者坚也，博者大也。《上经》者，言气之通天也。《下经》者，言病之变化也。《金匮》者，决死生也。《揆度》者，切度之也。《奇恒》者，言奇病也。所谓奇者，使奇病不得以四时死也；恒者，得以四时死也。所谓揆者，方切求之也，言切求其脉理也；度者，得其病处，以四时度之也。

［点评］

本篇所说《上经》《下经》《金匮》《揆度》《奇恒》皆古医经名，与今成都天回医简的内容恰恰相合。其中，以《上经》《下经》最古且最经典。《金匮》《揆度》《奇恒》等皆属《下经》之类，当为经师传训诂之作。《上经》言气之通天，其义见天回医简“敝昔曰”之文，有五色通天、经脉通天、五脏通天等。“通天”是中医学最核心的理论，是中华民族“天人合一”思想在中医学中最典型的应用，亦是读懂、读通《黄帝内经》的不二法门。

奇病论篇第四十七

黄帝问曰：人有重身[1]，九月而瘖，此为何也？岐伯对曰：胞[2]之络脉绝也。

［注释］

[1] 重身：怀孕。 [2] 胞：女子胞。

帝曰：何以言之？岐伯曰：胞络者系于肾，少阴之脉，贯肾系舌本，故不能言。

《素问·汤液醪醴论》说："形弊血尽而功不立者何？岐伯曰：神不使也。帝曰：何谓神不使？岐伯曰：针石，道也。"

帝曰：治之奈何？岐伯曰：无治也，当十月复。《刺法》曰：无损不足，益有余，以成其疹[1]，然后调之。所谓无损不足者，身羸瘦，无用镵石也；无益其有余者，腹中有形而泄之，泄之则精出，而病独擅中，故曰疹成也。

［注释］

[1] 疹：通"疹（lì）"，疾病。

帝曰：病胁下满气逆，二三岁不已，是为何病？岐伯曰：病名曰息积，此不妨于食，不可灸刺。积[1]为导引、服药，药不能独治也。

导引与汤液并用。导引，《汉书·艺文志·方技略》著录的“房中”“神仙”之类。

［注释］

[1] 积：渐次。

帝曰：人有身体髀、股、胻皆肿，环脐而痛，是为何病？岐伯曰：病名曰伏梁，此风根也，其气溢于大肠，而著于肓，肓之源在脐下，故环脐而痛也。不可动之，动之为水溺涩之病也。

参见《素问·腹中论》。

帝曰：人有尺脉数甚，筋急而见，此为何病？岐伯曰：此所谓狐筋[1]，是人腹必急，白色黑色见，则病甚。

［注释］

[1] 狐筋：原作“疹筋”，义晦。天回医简《脉书下经》：“狐之阳瘴。振寒以热，肩背尽热在胸头，心下盈，善呕沫，腹、少腹尽痛，胀而阴筋痛，嗌干而善漉汗，汗如分沱。”兹改。

帝曰：人有病头痛以数岁不已，此安得之？名为何病？岐伯曰：当有所犯大寒，内至骨髓，髓者以脑为主，脑逆故令头痛，齿亦痛，病名曰厥逆。帝曰：善。

帝曰：有病口甘者，病名为何？何以得之？岐伯曰：此五气之溢也，名曰脾瘅。夫五味入口，藏于胃，脾为之行其精气，津液在脾，故令人口甘也。此肥美之所发也，此人必数食甘美而多肥也。肥者令人内热，甘者令人中满，故其气上溢，转为消渴。治之以兰[1]，除陈气也。

［注释］

[1] 兰：佩兰。

帝曰：有病口苦，取阳陵泉。口苦者，病名为何？何以得之？岐伯曰：病名曰胆瘅。夫肝者，中之将也，取决于胆，咽为之使。此人者，数谋虑不决，故胆虚气上溢，而口为之苦。治之以胆募、俞[1]，治在《阴阳十二官相使》[2]中。

［注释］

[1] 胆募、俞：胆之募穴名日月，胆俞在第十脊椎旁开一寸五分。 [2]《阴阳十二官相使》：古医经名。

帝曰：有癃者，一日数十溲，此不足也。身热如炭，颈膺如格[1]，人迎躁盛，喘息气逆，此有余也。太阴脉微细如发者，此不足也。其病安在？名为何病？岐伯曰：病在太阴，其盛在胃，颇在肺[2]，病名曰厥，死不治。此所谓得五有余[3]二不足[4]也。帝曰：

何谓五有余二不足？岐伯曰：所谓五有余者，五病之气有余也；二不足者，亦病气之不足也。今外得五有余，内得二不足，此其身不表不里，亦正死明矣。

[注释]

[1]格：关格不通。[2]颇在肺：关联在肺。即此上《素问·病能论》“有病厥者……颇关在肺”之义。[3]五有余：指身热如炭、颈膺如格、人迎躁盛、喘息、气逆。[4]二不足：指癃而一日数十溲、太阴脉微细如发。

帝曰：人生而有病巅疾[1]者，病名曰何？安所得之？岐伯曰：病名为胎病，此得之在母腹中时，其母有所大惊，气上而不下，精气并居，故令子发为癫疾也。

[注释]

[1]巅疾：即癫疾。

帝曰：有病痝然如有水状，切其脉大紧，身无痛者，形不瘦，不能食，食少，名为何病？岐伯曰：病生在肾，名为肾风。肾风而不能食，善惊，惊已，心气痿者死。帝曰：善。

[点评]

所以名“奇病”，即上篇所谓“《奇恒》者，言奇病也”之义。可知本篇所述属古医经《奇恒》之内容。

脉解篇第四十九

以下凡言“所谓”者，皆解经之语。

太阳所谓肿腰脽痛者，正月太阳寅。寅，太阳也。正月阳气出在上，而阴气盛，阳未得自次[1]也，故肿腰脽痛也。病偏虚为跛者，正月阳气冻解，地气而出也。所谓偏虚者，冬寒颇有不足者，故偏虚为跛也。所谓强上引背[2]者，阳气大上而争，故强上也。所谓耳鸣者，阳气万物盛上而跃，故耳鸣也。所谓甚则狂巅疾者，阳尽在上，而阴气从下，下虚上实，故狂巅疾也。所谓浮为聋者，皆在气也。所谓入中为瘖者，阳盛已衰，故为瘖也。内夺而厥，则为瘖俳[3]，此肾虚也。少阴不至者，厥也。

［注释］

[1] 自次：按于鬯说为次，当读为“恣”。自恣，本恣意之义，此谓阳气未得伸发。 [2] 强（jiàng）上引背：项背肌肉拘急僵硬。 [3] 瘖俳：喑哑而四肢不用。瘖，同“喑”。俳，同“痱”。

少阳所谓心胁痛者，言少阳盛也。盛者，心之所表[1]也，九月阳气尽而阴气盛，故心胁痛也。所谓不可反侧者，阴气藏物也，物藏则不动，故不可反侧也。所谓甚则跃[2]者，九月万物尽衰，草木毕落而堕，则气去阳而之阴，气盛而阳之下长，故谓跃。

［注释］

[1] 心之所表：少阳与少阴为表里。　[2] 甚则跃：张家山《脉书》作“甚则无膏”。

阳明所谓洒洒[1]振寒者，阳明者，午也，五月盛阳之阴也，阳盛而阴气加之，故洒洒振寒也。所谓胫肿而股不收者，是五月盛阳之阴也，阳者衰于五月，而一阴气上，与阳始争，故胫肿而股不收也。所谓上喘而为水者，阴气下而复上，上则邪客于脏腑间，故为水也。所谓胸痛少气者，水气在脏腑也，水者，阴气也，阴气在中，故胸痛少气也。所谓甚则厥，恶人与火，闻木音则惕然而惊者，阳气与阴气相薄，水火相恶，故惕然而惊也。所谓欲独闭户牖而处者，阴阳相薄也，阳尽而阴盛，故欲独闭户牖而居。所谓病至则欲乘高而歌，弃衣而走者，阴阳复争，而外并于阳，故使之弃衣而走也。所谓客孙脉则头痛、鼻鼽、腹肿者，阳明并于上，上者，则其孙络太阴也，故头痛、鼻鼽、腹肿也。

阳明病发为癫狂。

［注释］

[1] 洒洒（xiǎnxiǎn）：寒战貌。

太阴所谓病胀者，太阴，子也，十一月万物气皆藏于中，故曰病胀。所谓上走心为噫者，阴盛而上走于阳明，阳明络属心，故曰上走心为噫也。所谓食则呕者，物盛满而上溢，故呕也。所谓得后与气[1]，则快然如衰[2]者，十二月阴气下衰，而阳气且出，故曰得后与气，则快然如衰也。

［注释］

[1] 得后与气：得排便与矢气。 [2] 快然如衰：腹气通利。

少阴所谓腰痛者，少阴者，肾也，十月万物阳气皆伤，故腰痛也。所谓呕咳上气喘者，阴气在下，阳气在上，诸阳气浮，无所依从，故呕咳上气喘也。所谓色色[1]不能久立，久坐起则目䀮䀮[2]无所见者，万物阴阳不定未有主也，秋气始至，微霜始下，而方杀万物，阴阳内夺，故目䀮䀮无所见也。所谓少气善怒者，阳气不治，阳气不治，则阳气不得出，肝气当治而未得，故善怒，善怒者，名曰煎厥。所谓恐如人将捕之者，秋气万物未有毕去，阴气少，阳气入，阴阳相薄，故恐也。所谓恶闻食臭者，胃无气，故恶闻食臭也。所谓面黑如炭色[3]者，秋气内夺，故变于色也。所谓咳则有血者，阳脉伤也，阳气未盛于上而脉满，满则咳，故血见于鼻也。

癫狂之证。

［注释］

[1] 色色：张家山《脉书》作“悒悒”。《太素》作“邑邑”。当作“悒悒”，郁闷貌。　[2] 𥆧𥆧（mángmáng）：目不明。　[3] 炭色：原作“地色”，无义。张家山《脉书》作“灺色”。灺，同“炭”。兹改。

厥阴所谓㿗疝，妇人少腹肿者，厥阴者，辰也，三月阳中之阴，邪在中，故曰㿗疝少腹肿也。所谓腰脊痛不可以俯仰者，三月一振，荣华万物，一俛而不仰[1]也。所谓㿗、癃、疝、肤胀[2]者，曰阴亦盛，而脉胀不通，故曰㿗、癃、疝也。所谓甚则嗌干热中者，阴阳相薄而热，故嗌干也。

［注释］

[1] 一俛而不仰：俛，通“俯”。高世栻注：“三月，生机虽盛，犹未畅达，故万物一皆俯而不仰也。”　[2] 肤胀：《灵枢·水胀》：“肤胀者，寒气客于皮肤之间，鼟鼟然不坚，腹大，身尽肿，皮厚，按其腹，窅而不起，腹色不变，此其候也。”

［点评］

从所述三阴三阳病证来看，三阳，合于足之三阳；三阴，合于足之三阴。这种疾病体系又见于《素问》的《阴阳离合论》《热论》以及《灵枢》的《根结》等篇，当是别一种疾病系统。所谓“脉解”，当是经师解释《脉书》的内容。

黄帝内经素问卷第十四

刺要论篇第五十

病有内外，刺有浅深，腠理、皮、肉、脉、筋、骨、髓，随病之所在而刺之。

黄帝问曰：愿闻刺要。岐伯对曰：病有浮沉，刺有浅深，各至其理，无过其道。过之则内伤，不及则生外壅[1]，壅则邪从之。浅深不得，反为大贼，内动五脏，后生大病。故曰：病有在毫毛腠理者，有在皮肤者，有在肌肉者，有在脉者，有在筋者，有在骨者，有在髓者。是故刺毫毛腠理，无伤皮，皮伤则内动肺，肺动则秋病温疟，泝泝然[2]寒栗。刺皮，无伤肉，肉伤则内动脾，脾动则七十二日四季之月[3]，病腹胀烦，不嗜食。刺肉，无伤脉，脉伤则内动心，心动则夏病心痛。刺脉，无伤筋，筋伤则内动肝，肝动则春病热而筋弛。刺筋，无伤骨，骨伤则内动肾，肾动则冬病胀，腰痛。刺骨，无伤髓，髓伤则销铄[4]，胻[5]酸，体解㑊然[6]不去矣。

[注释]

[1]外壅：邪气壅滞于外。[2]泝泝然：寒颤貌。[3]七十二日四季之月：脾不独主于时，各旺季末十八日，计七十二日。[4]销铄：消瘦干枯。[5]胻(héng)：小腿。[6]体解(xiè)㑊(yì)然：懈惰貌。

[点评]

本篇全元起注本在第六卷，《刺齐》篇中，乃王冰所分。"病有浮沉，刺有浅深""浅深不得，反为大贼"，此刺之要道，必因病所在而刺之。何谓知其所在？如《素问·八正神明论》："知其所在者，知诊三部九候之病脉处而治之，故曰守其门户焉。"针刺不仅要知病之浅深所在，亦须候其气至，实则泻之，虚则补之。如《灵枢·官能》又说："用针之理，必知形气之所在，左右上下，阴阳表里，血气多少，行之逆顺，出入之合，谋伐有过。知解结，知补虚泻实，上下气门，明通于四海，审其所在，寒热淋露，以输异处，审于调气，明于经隧，左右支络，尽知其会。寒与热争，能合而调之；虚与实邻，知决而通之；左右不调，把而行之。"

刺齐论篇第五十一

黄帝问曰：愿闻刺浅深之分。岐伯对曰：刺骨者无伤筋，刺筋者无伤肉，刺肉者无伤脉，刺脉者无伤皮，刺皮者无伤肉，刺肉者无伤筋，刺筋者无伤骨。

帝曰：余未知其所谓，愿闻其解。岐伯曰：刺骨无伤筋者，针至筋而去，不及骨也。刺筋无伤肉者，至肉而去，不及筋也。刺肉无伤脉者，至脉而去，不及肉也。刺脉无伤皮者，至皮而去，不及脉也。所谓刺皮无伤肉者，病在皮中，针入皮中，无伤肉也。刺肉无伤筋者，过肉中筋也。刺筋无伤骨者，过筋中骨也。此之谓反也。

［点评］

本篇全元起注本在第六卷，与《刺要》原为一篇。针刺无太过，无不及，故曰《刺齐》。

刺禁论篇第五十二

黄帝问曰：愿闻禁数。岐伯对曰：脏有要害，不可不察。肝生于左，肺藏于右，心部于表，肾治于里。脾为之使，胃为之市。膈肓之上，中有父母。七节之傍，中有小心[1]。从之有福，逆之有咎。

[注释]

[1] 小心：《太素》作“志心”。《难经·三十六难》说：“肾两者，非皆肾也，其左者为肾，右者为命门。”小心，或即命门之义。

刺中心，一日死，其动为噫[1]。刺中肝，五日死，其动为语。刺中肾，六日死，其动为嚏。刺中肺，三日死，其动为咳。刺中脾，十日死，其动为吞。刺中胆，一日半死，其动为呕。

[注释]

[1] 噫（ài）：嗳气，俗称打嗝。

刺跗上中大脉[1]，血出不止，死。刺面中溜脉[2]，不幸为盲。刺头中脑户[3]，入脑立死。刺舌下中脉太过，血出不止，为瘖。刺足下布络中脉，血不出，为肿。刺郄中大脉，令人仆，脱色。刺气街中脉，血不出，为肿鼠仆[4]。刺脊间中髓，为伛[5]。刺乳上中乳房，为肿根蚀。刺缺盆中内陷，气泄，令人喘咳逆。刺手鱼腹内陷，为肿。无刺大醉，令人气乱。无刺大怒，令人气逆。无刺大劳人，无刺新饱人，无刺大饥人，无刺大渴人，无刺大惊人。刺阴股中大脉，血出不止，死。刺客主人[6]内陷中脉，为内漏[7]，为聋。刺膝髌出液，为跛。刺臂太阴脉，出血多，立死。刺足少阴脉，重虚出血，为舌难以言。刺膺中陷中肺，为喘逆仰息。刺肘中内陷，气归之，为不屈伸。刺阴股下三寸内陷，令人遗溺。刺腋下胁间内陷，令人咳。刺少腹中膀胱溺出，令人少腹满。刺腨肠内陷，为肿。刺眶上陷骨中脉，为漏[8]，为盲。刺关节中液出，不得屈伸。

［注释］

[1] 大脉：冲阳脉。 [2] 溜脉：马莳注："所谓溜脉者，凡脉与目流通者，皆是。" [3] 脑户：穴名，在枕骨上，通于脑中。 [4] 鼠仆：鼠蹊、仆参之间。 [5] 伛（yǔ）：身体踡屈。 [6] 客主人：足少阳胆经穴名，一名上关。 [7] 内漏：耳内生脓。 [8] 漏：泪流不止。

[点评]

"肝生于左，肺藏于右，心部于表，肾治于里，脾为之使，胃为之市，膈肓之上，中有父母，七节之傍，中有小心"。此所言脏之左右表里，非指部位而言。肝气应于春，东方风木，从左而生；肺气应于秋，西方燥金，从右而降；心气应于夏，主神明在表；肾气应于冬，主藏精在里；脾主为胃行其津液，常以四时长四脏，故为使；胃主受纳，为水谷之海，故为市；膈肓之上，心主居之，故为父母；七节之傍，命门所居也，不可不谨也。

刺志论篇第五十三

黄帝问曰：愿闻虚实之要。岐伯对曰：气实形实，气虚形虚，此其常也，反此者病。谷盛气盛，谷虚气虚，此其常也，反此者病。脉实血实，脉虚血虚，此其常也，反此者病。

帝曰：如何而反？岐伯曰：气虚身热，此谓反也。谷入多而气少，此谓反也。谷不入而气多，此谓反也。脉盛血少，此谓反也。脉少血多，此谓反也。

气盛身寒，得之伤寒。气虚身热，得之伤暑。谷入多而气少者，得之有所脱血，湿居下也。谷入少而气多者，邪在胃及与肺也。脉小血多者，饮中热[1]也。脉大血少者，脉有风气，水浆不入，此之谓也。夫实者，气入也。虚者，气出也。气实者，热也。气虚者，寒也。入实者，左手开针空[2]也。入虚者，左手闭针空也。

[注释]

[1] 饮中热：饮酒而生内热。 [2] 空：同“孔”。

［点评］

《说文》：志者，心之所之也。针刺时必须精神专注，用心观察形与气、色与脉是否相得，因此，刺志，犹言刺神。《灵枢·本神》说："所以任物者谓之心，心有所忆谓之意，意之所存谓之志，因志而存变谓之思，因思而远慕谓之虑，因虑而处物谓之智。"刺志之义，即凡刺之法，必本于神之义。

针解篇第五十四

解释《灵枢·九针十二原》九针之义。

黄帝问曰：愿闻九针[1]之解，虚实之道。岐伯对曰：刺虚则实之者，针下热也，气实乃热也。满而泄之者，针下寒也，气虚乃寒也。菀陈[2]则除之者，出恶血也。邪胜则虚之者，出针勿按。徐而疾则实者，徐出针而疾按之。疾而徐则虚者，疾出针而徐按之。言实与虚者，寒温气多少也。若无若有者，疾不可知也。察后与先者，知病先后也。为虚与实者，工勿失其法。若得若失者，离其法也。虚实之要，九针最妙者，为其各有所宜[3]也。补泻之时者，与气开阖相合也。九针之名，各不同形者，针穷其所当补泻也。

［注释］

[1] 九针：见《灵枢·九针十二原》。 [2] 菀陈：积聚之恶血。 [3] 各有所宜：王冰注："热在头身，宜镵针；肉分气满，宜员针；脉气虚少，宜鍉针；泻热出血，发泄固病，宜锋针；破痈肿，出脓血，宜铍针；调阴阳，去暴痹，宜员利针；治经络中痛痹，宜毫针；痹深居骨解、腰脊节腠之间者，宜长针；虚风舍于骨解、皮肤之间，宜大针。"

刺实须其虚者，留针，阴气隆至，乃去针也。刺虚须其实者，阳气隆至，针下热乃去针也。经气已至，慎守勿失者，勿变更也。深浅在志者，知病之内外也。近远如一者，深浅其候[1]等也。如临深渊者，不敢堕[2]也。手如握虎者，欲其壮也。神无营于众物者，静志观病人，无左右视也。义无邪下[3]者，欲端以正也。必正其神者，欲瞻病人目，制其神，令气易行也。

《素问·宝命全形论》："刺虚者须其实，刺实者须其虚。经气已至，慎守勿失，深浅在志，远近若一，如临深渊，手如握虎，神无营于众物。"

［注释］

[1] 候：候气。　[2] 堕：同"惰"，松懈。　[3] 义无邪下：指下针方法要正确。

［点评］

所谓"针解"，当是解释古《针经》的内容。如《素问·离合真邪论》说："余闻《九针》九篇，夫子乃因而九之，九九八十一篇，余尽通其意矣。"《九针》原本只有九篇，因经师说解扩展为八十一篇。今所见篇中内容涉及了《素问·通评虚实论》《素问·宝命全形论》《灵枢·九针十二原》《灵枢·官针》等。即使如此，今《黄帝内经》诸篇均为传训诂之作，已非古医经原貌。今幸而可见者，有马王堆汉墓、张家山汉墓、天回汉墓的西汉医简，可以为徵。

九针之义，包括二个方面：一是指九种针具，一是指九种虚实补泻的方法。如《灵枢·九针十二原》："九针之名，各不同形。一曰镵针，长一寸六分；二曰员针，长一寸六分；三曰鍉针，长三寸半；四曰锋针，长一寸六分；五曰铍针，长四寸，广二分半；六曰员利针，长一寸六分；七曰毫针，长三寸六分；八曰长针，长七寸；九曰大针，长四寸。”又说：“虚实之要，九针最妙，补写之时，以针为之。”即本篇所谓“虚实之要，九针最妙者，为其各有所宜也”。

长刺节论篇第五十五

刺家[1]不诊，听病者言。在头，头疾痛，为藏针之[2]，刺至骨，病已，上无伤骨肉及皮。皮者，道[3]也。

刺骨不伤皮肉。

[注释]

[1] 刺家：刺者。 [2] 为藏针之：深刺之。 [3] 道：针刺的通道。

阳刺[1]，入一傍四处，治寒热。深专[2]者，刺大脏[3]，迫脏刺背，背俞也。刺之迫脏，脏会，腹中寒热去而止。与刺之要，发针而浅出血。

[注释]

[1] 阳刺：阳，原作“阴”，据《甲乙》《灵枢》改。《甲乙》：“阳刺者，正内一，傍内四”“阴刺者，左右卒刺之。”又作“扬刺”。《灵枢·官针》：“五曰扬刺，扬刺者，正内一，傍内四，而浮之，以治寒气之博大者也。” [2] 深专：病邪深入。 [3] 大脏：指五脏。

治腐肿者。刺腐上，视痈小大深浅刺，刺大者多血，小者深之，必端内针为故，止。病在少腹有积。刺皮髓[1]以下，至少腹而止，刺侠脊两傍四椎间，刺两髂、髎[2]、季胁肋间[3]，导腹中气热下，已。

［注释］

[1] 皮髓（téng）：少腹肥厚之皮。髓，同“腯（tú）”。 [2] 髎：居髎穴。 [3] 季胁肋间：京门穴。

病在少腹，腹痛不得大小便，病名曰疝，得之寒。刺少腹两股间，刺腰髁骨[1]间，刺而多之，尽炅[2]，病已。

［注释］

[1] 腰髁（kē）骨：王冰注：“腰髁骨者，腰房侠脊平立陷者中，按之有骨处也。” [2] 尽炅（jiǒng）：待少腹尽热。

病在筋，筋挛节痛，不可以行，名曰筋痹。刺筋上为故，刺分肉间，不可中骨也，病起。筋炅，病已，止。病在肌肤，肌肤尽痛，名曰肌痹，伤于寒湿。刺大分小分[1]，多发针而深之，以热为故，无伤筋骨。伤筋骨，痈发若变。诸分尽热，病已，止。

［注释］

[1] 大分小分：大分，肉之大会。小分，肉之小会。《素问·气

穴论》："肉之大会为谷，肉之小会为溪。"

病在骨，骨重不可举，骨髓酸痛，寒气至，名曰骨痹。深者，刺无伤脉肉为故，其道大分小分，骨热，病已，止。病在诸阳脉，且寒且热，诸分且寒且热，名曰狂。刺之虚脉[1]，视分尽热，病已，止。

[注释]

[1] 虚脉：虚其脉。

病初发，岁一发，不治[1]，月一发，不治，月四五发，名曰癫病。刺诸分诸脉，其无寒者，以针调之，病止。

失治而病进。

[注释]

[1] 不治：不治疗。

病风，且寒且热，炅汗出，一日数过[1]。先刺诸分理[2]络脉，汗出，且寒且热，三日一刺，百日而已。

[注释]

[1] 数过：数次。　[2] 分理：肉分和腠理。

病大风[1]，骨节重，须眉堕，名曰大风。刺肌肉为故，汗出百日，刺骨髓，汗出百日，凡二百日，须眉生而止针。

[注释]

[1] 大风：风邪重证。《素问·骨空论》说："大风颈项痛，刺风府，风府在上椎。大风汗出，灸譩譆。"

[点评]

篇名"长刺节"，长，引伸、解释之义。刺节之义，见《灵枢·刺节真邪》，其中有："余闻刺有五节，奈何？岐伯曰：固有五节：一曰振埃，二曰发蒙，三曰去爪，四曰彻衣，五曰解惑。"此下又说："刺节言振埃，夫子乃言刺外经，去阳病，余不知其所谓也，愿卒闻之。""刺节"，当为古医经名。

黄帝内经素问卷第十五

皮部论篇第五十六

黄帝问曰：余闻皮有分部，脉有经纪，筋有结络，骨有度量，其所生病各异，别其分部，左右上下，阴阳所在，病之始终，愿闻其道。岐伯对曰：欲知皮部，以经脉为纪者，诸经皆然。阳明之阳，名曰害蜚[1]，上下同法，视其部中有浮络[2]者，皆阳明之络也，其色多青则痛，多黑则痹，黄赤则热，多白则寒，五色皆见，则寒热也，络盛则入客于经，阳主外，阴主内。少阳之阳，名曰枢持[3]，上下同法，视其部中有浮络者，皆少阳之络也，络盛则入客于经，故在阳者主内，在阴者主出，以渗于内，诸经皆然。太阳之阳，名曰关枢[4]，上下同法，视其部中有浮络者，皆太阳之络也，络盛则入客于经。少阴之阴，名曰枢儒[5]，上下同法，视其部中有浮络者，皆少阴之络也，络盛则入客于经，其入经也，从阳部注于经，其出者，从阴内

经脉色诊，不传久矣。

此下以经脉为纲纪，阐述皮部浮络色泽变化以诊查疾病，与《素问·阴阳离合论》《灵枢·根结》互相发明。

即“厥阴之阴”。

注于骨。心主[6]之阴，名曰害肩[7]，上下同法，视其部中有浮络者，皆心主之络也，络盛则入客于经。太阴之阴，名曰关蛰[8]，上下同法，视其部中有浮络者，皆太阴之络也，络盛则入客于经。凡十二经络脉者，皮之部也。

［注释］

[1] 害（hé）蜚（fēi）：害，通“阖”，《素问·阴阳离合论》：“阳明为阖。” [2] 浮络：又称毛脉、孙络，位于皮表。 [3] 枢持：《素问·阴阳离合论》：“少阳为枢。” [4] 关枢：《素问·阴阳离合论》：“太阳为关。” [5] 枢儒：《素问·阴阳离合论》：“少阴为枢。” [6] 心主：厥阴。 [7] 害肩：《素问·阴阳离合论》：“厥阴为阖。” [8] 关蛰：《素问·阴阳离合论》：“太阴为关”。

是故百病之始生也，必先于皮毛，邪中之则腠理开，开则入客于络脉，留而不去，传入于经，留而不去，传入于腑，廪[1]于肠胃。邪之始入于皮毛也，泝然[2]起毫毛，开腠理；其入于络也，则络脉盛色变；其入客于经也，则感虚乃陷下[3]；其留于筋骨之间，寒多则筋挛骨痛，热多则筋弛骨消，肉烁䐃[4]破，毛直而败。

［注释］

[1] 廪（lǐn）：积聚。 [2] 泝然：寒颤貌。 [3] 感虚乃陷

下：经脉虚则皮部陷下。《灵枢·经脉》："陷下则灸之。" [4] 䐃（jùn）：大肉。

帝曰：夫子言皮之十二部，其生病皆何如？岐伯曰：皮者，脉之部也。邪客于皮则腠理开，开则邪入客于络脉，络脉满则注于经脉，经脉满则入舍于腑脏也。故皮者有分部，不与[1]而生大病也。帝曰：善。

［注释］

[1] 不与：不治。

［点评］

经脉在于皮部的表现，仍以三阴三阳划分，用了"害蜚、枢持、关枢、枢儒、害肩、关蛰"一组概念，其古义是以"门"来比喻经脉皮部的功能，即门扉、门枢和机关，与《素问·阴阳离合论》《灵枢·根结》所说"关、阖、枢"之义相呼应。以经脉划分皮之分部，是经脉医学色脉诊的内容。如"其色多青则痛，多黑则痹，黄赤则热，多白则寒，五色皆见，则寒热也"。

经络论篇第五十七

承上《皮部论》，再言络脉五色变化。

黄帝问曰：夫络脉之见也，其五色各异，青黄赤白黑不同，其故何也？岐伯对曰：经有常色，而络无常变也。

帝曰：经之常色，何如？岐伯曰：心赤，肺白，肝青，脾黄，肾黑，皆亦应其经脉之色也。

帝曰：络之阴阳，亦应其经乎？岐伯曰：阴络之色应其经，阳络之色变无常，随四时而行也。寒多则凝泣[1]，凝泣则青黑，热多则淖泽[2]，淖泽则黄赤，此皆常色，谓之无病。五色具见者，谓之寒热。帝曰：善。

[注释]

[1] 凝泣：凝涩。 [2] 淖（nào）泽：湿润。

黄帝内经素问卷第十六

水热穴论篇第六十一

黄帝问曰：少阴何以主肾？肾何以主水？岐伯对曰：肾者，至阴也，至阴者，盛水也。肺者，太阴也，少阴者，冬脉也，故其本在肾，其末在肺，皆积水也。

帝曰：肾何以能聚水而生病？岐伯曰：肾者，胃之关也，关门不利，故聚水而从其类也。上下溢于皮肤，故为胕肿[1]。胕肿者，聚水而生病也。

[注释]

[1] 胕肿：小腿肿胀。

帝曰：诸水皆生于肾乎？岐伯曰：肾者，牝脏也，地气上者属于肾，而生水液也，故曰至阴。勇而劳甚则肾汗出，肾汗出逢于风，内不得入于脏腑，外不得越于皮肤，客于玄府，行于皮里，传为胕肿，本之于

天气下为雨，地气上为云之义。

肾，名曰风水。所谓玄府者，汗空也。

帝曰：夫子言治热病五十九俞，余论其意，未能领别其处，愿闻其处，因闻其意。岐伯曰：头上五行行五者，以越[1]诸阳之热逆也。大杼、膺俞[2]、缺盆、背俞[3]，此八者，以泻胸中之热也。气街、三里、巨虚上下廉，此八者，以泻胃中之热也。云门、髃骨[4]、委中、髓空[5]，此八者，以泻四支之热也。五脏俞傍五，此十者，以泻五脏之热也。凡此五十九穴者，皆热之左右也。

［注释］

[1] 越：发散。 [2] 膺俞：即中府穴。 [3] 背俞：即风门穴。 [4] 髃（yú）骨：即肩髃穴。 [5] 髓空：即腰俞穴。

帝曰：人伤于寒而传为热，何也？岐伯曰：夫寒盛则生热也。

黄帝内经素问卷第十七

调经论篇第六十二

黄帝问曰：余闻《刺法》言，有余泻之，不足补之。何谓有余，何谓不足？岐伯对曰：有余有五，不足亦有五。帝欲何问？

帝曰：愿尽闻之。岐伯曰：神有余有不足，气有余有不足，血有余有不足，形有余有不足，志有余有不足，凡此十者，其气不等也。

帝曰：人有精气津液，四支九窍，五脏十六部[1]，三百六十五节，乃生百病，百病之生，皆有虚实。今夫子乃言有余有五，不足亦有五，何以生之乎？岐伯曰：皆生于五脏也。夫心藏神，肺藏气，肝藏血，脾藏肉，肾藏志，而此成形。志意通，内连骨髓，而成身形五脏。五脏之道，皆出于经隧[2]，以行血气，血气不和，百病乃变化而生，是故守经隧焉。

《灵枢·经脉》说："人始生，先成精，精成而脑髓生，骨为干，脉为营，筋为刚，肉为墙，皮肤坚而毛发长，谷入于胃，脉道以通，血气乃行。"

[注释]

[1] 十六部：杨上善注："九窍、五脏以为十四，四肢合手足，故有十六部。" [2] 经隧：经脉。

帝曰：神有余不足何如？岐伯曰：神有余则笑不休，神不足则悲[1]。血气未并，五脏安定，邪客于形，洒淅起于毫毛，未入于经络也，故命曰神之微。

即此后所说"刺微"之义。

[注释]

[1] 神有余则笑不休，神不足则悲：《灵枢·本神》："心藏脉，脉舍神，心气虚则悲，实则笑不休。"

帝曰：补泻奈何？岐伯曰：神有余，则泻其小络之血，出血勿之深斥[1]，无中其大经，神气乃平。神不足者，视其虚络，按而致之，刺而利之，无出其血，无泄其气，以通其经，神气乃平。

[注释]

[1] 深斥：深入。

帝曰：刺微[1]奈何？岐伯曰：按摩勿释，著针勿斥，移气于不足[2]，神气乃得复。

[注释]

[1] 刺微：刺神。 [2] 移气于不足：移气于针下，气至而平。

帝曰：善。气有余不足奈何？岐伯曰：气有余则喘咳上气，不足则息利少气[1]。血气未并，五脏安定，皮肤微病，命曰白气[2]微泄。

［注释］

[1] 气有余则喘咳上气，不足则息利少气：《灵枢·本神》："肺藏气，气舍魄，肺气虚则鼻塞不利少气，实则喘喝胸盈仰息。" [2] 白气：肺气。

帝曰：补泻奈何？岐伯曰：气有余，则泻其经隧，无伤其经，无出其血，无泄其气。不足，则补其经隧，无出其气。

帝曰：刺微奈何？岐伯曰：按摩勿释，出针视之，曰：我将深之，适人必革[1]，精气自伏，邪气散乱，无所休息，气泄腠理，真气乃相得。

病为本，工为标，标本相得，治神之境界。

［注释］

[1] 革：改变。

帝曰：善。血有余不足奈何？岐伯曰：血有余则怒，不足则恐。血气未并，五脏安定，孙络外溢[1]，则经有留血。

［注释］

[1] 外溢：原作"水溢"，据《太素》改。

帝曰：补泻奈何？岐伯曰：血有余，则泻其盛经出其血。不足，则视其虚经内针其脉中，久留而视，脉大，疾出其针，无令血泄。

帝曰：刺留血奈何？岐伯曰：视其血络，刺出其血，无令恶血得入于经，以成其疾。

帝曰：善。形有余不足奈何？岐伯曰：形有余则腹胀，泾溲不利，不足则四支不用。血气未并，五脏安定，肌肉蠕动，命曰微风。

帝曰：补泻奈何？岐伯曰：形有余则泻其阳经，不足则补其阳络。

帝曰：刺微奈何？岐伯曰：取分肉间，无中其经，无伤其络，卫气得复，邪气乃索[1]。

[注释]

[1] 索：消散。

帝曰：善。志有余不足奈何？岐伯曰：志有余则腹胀飧泄，不足则厥。血气未并，五脏安定，骨节有动。

帝曰：补泻奈何？岐伯曰：志有余则泻然筋[1]血者，不足则补其复溜[2]。

[注释]

[1] 然筋：杨上善注作“然谷下筋”。即然骨。 [2] 复溜：

又作“复留”。《灵枢·本输》：“复留，上内踝二寸，动而不休，为经。”

帝曰：刺未并奈何？岐伯曰：即取之，无中其经，邪所乃能立虚[1]。

[注释]

[1] 邪所乃能立虚：《甲乙》作“以去其邪，乃能立虚”。

帝曰：善。余已闻虚实之形，不知其何以生？岐伯曰：气血以并，阴阳相倾，气乱于卫，血逆于经，血气离居[1]，一实一虚。血并于阴，气并于阳，故为惊狂。血并于阳，气并于阴，乃为炅中[2]。血并于上，气并于下，心烦惋[3]善怒。血并于下，气并于上，乱而喜忘[4]。

[注释]

[1] 血气离居：血气离于其所常居。　[2] 炅中：即热中。　[3] 烦惋：烦闷。　[4] 乱而喜忘：《太素》作“气乱心善忘”。

帝曰：血并于阴，气并于阳，如是血气离居，何者为实，何者为虚？岐伯曰：血气者，喜温而恶寒，寒则泣不能流，温则消而去之。是故气之所并为血虚，血之所并为气虚。

帝曰：人之所有者，血与气耳。今夫子乃言血并为虚，气并为虚，是无实乎？岐伯曰：有者为实，无者为虚，故气并则无血，血并则无气，今血与气相失，故为虚焉。络之与孙脉俱输于经，血与气并，则为实焉。血之与气并走于上，则为大厥，厥则暴死，气复反则生，不反则死。

帝曰：实者何道从来，虚者何道从去？虚实之要，愿闻其故。岐伯曰：夫阴与阳，皆有俞会，阳注于阴，阴满之外，阴阳匀平，以充其形，九候若一，命曰平人。

《素问·三部九候论》："九候之相应也，上下若一，不得相失。"

夫邪之生也，或生于阴，或生于阳。其生于阳者，得之风雨寒暑；其生于阴者，得之饮食居处，阴阳喜怒[1]。

[注释]

[1] 阴阳喜怒：男女房中事。

帝曰：风雨之伤人奈何？岐伯曰：风雨之伤人也，先客于皮肤，传入于孙脉，孙脉满则传入于络脉，络脉满则输于大经脉，血气与邪并客于分腠之间，其脉坚大，故曰实。实者外坚充满，不可按之，按之则痛。

帝曰：寒湿之伤人奈何？岐伯曰：寒湿之中人也，皮肤不收，肌肉坚紧，荣血泣，卫气去，故曰虚。虚者聂辟[1]气不足，按之则气足以温之，故快然而不痛。

［注释］

[1] 聂辟：怯弱。

帝曰：善。阴之生实奈何？岐伯曰：喜怒不节，则阴气上逆，上逆则下虚，下虚则阳气走之，故曰实矣。

帝曰：阴之生虚奈何？岐伯曰：喜则气下，悲则气消，消则脉虚空，因寒饮食，寒气熏满，则血泣气去，故曰虚矣。

帝曰：经言阳虚则外寒，阴虚则内热，阳盛则外热，阴盛则内寒。余已闻之矣，不知其所由然也。岐伯曰：阳受气于上焦，以温皮肤分肉之间。令寒气在外，则上焦不通，上焦不通，则寒气独留于外，故寒栗。

帝曰：阴虚生内热奈何？岐伯曰：有所劳倦，形气衰少，谷气不盛，上焦不行，下脘不通，胃气热，热气熏胸中，故内热。

帝曰：阳盛生外热奈何？岐伯曰：上焦不通利，则皮肤致密，腠理闭塞，玄府不通，卫气不得泄越，故外热。

帝曰：阴盛生内寒奈何？岐伯曰：厥气上逆，寒气积于胸中而不泻，不泻则温气去，寒独留，则血凝泣，凝则脉不通，其脉盛大以涩，故中寒。

帝曰：阴与阳并，血气以并，病形以成，刺之奈何？岐伯曰：刺此者，取之经隧，取血于营，取气于卫，用形[1]哉，因四时多少高下。

[注释]

[1] 用形：观察病形。

《灵枢·官能》："泻必用员，切而转之，其气乃行，疾而徐出，邪气乃出，伸而迎之，摇大其穴，气出乃疾。"

帝曰：血气以并，病形以成，阴阳相倾，补泻奈何？岐伯曰：泻实者气盛乃内针，针与气俱内，以开其门，如利其户，针与气俱出，精气不伤，邪气乃下，外门不闭，以出其疾，摇大其道[1]，如利其路，是谓大泻，必切而出，大气[2]乃屈。

[注释]

[1] 摇大其道：摇大针孔。 [2] 大气：大邪气。

《灵枢·九针十二原》："逆而夺之，恶得无虚；追而济之，恶得无实。"《灵枢·小针解》："迎而夺之者，泻也；追而济之者，补也。"

帝曰：补虚奈何？岐伯曰：持针勿置，以定其意，候呼内针，气出针入，针空四塞，精无从去，方实而疾出针，气入针出，热不得还，闭塞其门，邪气布散，精气乃得存，动气候时，近气不失，远气乃来，是谓追之。

帝曰：夫子言虚实者有十，生于五脏。五脏，五脉耳。夫十二经脉皆生其病，今夫子独言五脏。夫十二经脉者，皆络三百六十五节，节有病，必被经脉，经脉之病，皆有虚实，何以合之？岐伯曰：五脏者，故得六腑与为表里，经络支节，各生虚实，视[1]其病所居，随而调之。病在血，调之脉[2]；病在血，调之络；病在气，调之卫；病在肉，调之分肉；病在筋，调之筋；病在骨，调之骨，燔针卻[3]刺其下及与急者；病在骨，焠针药熨；病不知所痛，两跻[4]为上；身形有痛，九候[5]莫病，则缪刺之；痛在于左而右脉病者，巨刺[6]之。必谨察其九候，针道备矣。

《灵枢·寿夭刚柔》："黄帝曰：刺寒痹内热，奈何？伯高答曰：刺布衣者，以火焠之；刺大人者，以药熨之。"

［注释］

[1] 视：原脱，据《太素》补。　[2] 病在血，调之脉：原作"病在脉，调之血"，据新校正引全元起本、《甲乙》《太素》改。　[3] 卻：原作"劫"，字误。卻，同"隙"。即分肉、溪谷间空隙。　[4] 两跻：阴跻、阳跻。　[5] 九候：脉候。　[6] 巨刺：参见下篇《素问·缪刺论》。

黄帝内经素问卷第十八

缪刺论篇第六十三

黄帝问曰：余闻缪刺，未得其意，何谓缪刺？岐伯对曰：夫邪之客于形也，必先舍于皮毛；留而不去，入舍于孙脉；留而不去，入舍于络脉；留而不去，入舍于经脉，内连五脏，散于肠胃，阴阳俱感，五脏乃伤。此邪之从皮毛而入，极于五脏之次也，如此则治其经焉。今邪客于皮毛，入舍于孙络，留而不去，闭塞不通，不得入于经，流溢于大络[1]，而生奇病也。夫邪客大络者，左注右，右注左，上下左右，与经相干，而布于四末，其气无常处，不入于经俞，命曰缪刺。

邪由浅入深，以次相传，如此则治其脏腑之经，所谓“不盛不虚，以经取之”之义。

邪留于络脉不去，乃非常之病，当用非常之法治之。

［注释］

[1] 大络：十五络。

帝曰：愿闻缪刺，以左取右，以右取左，奈何？其与巨刺何以别之？岐伯曰：邪客于经，左盛则右病，右盛则左病。亦有移易者，左痛未已而右脉先病，如此者，必巨刺之，必中其经，非络脉也。故络病者，其痛与经脉缪处[1]，故命曰缪刺。

［注释］

[1] 缪处：异处。

凡刺之数[1]，先视其经脉，切而从之，审其虚实而调之，不调者经刺[2]之，有痛而经不病者缪刺之，因视其皮部有血络者尽取之，此缪刺之数也。

［注释］

[1] 数：法也。　[2] 经刺：刺其经脉。

［点评］

此篇所论缪刺之法，可参见《灵枢·邪客》篇。

标本病传论篇第六十五

黄帝问曰：病有标本，刺有逆从，奈何？岐伯对曰：凡刺之方，必别阴阳，前后相应，逆从得施，标本相移。故曰：有其在标而求之于标，有其在本而求之于本，有其在本而求之于标，有其在标而求之于本。故治有取标而得者，有取本而得者，有逆取而得者，有从取而得者。故知逆与从，正行无问，知标本者，万举万当，不知标本，是谓妄行。

夫阴阳逆从，标本之为道也，小而大，言一而知百病之害。少而多，浅而博，可以言一而知百也。以浅而知深，察近而知远，言标与本，易而勿及[1]。治反为逆，治得为从。先病而后逆者治其本，先逆而后病者治其本，先寒而后生病者治其本，先病而后生寒者治其本，先热而后生病者治其本，先热而后生中满者治其标，先病而后泄者治其本，先泄而后生他病者治其本，必且调之，乃治其他病，先病而后生中满者治其标，先中满而后烦心者治其本。人有客气有同气。小大不利治其标，小大利治其本。病发而有余，本而标之，先治其本，后治其标。病发而不足，标而本之，先治其标，后治其本。谨察间甚，以意调之，间者并行[2]，甚者独行[3]。先小大不利而后生病者治其本。

[注释]

[1] 易而勿及：知易行难。 [2] 并行：标本同治。 [3] 独行：单治标或单治本。

夫病传者，心病先心痛，一日而咳，三日胁支痛，五日闭塞不通，身痛体重，三日不已，死，冬夜半，夏日中。肺病喘咳，三日而胁支满痛，一日身重体痛，五日而胀，十日不已，死，冬日入，夏日出。肝病头目眩，胁支满，三日体重身痛，五日而胀，三日腰脊少腹痛，胫酸，三日不已，死，冬日入，夏早食[1]。脾病身痛体重，一日而胀，二日少腹腰脊痛，胫酸，三日背胆[2]筋痛，小便闭，十日不已，死，冬人定[3]，夏晏食[4]。肾病少腹腰脊痛，䯒酸，三日背胆筋痛，小便闭，三日腹胀，三日两胁支痛，三日不已，死，冬大晨[5]，夏晏晡[6]。胃病胀满，五日少腹腰脊痛，䯒酸，三日背胆筋痛，小便闭，五日身体重，六日不已，死，冬夜半后[7]，夏日昳[8]。膀胱病小便闭，五日少腹胀，腰脊痛，䯒酸，一日腹胀，一日身体痛，二日不已，死，冬鸡鸣[9]，夏下晡[10]。诸病以次是相传，如是者，皆有死期，不可刺。间一脏止，及至三四脏者，乃可刺也。

[**注释**]

[1] 早食：辰时食，上午 7 点至 9 点。 [2] 背胎（lǚ）：背脊。 [3] 人定：亥时，晚上 9 点至 11 点。 [4] 晏（yàn）食：近于上午 9 点。 [5] 大晨：平旦，寅时，凌晨 3 点至 5 点。 [6] 晏晡（bū）：申时之末，下午 3 点至 5 点。 [7] 夜半后：鸡鸣之初，丑时，凌晨 2 点至 4 点。 [8] 日昳（dié）：未时，下午 1 点至 3 点。 [9] 鸡鸣：丑时。 [10] 下晡：刚过晡时，酉时，日入之初。

黄帝内经素问卷第十九

五运行大论篇第六十七

黄帝坐明堂，始正天纲[1]，临观八极[2]，考建五常[3]，请天师而问之曰：论言天地之动静，神明为之纪，阴阳之升降，寒暑彰其兆。余闻五运之数于夫子，夫子之所言，正五气之各主岁尔，首甲[4]定运，余因论之。鬼臾区曰：土主甲己，金主乙庚，水主丙辛，木主丁壬，火主戊癸。子午之上，少阴主之；丑未之上，太阴主之；寅申之上，少阳主之；卯酉之上，阳明主之；辰戌之上，太阳主之；巳亥之上，厥阴主之。不合阴阳[5]，其故何也？岐伯曰：是明道也，此天地之阴阳也。夫数之可数者，人中之阴阳也，然所合，数之可得者也。夫阴阳者，数之可十，推之可百，数

《素问·阴阳应象大论》：“阴阳者，天地之道也，万物之纲纪，变化之父母，生杀之本始，神明之府也。”

以五行与天干配合，甲、丙、戊、庚、壬为阳年，乙、丁、己、辛、癸阴年。

以十二地支与三阴三阳配合，子午少阴君火，丑未太阴湿土，寅申少阳相火，卯酉阳明燥金，辰戌太阳寒水，巳亥厥阴风木。

《素问·阴阳离合论》："阴阳者，数之可十，推之可百，数之可千，推之可万，万之大不可胜数，然其要一也……阴阳之变，其在人者，亦数之可数。"三阴三阳，人之阴阳；人取法于天地之阴阳，故曰"数之可数"。如《素问·阴阳应象大论》说："法阴阳奈何？阳胜则身热……阴胜则身寒。"又："以天地为之阴阳，阳之汗，以天地之雨名之；阳之气，以天地之疾风名之。"

之可千，推之可万。天地阴阳者，不以数推，以象之谓也。

[注释]

[1] 天纲：天文。 [2] 八极：八方。 [3] 五常：五行。 [4] 首甲：天干与地支配合，阳干配阳支，阴干配阴支，以甲子年为首，六十年一周，终而复始。 [5] 不合阴阳：此言五行、三阴三阳与干支配合之道，非独一阴一阳。《素问·阴阳离合论》说："天为阳，地为阴，日为阳，月为阴……今三阴三阳，不应阴阳，其故何也？"

帝曰：愿闻其所始也。岐伯曰：昭乎哉问也！臣览《太始天元册》[1]文，丹天之气，经于牛女戊分；黅天之气，经于心尾己分；苍天之气，经于危室柳鬼；素天之气，经于亢氐昴毕；玄天之气，经于张翼娄胃。所谓戊己分者，奎壁角轸，则天地之门户也[2]。夫候之所始，道之所生，不可不通也。

丹天、黅天、苍天、素天、玄天，此五色天象，应地之五行之气。提示五运六气的理论与法则，是圣人观天象所得。

[注释]

[1]《太始天元册》：古经名。 [2] 丹天之气……天地之门户也：丹天之气横亘在牛、女二宿与西北方戊位之间，黅天之气横亘在心、尾二宿与东南方己位之间，苍天之气横亘在危、室二宿与柳、鬼二宿之间，素天之气横亘在亢、氐二宿与昴、毕二宿之间，玄天之气横亘在张、翼二宿与娄、胃二宿之间。所谓戊位、己位，分别位于奎、壁二宿及角、轸二宿，称为天门、地户。

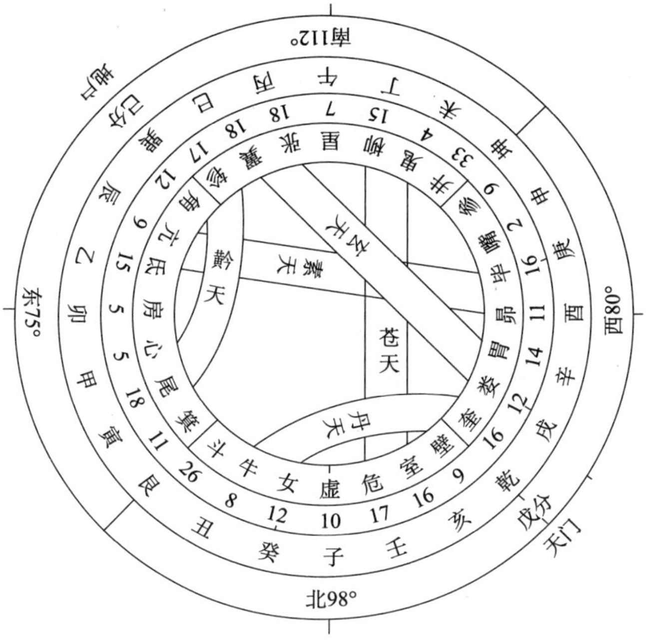

五气经天化五运图

帝曰：善。论言天地者，万物之上下；左右者，阴阳之道路，未知其所谓也。岐伯曰：所谓上下[1]者，岁上下见阴阳之所在也。左右[2]者，诸上见厥阴，左少阴右太阳；见少阴，左太阴右厥阴；见太阴，左少阳右少阴；见少阳，左阳明右太阴；见阳明，左太阳右少阳；见太阳，左厥阴右阳明。所谓面北[3]而命其位，言其见也。

《素问·阴阳应象大论》："天地者，万物之上下也；阴阳者，血气之男女也；左右者，阴阳之道路也；水火者，阴阳之征兆也；阴阳者，万物之能始也。"

厥阴司天，其左侧间气为少阴，右侧间气为太阳。下可类推。

[注释]

[1] 上下：上谓司天，下谓在泉。 [2] 左右：谓左右间气。 [3] 面北：面向在泉的方位。

厥阴司天则少阳在泉，在泉左侧的间气为阳明，右侧的间气为太阴。下可类推。

帝曰：何谓下？岐伯曰：厥阴在上则少阳在下，左阳明右太阴；少阴在上则阳明在下，左太阳右少阳；太阴在上则太阳在下，左厥阴右阳明；少阳在上则厥阴在下，左少阴右太阳；阳明在上则少阴在下，左太阴右厥阴；太阳在上则太阴在下，左少阳右少阴。所谓面南[1]而命其位，言其见也。上下相遘，寒暑相临，气相得[2]则和，不相得[3]则病。

[注释]

[1] 面南：面向司天的方位。 [2] 相得：客气与主气相生。 [3] 不相得：客气与主气相克。

[点评]

本篇节选了五运六气学的几个重要理论。一是五行与天干配合，产生了五运；甲、丙、戊、庚、壬为阳干，阳干配阳支，其气则刚；乙、丁、己、辛、癸为阴干，阴干配阴支，其气则柔。二是三阴三阳与地支配合，产生了六气；子、寅、午、申、辰、戌为阳支，以配阳干，其气则刚；丑、卯、巳、未、酉、亥为阴支，以配阴干，其气则柔。三是论述了司天、在泉、左右间气的概念，司天主上半年气运，在泉主下半年气运，左右间气各主六十日，以说明一年之中气运的变化，所谓“左右者，阴阳之道路”。最重要是篇中的“五气经天”理论，是五运六气的认识论根源，是古代的哲人通过“仰观天象，俯察地理”而创立的。

黄帝内经素问卷第二十二

至真要大论篇第七十四

黄帝问曰：五气交合，盈虚更作[1]，余知之矣。六气分治[2]，司天地者，其至何如？岐伯再拜对曰：明乎哉问也！天地之大纪，人神之通应也。帝曰：愿闻上合昭昭，下合冥冥奈何？岐伯曰：此道之所主，工之所疑也。

五运与六气，是天地运行的纲纪；人生活在天地气交之间，得与自然息息相通。

[注释]

[1] 五气交合，盈虚更作：五行与天干配合主岁，称为主运，如甲己为土运、乙庚为金运、丙辛为水运、丁壬为木运、戊癸为火运，阳干之岁为太过，阴干之岁为不及，相互交替。 [2] 六气分治：风、寒、暑、湿、燥、火六气与三阴三阳配合主岁，称为客运，有司天、在泉、左右间气，分别主一岁一气。

帝曰：愿闻其道也。岐伯曰：厥阴司天，其化以风；少阴司天，其化以热；太阴司天，其化以湿；少阳司天，其化以火；阳明司天，其化以燥；太阳司天，其化以寒。以所临脏位，命其病者也。

帝曰：地化[1]奈何？岐伯曰：司天同候，间气皆然。帝曰：间气何谓？岐伯曰：司左右者，是谓间气也。帝曰：何以异之？岐伯曰：主岁者纪岁，间气者纪步[2]也。

临，遇也。客气、主气相遇，气不和则病。如戊戌年，戊癸化火为主气，辰戌太阳寒水司天为客气，以水克火，不顺之年，其病应心与肾。

司天为客气，主一年的气化，为总趋势。分而言之，司天侧重司上半年气化，在泉侧重司下半年气化；又有左右间气，各主一步，计六十日。

［注释］

[1] 地化：在泉的气化。 [2] 间气者纪步：位于司天、在泉左右的运气称为间气，主一步的气化。

帝曰：善。岁主奈何？岐伯曰：厥阴司天为风化，在泉为酸化，司气为苍化，间气为动化。少阴司天为热化，在泉为苦化，不司气化，居气[1]为灼化。太阴司天为湿化，在泉为甘化，司气为黅[2]化，间气为柔化。少阳司天为火化，在泉为苦化，司气为丹化，间气为明化。阳明司天为燥化，在泉为辛化，司气为素化，间气为清化。太阳司天为寒化，在泉为咸化，司气为玄化，间气为脏化。故治病者，必明六化分治，五味五色所生，五脏所宜，乃可以言盈虚病生之绪也。

厥阴司天，在脏为肝，肝主风，在味为酸，在色为苍，在气为变动。此下同法。

治病必明六气所化之五味、五色，五脏所宜，如酸走肝、苦走心、甘走脾、辛走肺、咸走肾。知六气的太过不及，可推测脏腑疾病的由来。故下文提出要“司岁备物”。

［注释］

[1] 居气：即间气。按《素问·天元纪大论》说：“君火以明，

相火以位。”君不主运，不司气化，故称居气。 [2] 黅：黄色。

帝曰：厥阴在泉而酸化先，余知之矣。风化之行也何如？岐伯曰：风行于地，所谓本也，余气同法。本乎天者，天之气也；本乎地者，地之气也，天地合气，六节分而万物化生矣。故曰：谨候气宜，无失病机。此之谓也。

谨候运气的太过不及，以候脏气的有余不足。病机之论见下文。

帝曰：其主病何如？岐伯曰：司岁备物[1]，则无遗主矣。

［注释］

[1] 司岁备物：根据司天之气化，采集药物以备用。

帝曰：先岁物何也？岐伯曰：天地之专精[1]也。

［注释］

[1] 天地之专精：岁物得天地精华之气。

帝曰：司气者何如？岐伯曰：司气者主岁同，然有余不足也。

帝曰：非司岁物何谓也？岐伯曰：散[1]也，故质同而异等也，气味有薄厚，性用有躁静，治保[2]有多少，力化[3]有浅深，此之谓也。

主岁的五运之气，克制所胜的脏器。

上谓司天之气，下谓地在泉之气。如此下说："天地之气，内淫而病何如？岐伯曰：岁厥阴在泉，风淫所胜……。"

阴谓寸口，阳谓人迎；寸口主阴，人迎主阳。

《灵枢·禁服》说："寸口主中，人迎主外，两者相应，俱往俱来，若引绳大小齐等。春夏人迎微大，秋冬寸口微大，如是者名曰平人。"杨上善注："寸口、人迎两者，上下阴阳虽异，同为一气，出则二脉俱往，入则二脉俱来。是二人共引一绳，彼牵而去，其绳并去；此引而来，其绳并来。寸口人迎，因呼吸牵脉往来，其动是同，故曰齐等也。"

[注释]

[1] 散：不精专。 [2] 治保：犹言"保治"，治理使平安。此指药效。 [3] 力化：药力。

帝曰：岁主脏害何谓？岐伯曰：以所不胜命之，则其要也。帝曰：治之奈何？岐伯曰：上淫于下，所胜平之，外淫于内，所胜治之。

帝曰：善。平气[1]何如？岐伯曰：谨察阴阳所在而调之，以平为期，正者正治，反者反治[2]。

[注释]

[1] 平气：调平其气。 [2] 正者正治，反者反治：按此下："帝曰：何谓逆从？岐伯曰：逆者正治，从者反治，从少从多，观其事也。帝曰：反治何谓？岐伯曰：热因寒用，寒因热用，塞因塞用，通因通用。"

帝曰：夫子言察阴阳所在而调之，论言[1]人迎与寸口相应，若引绳小大齐等，命曰平。阴之所在寸口，何如？岐伯曰：视岁南北[2]，可知之矣。

[注释]

[1] 论言：此指《灵枢·禁服》。 [2] 视岁南北：视岁气在南、在北。在南为上，在北为下。

帝曰：愿卒闻之。岐伯曰：北政[1]之岁，少阴在泉，则寸口不应；厥阴在泉，则右不应；太阴在泉，则左不应。南政之岁，少阴司天，则寸口不应；厥阴司天，则右不应；太阴司天，则左不应。诸不应者，反其诊[2]则见矣。

［注释］

[1] 政：布岁气者。　[2] 反其诊：诊得脉不应，当为病脉；若在不应之期，则为常脉，故称反其诊。

帝曰：尺候何如？岐伯曰：北政之岁，三阴在下，则寸不应；三阴在上，则尺不应。南政之岁，三阴在天，则寸不应；三阴在泉，则尺不应。左右同。故曰：知其要者，一言而终；不知其要，流散无穷。此之谓也。

帝曰：善。愿闻阴阳之三也何谓？岐伯曰：气有多少，异用也。

帝曰：阳明何谓也？岐伯曰：两阳合明也。

帝曰：厥阴何也？岐伯曰：两阴交尽也。

帝曰：气有多少，病有盛衰，治有缓急，方有大小，愿闻其约奈何？岐伯曰：气有高下，病有远近，证有中外，治有轻重，适其至所[1]为故也。《大要》[2]曰：君一臣二，奇之制也；君二臣四，偶之制也；君二臣三，奇之制也；君二臣六，偶之制也。故曰：近者奇之，远者偶之；汗者不以奇，下者不以偶[3]；补

南政，指司天；北政，指在泉。故《素问·五运行大论》说："论言天地者，万物之上下；左右者，阴阳之道路，未知其所谓也。岐伯曰：所谓上下者，岁上下见阴阳之所在也。左右者，诸上见厥阴，左少阴右太阳；……所谓面北而命其位，言其见也。帝曰：何谓下？岐伯曰：厥阴在上则少阳在下，左阳明右太阴；……所谓面南而命其位，言其见也。"

知天地阴阳变化之规律，知人与自然天地相应，与日月相参，可以知常达变。故《素问·六元正纪大论》又说："凡此定期之纪，胜复正化，皆有常数，不可不察。故知其要者，一言而终；不知其要，流散无穷。此之谓也。"

《素问·天元纪大论》说："阴阳之气，各有多少，故曰三阴三阳也。"

上治上制以缓，补下治下制以急；急则气味厚，缓则气味薄。适其至所，此之谓也。病所远而中道气味之[4]者，食而过之，无越其制度也。是故平气之道[5]，近而奇偶，制小其服也；远而奇偶，制大其服也。大则数少，小则数多。多则九之，少则二之。奇之不去则偶之，是谓重方；偶之不去，则反佐以取之。所谓寒热温凉，反从其病也。

《灵枢·阴阳系日月》说："辰者三月，主左足之阳明；巳者四月，主右足之阳明，此两阳合于前，故曰阳明。……戌者九月，主右足之厥阴；亥者十月，主左足之厥阴，此两阴交尽，故曰厥阴。"

因证制宜，用方勿太过与不及。

制方有大、小、缓、急、奇、偶、复。

病的部位远而药味中途乏力，应食前或食后服药，以助药力。此亦适其病所的原则。

病所近，不论用奇方或偶方，方制要小；病所远，不论用奇方或偶方，制方要大。

大方用量要少，小方用量要多。

［注释］

[1] 至所：病所。 [2]《大要》：古书名。 [3] 汗者不以奇，下者不以偶：汗药不用偶方，其气不足以外发；下药不用奇方，药力不足以攻毒。 [4] 之：当作"乏"。 [5] 平气之道：平调药物气味的方法。

帝曰：善。夫百病之生也，皆生于风寒暑湿燥火，以之化之变也。经言：盛者泻之，虚者补之。余锡[1]以方士[2]，而方士用之，尚未能十全。余欲令要道必行，桴鼓相应，犹拔刺雪污，工巧神圣[3]，可得闻乎？岐伯曰：审察病机，无失气宜，此之谓也。

［注释］

[1] 锡：赐予。 [2] 方士：医方术数之士。 [3] 工巧神圣：《灵枢·邪气脏腑病形》说："见其色，知其病，命曰明；按其脉，知其病，命曰神；问其病，知其处，命曰工。"《难经·六十一难》说："望而知之谓之神，闻而知之谓之圣，问而知之谓之工，切脉

而知之谓之巧。”

用偶方而病不去，可用反治法治疗。即热因寒用，寒因热用之类。

帝曰：愿闻病机何如？岐伯曰：诸风掉眩，皆属于肝[1]；诸寒收引，皆属于肾[2]；诸气膹郁，皆属于肺[3]；诸湿肿满，皆属于脾[4]；诸热瞀瘛，皆属于火[5]；诸痛痒疮，皆属于心[6]；诸厥固泄，皆属于下[7]；诸痿喘呕，皆属于上[8]；诸禁鼓栗，如丧神守，皆属于火[9]；诸痉项强，皆属于湿[10]；诸逆冲上，皆属于火[11]；诸胀腹大，皆属于热[12]；诸躁狂越，皆属于火[13]；诸暴强直，皆属于风[14]；诸病有声，鼓之如鼓，皆属于热[15]；诸病胕肿，疼酸惊骇，皆属于火[16]；诸转反戾，水液浑浊，皆属于热[17]；诸病水液，澄澈清冷，皆属于寒[18]；诸呕吐酸，暴注下迫，皆属于热[19]。故《大要》曰：谨守病机，各司其属；有者求之，无者求之；盛者责之，虚者责之；必先五胜[20]，疏其血气，令其调达，而致和平。此之谓也。

百病皆生于风寒暑湿燥火，然其变化而生它病，不可胜数。

[注释]

[1] 诸风掉眩，皆属于肝：掉眩，震颤眩晕。肝主风，风性善动。　[2] 诸寒收引，皆属于肾：收引，战栗。肾主寒水，寒性收引。　[3] 诸气膹郁，皆属于肺：膹郁，胸中胀闷。肺主气，气聚则胀满。　[4] 诸湿肿满，皆属于脾：肿满，肢体肿胀。脾主运化水湿，水湿停著则肿胀。　[5] 诸热瞀瘛，皆属于火：瞀，昏冒；瘛，抽搐。火性炎上，热扰心神。　[6] 诸痛痒疮，皆属于心：心主火，主血脉，热盛则腐。　[7] 诸厥固泄，皆属于下：厥，气逆；固，

便闭；泄，二便失禁。肾在下，气逆则厥，虚则闭或失禁。 [8] 诸痿喘呕，皆属于上：痿，肺痿；喘呕，喘息呕逆。肺在上，肺热叶焦而发为痿，痿则喘呕。 [9] 诸禁鼓栗，如丧神守，皆属于火：禁，口禁；鼓栗，战栗；如丧神守，神不守舍。热盛则动风，内扰心神。 [10] 诸痉项强，皆属于湿：痉，抽搐；项强，头项僵硬。太阳中湿，故发为痉而项强。 [11] 诸逆冲上，皆属于火：火性炎上，故气逆而不下。 [12] 诸胀腹大，皆属于热：热结于内，故腹大而胀。 [13] 诸躁狂越，皆属于火：躁狂，狂躁不安；越，登高而歌，妄言骂詈。阴不胜阳，热扰心神。 [14] 诸暴强直，皆属于风：强直，僵仆。内有风气，则突发僵仆。 [15] 诸病有声，鼓之如鼓，皆属于热：腹大如鼓，叩之有声，是邪热内聚。《灵枢·水胀》说："鼓胀……腹胀，身皆大，大与肤胀等也，色苍黄，腹筋起，此其候也。" [16] 诸病胕肿，疼酸惊骇，皆属于火：胕肿，即肤胀。《灵枢·水胀》说："肤胀者，寒气客于皮肤之间，鼟鼟然不坚，腹大，身尽肿，皮厚，按其腹，窅而不起，腹色不变，此其候也。" [17] 诸转反戾，水液浑浊，皆属于热：转，转筋；反戾，角弓反张；水液，小便。此皆内有邪热。 [18] 诸病水液，澄澈清冷，皆属于寒：水液，汗、小便、唾涕。身寒则津液清冷。 [19] 诸呕吐酸，暴注下迫，皆属于热：暴注，注泄。胃热则吐酸，肠热则泻下如注。 [20] 五胜：五行生克更胜。

《素问·脏气法时论》说："此五者，有辛酸甘苦咸，各有所利，或散或收，或缓或急，或坚或耎，四时五脏，病随五味所宜也。"此不用毒药而调气可也。

帝曰：善。五味阴阳之用，何如？岐伯曰：辛甘发散为阳，酸苦涌泄[1]为阴，咸味涌泄为阴，淡味渗泄[2]为阳。六者或收或散，或缓或急，或燥或润，或耎[3]或坚，以所利而行之，调其气使其平也。帝曰：非调气而得者，治之奈何？有毒无毒，何先何后？愿闻其道。岐伯曰：有毒无毒，所治为主，适大小为制也。

调气不得，必用毒药以攻邪。无所谓先用毒或后用毒，必须根据病情的轻重，调制大小适宜的方剂。

［注释］

[1] 涌泄：涌吐与下泄。　[2] 渗泄：利小便。　[3] 耎：同软。

帝曰：请言其制。岐伯曰：君一臣二，制之小也；君一臣三佐五，制之中也；君一臣三佐九，制之大也。寒者热之，热者寒之，微者逆之，甚者从之[1]，坚者削之，客者除之，劳[2]者温之，结者散之，留者攻之，燥者濡之，急者缓之，散者收之，损[3]者温之，逸者行之，惊者平之，上之下之[4]，摩之浴之，薄[5]之劫之，开之发之，适事为故。

［注释］

[1] 微者逆之，甚者从之：病轻浅者，则正治之，如寒则热之，热则寒之。病甚者，则反治之，如热因寒用，寒因热用。　[2] 劳：虚劳。　[3] 损：虚损。　[4] 上之下之：邪在上则发越之，在下则泻之。　[5] 薄：迫也。

帝曰：何谓逆从？岐伯曰：逆者正治，从者反治[1]，从少从多，观其事也。

反治之法，顺病气的药物或多或少，依病情而定。

［注释］

[1] 逆者正治，从者反治：逆病气而治为正治，顺病气而治为

反治。

帝曰：反治何谓？岐伯曰：热因寒用，寒因热用，塞因塞用，通因通用。必伏其所主，而先其所因[1]。其始则同，其终则异[2]。可使破积，可使溃坚，可使气和，可使必已。

此细说反治之法。用热性的药攻寒，可济以寒性的药或冷服之；用寒性的药除热，可济以寒性的药或温服之。如《素问·五常政大论》："治热以寒，温而行之；治寒以热，凉而行之。"即此义也。

[注释]

[1] 必伏其所主，而先其所因：伏，隐伏。反治之法，当隐伏其主病之药，以反佐之药引之。 [2] 其始则同，其终则异：服药之始，反佐之药与病气相同，但最终是与病气相反的主病之药起作用。

帝曰：论言治寒以热，治热以寒，而方士不能废绳墨而更其道也。有病热者，寒之而热，有病寒者，热之而寒，二者皆在，新病复起，奈何治？岐伯曰：诸寒之而热者取之阴，热之而寒者取之阳，所谓求其属[1]也。

治病之常法。

此治病求本之意。

[注释]

[1] 诸寒之而热者取之阴，热之而寒者取之阳，所谓求其属：王冰注："言益火之源，以消阴翳；壮水之主，以制阳光，故曰求其属也。"

帝曰：善。服寒而反热，服热而反寒，其故何也？岐伯曰：治其王气，是以反也。

帝曰：不治王而然者，何也？岐伯曰：悉乎哉问也！不治五味属[1]也。夫五味入胃，各归所喜。故酸先入肝，苦先入心，甘先入脾，辛先入肺，咸先入肾。久而增气，物化之常也；气增而久，夭之由也。

［注释］

[1] 五味属：五味各入所喜之脏。

帝曰：善。方制君臣何谓也？岐伯曰：主病之谓君，佐君之谓臣，应臣之谓使，非上下三品之谓也。帝曰：三品何谓？岐伯曰：所以明善恶之殊贯也。

帝曰：善。病之中外何如？岐伯曰：调气[1]之方，必别阴阳，定其中外，各守其乡[2]，内者内治，外者外治，微者调之，其次平之，盛者夺之，汗之下之；寒热温凉，衰之以属，随其攸[3]利。谨道如法，万举万全，气血正平，长有天命。帝曰：善。

［注释］

[1] 调气：调中外之气使之平。　[2] 乡：病之所在。　[3] 攸：同所。

［点评］

此篇重点论述司天、在泉六气分治的规律、特点，以及组方用药的原则，强调治病必明六化分治，五味五色所

脏腑阴阳之气各有多少，如《素问·六节藏象论》言心为阳中之太阳，通于夏气；肺为阳中之太阴，通于秋气。王冰注说："夫肝气温和，心气暑热，肺气清凉，肾气寒冽，脾气兼并之。故也春以清治肝而反温，夏以冷治心而反热……盖由补益王气太甚也。补王太甚，则脏之寒热气自多矣。"

五味和走其所喜之脏，久则增益其气，太过反伤其气。

按《神农本草经》将药分为三类：上品主养性，中品主延命，下品毒药攻病。养性延命者为善，毒药攻病者为恶。

谨守五味所属与五脏所利，调之使气血平和，则长有天命。

生，五脏所宜，然后才可以根据气运的盈虚，探求疾病发生端绪，由此，提出了“司岁备物”的重要理念。特别是“病机十九条”，点明篇题，至为真切，诚为识病之枢要。所以，本篇重点讨论《大要》中说的“谨守病机”。要做到“谨守病机”，就要“谨候气宜”，才能“无失病机”。

把握住了病机，治疗须“谨察阴阳所在而调之，以平为期”。亦须知常达变，提出“正者正治，反者反治”治则；在确定治则的基础上，制方应遵循的是，病虽有高下远近、在内在外，制方有大小缓急，总以到达病所为要。文中“诸寒之而热者取之阴，热之而寒者取之阳”，王冰注说“益火之源，以消阴翳；壮水之主，以制阳光，故曰求其属也”，成为传世的名言。这是中医重视审察病机、治病求本的大智慧。

黄帝内经素问卷第二十三

著至教论篇第七十五

黄帝坐明堂[1]，召雷公而问之曰：子知医之道乎？雷公对曰：诵而颇能解，解而未能别，别而未能明，明而未能彰，足以治群僚，不足至侯王。愿得受树天之度[2]，四时阴阳合之，别星辰与日月光，以彰经术，后世益明，上通神农，著至教，疑于二皇[3]。帝曰：善。无失之，此皆阴阳表里，上下雌雄，相输应也，而道上知天文，下知地理，中知人事，可以长久，以教众庶，亦不疑殆[4]，医道论篇，可传后世，可以为宝。雷公曰：请受道，讽诵用解[5]。

中医乃医道，医道是究天人之际的学问，须上知天文，下知地理，中知人事。天不变，道亦不变，故可以长久。

［注释］

[1] 明堂：古代天子宣教布政、举行大典之所。 [2] 树天之度：立圭表以测天之四时阴阳、日月星辰运行的度数。 [3] 疑于二皇：疑，通“拟”，比于伏羲、神农二皇。 [4] 疑殆：无疑义。

《史记·扁鹊仓公列传》："良工取之，拙者疑殆。" [5] 讽诵用解：诵读而受解。

帝曰：子不闻《阴阳传》[1] 乎？曰：不知。曰：夫三阳天为业[2]，上下无常，合而病至，偏害阴阳。雷公曰：三阳莫当，请闻其解。帝曰：三阳独至者，是三阳并至，并至如风雨，上为巅疾，下为漏病[3]。外无期，内无正，不中经纪，诊无上下，以书别。雷公曰：臣治疏，愈[4] 说意而已。帝曰：三阳者，至阳也，积并则为惊，病起疾风，至如礔砺[5]，九窍皆塞，阳气滂溢，干嗌喉塞。并于阴，则上下无常，薄为肠澼。此谓三阳直心，坐不得起，卧者便身全[6]。三阳之病，且以知天下，何以别阴阳，应四时，合之五行。雷公曰：阳言不别，阴言不理[7]，请起受解，以为至道。帝曰：子若受传，不知合至道，以惑师教，语子至道之要。病伤五脏，筋骨以消，子言不明不别，是世主[8] 学尽矣。肾且绝，惋惋日暮，从容不出，人事不殷[9]。

精神颓废，郁郁寡欢。

[**注释**]

[1]《阴阳传》：古医经名。传，解经之书。 [2] 三阳天为业：三阳象天。 [3] 漏病：二便不禁。 [4] 愈：读为"偷"，故且之义。 [5] 礔砺：即"霹雳"。 [6] 便身全：新校正引《甲乙》作"身重也"。 [7] 阳言不别，阴言不理：口虽能言，在心未明了。 [8] 世主：黄帝自称。 [9] 人事不殷：房事不用。

［点评］

黄帝问“子知医之道乎”，阐明了医乃医道。医道是上知天文，下知地理，中知人事的生命与疾病系统。《黄帝内经》只此篇阐明此重要道理，故名为“至教”。著，解释之义。我们现在普遍的说法是，中医植根于中华传统文化而发生发展，所以，我们把伏羲、神农、黄帝视为中医的创造者，代代相传，是知中医的生命观、疾病观、诊疗观、药物观是真实不虚的传统文化。

示从容论篇第七十六

学习医术与医经。

通观诸子百家，别异比类，通理而不通事之意。

黄帝燕坐[1]，召雷公而问之曰：汝受术诵书者，若能览观杂学，及于《比类》，通合道理，为余言子所长。五脏六腑，胆胃大小肠，脾胞膀胱，脑髓涕唾，哭泣悲哀，水所从行，此皆人之所生。治之过失，子务明之，可以十全。即不能知，为世所怨。雷公曰：臣请诵《脉经·上下篇》[2]，甚众多矣，别异比类，犹未能以十全，又安足以明之？帝曰：子别试[3]通五脏之过，六腑之所不和，针石所败，毒药所宜，汤液滋味，具言其状，悉言以对，请问不知。雷公曰：肝虚、肾虚、脾虚，皆令人体重烦冤，当投毒药、刺灸、砭石、汤液，或已或不已，愿闻其解。帝曰：公何年之长而问之少，余真问以自谬也。吾问子窈冥[4]，子言《上下篇》以对，何也？夫脾虚浮似肺，肾小浮似脾，肝急沉散似肾，此皆工之所时乱也，然《从容》[5]得之。若夫三脏土木水参居，此童子之所知，问之何也？

［注释］

[1] 燕坐：安坐。　[2]《脉经·上下篇》：即《阴阳类论》所称之《上下经》，应即《脉书上经》与《脉书下经》。　[3] 别试：尝试之义。　[4] 窈冥：深奥的道理。　[5]《从容》：古医经名。

雷公曰：于此有人，头痛筋挛骨重，怯然少气，哕噫腹满，时惊不嗜卧，此何脏之发也？脉浮而弦，切之石坚，不知其解，复问所以三脏者，以知其比类也。帝曰：夫《从容》之谓也。夫年长则求之于腑，年少则求之于经，年壮则求之于脏。今子所言皆失，八风菀熟，五脏消烁，传邪相受。夫浮而弦者，是肾不足也。沉而石者，是肾气内著也。怯然少气者，是水道不行，形气消索也。咳嗽烦冤者，是肾气之逆也。一人之气，病在一脏也。若言三脏俱行，不在法也。雷公曰：于此有人，四支解堕，喘咳血泄，而愚诊之，以为伤肺，切脉浮大而紧，愚不敢治。粗工下砭石，病愈多出血，血止身轻，此何物也？帝曰：子所能治，知亦众多，与此病失矣。譬以鸿飞，亦冲于天。夫圣人之治病，循法守度，援物比类[1]，化之冥冥，循上及下，何必守经？今夫脉浮大虚者，是脾气之外绝，去胃外归阳明也。夫二火不胜三水[2]，是以脉乱而无常也。四支解堕，此脾精之不行也。喘咳者，是水气并阳明也。血泄者，脉急血无所行也。若夫以为伤肺者，由失以狂也。不引《比类》，是知不明也。

夫伤肺者，脾气不守，胃气不清，经气不为使，真脏坏决，经脉傍绝，五脏漏泄，不衄则呕。此二者不相类也，譬如天之无形，地之无理，白与黑相去远矣。是失吾过矣，以子知之，故不告子。明引《比类》《从容》，是以名曰诊经[3]，是谓至道也。

［注释］

[1] 援物比类：比类取象。 [2] 二火不胜三水：二火，指阳明；三水，指太阴。 [3] 经：原误作“轻”，据《太素》改。

［点评］

本篇全元起注本在第八卷，名《从容别白黑》。《从容》乃古医经名，亦为传训诂之作，故称“示”。“示”亦解释之义。篇末说“明引《比类》《从容》，是以名曰诊经”，知此二书乃是讲诊法的医经。所以名“从容”之义，即“能览观杂学，及于《比类》，通合道理”“循法守度，援物比类，化之冥冥，循上及下，何必守经”，可以从容得之。

疏五过论篇第七十七

黄帝曰：呜呼远哉！闵闵乎[1]，若视深渊，若迎浮云。视深渊尚可测，迎浮云莫知其际[2]。圣人之术，为万民式[3]。论裁志意，必有法则。循经守数，按循医事，为万民副。故事有五过四德，汝知之乎？雷公避席再拜曰：臣年幼小，蒙愚以惑，不闻五过与四德，比类形名，虚引其经，心无所对。

事有五过四德，以下疏解之。

[注释]

[1] 闵闵乎：深远貌。　[2] 迎浮云莫知其际：变化莫测。《素问·六微旨大论》作“迎浮云莫知其极”。　[3] 式：法式。

帝曰：凡未诊病者，必问尝贵后贱，虽不中邪，病从内生，名曰脱营[1]。尝富后贫，名曰失精[2]，五气留连，病有所并[3]。医工诊之，不在脏腑，不变躯形，诊之而疑，不知病名。身体日减，气虚无精，病深无气，洒洒然时惊。病深者，以其外耗于卫，内夺于荣。良工所失，不知病情。此亦治之一过也。

知人事也。

［注释］

[1] 脱营：营血内耗。 [2] 失精：精气内伤。 [3] 病有所并：邪气因虚而并。

凡欲诊病者，必问饮食居处，暴乐暴苦，始乐后苦，皆伤精气，精气竭绝，形体毁沮[1]。暴怒伤阴，暴喜伤阳，厥气上行，满脉去形。愚医治之，不知补泻，不知病情，精华日脱，邪气乃并。此治之二过也。

［注释］

[1] 毁沮：败坏。

专论诊法的古医经。

善为脉者，必以《比类》《奇恒》《从容》知之，为工而不知道，此诊之不足贵。此治之三过也。

诊有三常，必问贵贱，封君[1]败伤，及欲侯王。故贵脱势，虽不中邪，精神内伤，身必败亡。始富后贫，虽不伤邪，皮焦筋屈，痿躄为挛。医不能严[2]，不能动神，外为柔弱，乱至失常，病不能移，则医事不行。此治之四过也。

［注释］

[1] 封君：指拥有爵位和封地的贵族。 [2] 医不能严：医不能禁。

知病之来龙去脉。

凡诊者，必知终始，有知余绪。切脉问名，当合男女。离绝菀结[1]，忧恐喜怒，五脏空虚，血气离守，工不能知，何术之语。尝富大伤，斩筋绝脉，身体复行，令泽不息。故伤败结，留薄归阳，脓积寒炅[2]。粗工治之，亟刺阴阳，身体解散，四支转筋，死日有期。医不能明，不问所发，唯言死日，亦为粗工。此治之五过也。

［注释］

[1] 离绝菀结：阴阳离绝，气血郁结。　[2] 脓积寒炅：脓毒蓄积，发为寒热。

凡此五者，皆受术不通，人事不明也。故曰：圣人之治病也，必知天地阴阳，四时经纪，五脏六腑，雌雄表里，刺灸砭石，毒药所主，从容人事，以明经道，贵贱贫富，各异品理，问年少长，勇怯之理，审于分部，知病本始，八正九候，诊必副矣。治病之道，气内为宝[1]，循求其理，求之不得，过在表里。守数据治，无失俞理[2]，能行此术，终身不殆。不知俞理，五脏菀熟，痈发六腑。诊病不审，是谓失常，谨守此治，与经相明。《上经》《下经》《揆度》《阴阳》《奇恒》《五中》[3]，决以《明堂》，审于《终始》，可以横行。

如《素问》的《生气通天论》《阴阳应象大论》《四气调神大论》《灵兰秘典论》《阴阳别论》《移精变气论》等篇。

如《素问》的《八正神明论》《三部九候论》等篇。

按“守数”的概念，《素问》中多次出现，统而言之为“遵守法度”，此细而言之。

［注释］

[1] 气内为宝：“新校正云：按全元起本及《太素》作‘气内

为实’，杨上善云：天地间气为外气，人身中气为内气，外气裁成万物是为外实，内气荣卫裁生故为内实，治病能求内气之理，是治病之要也。” [2] 守数据治，无失俞理：王冰注：“守数，谓血气多少及刺深浅之数也。据治，谓据穴俞所治之旨而用之也。但守数据治而用之，则不失穴俞之理矣。” [3]《五中》：古医经名。又称《五脏》。《素问・阴阳类论》说：“经脉之道，《五中》所主。”

［点评］

本篇本元起注本在第八卷，名《论过失》。篇名“疏五过”，“疏”即解释之义。篇末通论为医者必须知天文、地理、人事，必须知脏腑经络、阴阳表里，以及针刺、砭石、毒药之所适用，必须熟读医经，临证才可以游刃有余。

征四失论篇第七十八

黄帝在明堂，雷公侍坐。黄帝曰：夫子所通书受事众多矣，试言得失之意，所以得之，所以失之。雷公对曰：循经受业，皆言十全，其时有过失者，请闻其事解也。帝曰：子年少智未及邪，将言以杂合[1]耶。夫经脉十二，络脉三百六十五，此皆人之所明知，工之所循用也。所以不十全者，精神不专，志意不理，外内相失，故时疑殆。诊不知阴阳逆从之理。此治之一失矣。

遍览医经，视病疗疾。

遵循经典，拜师受业。

凡刺之真，必先治神之义。

[注释]

[1] 杂合：按孙诒让说，当为“离合”，形近而误。即《素问·阴阳离合论》。

受师不卒，妄作杂术，谬言为道，更名自巧[1]，妄用砭石，后遗身咎。此治之二失也。

拜师而不能卒其业。

[注释]

[1] 巧：原作“功”，据新校正引《太素》改，并与上下文协韵。

不适贫富贵贱之居，坐之薄厚[1]，形之寒温，不适饮食之宜，不别人之勇怯，不知比类，足以自乱，不足以自明。此治之三失也。

［注释］

[1] 坐之薄厚：坐，坐具。天回《脉书下经》：“地湿坐薄产痹。”

诊病不问其始，忧患饮食之失节，起居之过度，或伤于毒，不先言此，坐持[1]寸口，何病能中，妄言诈名[2]，为粗所穷。此治之四失也。

［注释］

[1] 坐持：原作“卒持”，字误，并据此下“坐持寸口，诊不中五脉”改。坐持，仅持。 [2] 诈名：原作“作名”。胡澍说当作“诈名”。形近之误。

是以世人之语者，驰千里之外，不明尺寸之论。诊无人事，治数之道，从容之葆。坐持寸口，诊不中五脉，百病所起，始以自怨，遗师其咎。是故治不能循理，弃术于市[1]，妄治时愈，愚心自得。呜呼！窈窈冥冥，孰知其道？道之大者，拟于天地，配于四海，汝不知道之谕，受以明为晦。

［注释］

[1] 弃术于市：王冰注：“不能修学至理，乃衒卖于市廛，人

不信之，谓乎虚谬，故云弃术于市也。”

［点评］

本篇本元起注本在第八卷，名《方论得失明著》。篇名“征四失”，“征”亦解释之义。此承上篇之义，告诫医生，不五过，不四失，今之为医者，足以为诫。

黄帝内经素问卷第二十四

阴阳类论篇第七十九

孟春始至，黄帝燕坐，临观八极，正八风之气，而问雷公曰：阴阳之类，经脉之道，五中所主，何脏最贵？雷公对曰：春甲乙青，中主肝，治七十二日，是脉之主时，臣以其脏最贵。帝曰：却念《上下经》《阴阳》《从容》，子所言贵，最其下也。

雷公致斋七日，旦复侍坐。帝曰：三阳为经，二阳为维，一阳为游部[1]，此知五脏终始。三阳为表，二阴为里，一阴至绝作朔晦[2]，却具合以正其理。雷公曰：受业未能明。帝曰：所谓三阳者，太阳为经，三阳脉至手太阴，弦浮而不沉，决以度，察以心，合之阴阳之论。所谓二阳者，阳明也，至手太阴，弦而沉急不鼓，炅至[3]以病皆死。一阳者，少阳也，至手太阴，上连人迎，弦急悬不绝，此少阳之病也，专阴[4]则死。三阴者，六经之所主[5]也，交于太阴，伏鼓不浮，上空志心[6]。二阴至肺，其气归膀胱，外连脾胃。一阴独至，经绝气浮不鼓，钩而滑。此六脉者，乍阴乍阳，交属相并，缪通五脏，合于阴阳，先至为主，后至为客。

［注释］

[1] 三阳为经，二阳为维，一阳为游部：参见《素问·阴阳离合论》"太阳为开，阳明为阖，少阳为枢"之义。　[2] 三阳为表，二阴为里，一阴至绝作朔晦：三阳，当作"三阴"。参见《素问·阴阳离合论》"太阴为开，厥阴为阖，少阴为枢"之义。　[3] 炅至：热至。　[4] 专阴：独阴无阳。　[5] 三阴者，六经之所主：杨上善注："太阴有二，足太阴受于胃气，与五脏六腑以为资粮；手太阴主五脏六腑之气，故曰六经所主也。"　[6] 伏鼓不浮，上空志心：王冰注："脉伏鼓击而不上浮者，是心气不足，故上控引于心而为病也。志心，谓小心也。《刺禁论》曰：七节之傍，中有小心。此之谓也。"

雷公曰：臣悉尽意，受传经脉，颂得《从容》之道，以合《从容》，不知阴阳，不知雌雄。帝曰：三阳为父，二阳为卫，一阳为纪[1]。三阴为母，二阴为雌，一阴为独使[2]。二阳一阴，阳明主病，不胜一阴，耎而动，九窍皆沉。三阳一阴，太阳脉胜，一阴不能止，内乱五脏，外为惊骇。二阴二阳，病在肺，少阴脉沉，胜肺伤脾，外伤四支。二阴二阳，皆交至，病在肾，骂詈妄行，巅疾为狂。二阴一阳，病出于肾，阴气客游于心脘，下空窍堤，闭塞不通，四支别离。一阴一阳，代绝，此阴气至心，上下无常，出入不知，喉咽干燥，病在土脾。二阳三阴，至阴皆在，阴不过阳，阳气不能止阴，阴阳并绝，浮为血瘕，沉为脓胕。阴阳皆壮，下至阴阳[3]，上合昭昭，下合冥冥，诊决生死之期，遂合岁首。

从岁首起，计死生之期。

［注释］

[1] 三阳为父，二阳为卫，一阳为纪：杨上善注："三阳，太阳也。太阳阳脉在背，管五脏六腑气输以生身，尊比之于天，故为父也。""二阳，阳明也。阳明脉在腹，经络于身，故为卫。""一阳，少阳也。少阳之脉在身两侧，经营百节，纲纪于身，故为纪者也。" [2] 三阴为母，二阴为雌，一阴为独使：杨上善注："三阴，太阴也。太阴脉气，内资脏腑以生身，尊比之内地，故为母也。""二阴，少阴也。少阴既非其长，又非其下，在内居中，故为雌也。""一阴，厥阴也。厥阴之脉，唯一独行，故曰独使也。" [3] 下至阴阳：《太素》作"以下至阴"。

雷公曰：请问短期[1]。黄帝不应，雷公复问。黄帝曰：在经论中。雷公曰：请闻短期。黄帝曰：冬三月之病，病合于阳者，至春正月脉有死征，皆归出春。冬三月之病，在理[2]已尽，草与柳叶皆杀，春[3]阴阳皆绝，期在孟春。春三月之病，曰阳杀，阴阳皆绝，期在草干[4]。夏三月之病，至阴不过十日，阴阳交，期在濂水[5]。秋三月之病，三阳俱起，不治自已。阴阳交合者，立不能坐，坐不能起；三阳独至，期在石水；二阴独至，期在盛水[6]。

[注释]

[1] 短期：死期。《灵枢·终始》："关格者与之短期。" [2] 理：通"里"。 [3] 春：《太素》无，疑衍。 [4] 草干：深秋时。 [5] 濂（lián）水：杨上善注："水静也，七月，水生之时也。" [6] 盛水：春月水解之时。

[点评]

本篇全元起注本在第八卷。篇名"阴阳类"，与他篇所说阴阳之功能有不同，然仍属阴阳之类。"三阳为经，二阳为维，一阳为游部""三阴为表，二阴为里，一阴至绝作朔晦""三阳为父，二阳为卫，一阳为纪""三阴为母，二阴为雌，一阴为独使"，用了许多比喻性的概念说明三阴三阳的功能特点，表现了浓厚的人文内涵。这种表达方式颇类似于《素问·阴阳离合论》《灵枢·根结》《素问·皮部论》对三阴三阳的论述。

方盛衰论篇第八十

雷公请问：气之多少，何者为逆？何者为从？黄帝答曰：阳从左，阴从右，老从上，少从下。是以春夏归阳为生，归秋冬为死，反之则归秋冬为生。是以气多少，逆皆为厥。问曰：有余者厥耶？答曰：一上不下，寒厥到膝，少者秋冬死，老者秋冬生。气上不下，头痛巅疾[1]，求阳不得，求阴不审[2]，五部隔无征[3]，若居旷野，若伏空室，绵绵乎属不满日[4]。是以少气之厥，令人妄梦，其极至迷。三阳绝，三阴微，是为少气。是以肺气虚，则使人梦见白物，见人斩血藉藉[5]，得其时，则梦见兵战。肾气虚，则使人梦见舟船溺人，得其时，则梦伏水中，若有畏恐。肝气虚，则梦见菌香生草[6]，得其时，则梦伏树下不敢起。心气虚，则梦救火阳物，得其时，则梦燔灼。脾气虚，则梦饮食不足，得其时，则梦筑垣盖屋。此皆五脏气虚，阳气有余，阴气不足。合之五诊，调之阴阳，以在经脉[7]。

阳气逆上而不下，故从足寒冷到膝。少年人阳气从下，寒厥者至秋冬阴盛时必死；老年人阳气从上，膝以下寒本为常态，故至秋冬亦无虑。

［注释］

[1] 气上不下，头痛巅疾：《素问·五脏生成》："头痛巅疾，下虚上实，过在足少阴、巨阳，甚则入肾。"《素问·脉要精微论》："厥成为巅疾。" [2] 求阳不得，求阴不审：厥病者，气机逆乱，上热下寒，似阳非阳，似阴非阴，不能明知。 [3] 五部隔无征：王冰注："五部，谓五脏之部。隔，谓隔远。无征，无征犹无可信验也。" [4] 绵绵乎属不满日：绵绵，微细状。属（zhǔ）：连续。 [5] 藉藉：死者众多状。 [6] 菌香生草：即香草之类。菌，薰也。新校正引全元起注："菌香是桂。" [7] 以在经脉：犹言"及察经脉"。以，连及。在，察也。

诊有十度，度人，脉度，脏度，肉度，筋度，俞度。阴阳气尽，人病自具。脉动无常，散阴颇阳，脉脱不具，诊无常行，诊必上下，度民君卿。受师不卒，使术不明，不察逆从，是为妄行，持雌失雄，弃阴附阳，不知并合，诊故不明，传之后世，反论自章[1]。至阴虚天气绝，至阳盛地气不足。阴阳并交，至人之所行。阴阳交并者，阳气先至，阴气后至。是以圣人持诊之道，先后阴阳而持之。奇恒之势，乃六十首[2]，诊合微之事，追阴阳之变，章五中之情[3]。其中之论，取虚实之要，定五度之事，知此乃足以诊。是以切阴不得阳，诊消亡；得阳不得阴，守学不湛[4]，知左不知右，知右不知左，知上不知下，知先不知后，故治不久。知丑知善，知病知不病，知高知下，知坐知起，知行知止，用之有纪，诊道乃具，万世不殆。起所有余，知所不足[5]，度事上下，脉事因格。是以形弱气虚，死；形气有余，脉气不足，死；脉气有余，形气不足，生。

［注释］

[1]“诊有十度……反论自章”：史常永先生依音韵补缀整理为：“诊有十度，度人度脉，度脏度腑，度肉度筋，度经度俞，度阴度阳，人病自具。脉动无常，散阴颇阳，脉脱不具，诊无常行；诊必上下，度民君卿；受师不卒，使术不明；不察逆从，是为妄行；持雌失雄，弃阴附阳；不知并合，诊故不明；传之后世，反论自章。” [2] 奇恒之势，乃六十首：《难经・十六难》：“脉有三部九候，有阴阳，有轻重，有六十首。”《难经集注・十难》丁德用注：“五邪相干，为之十变。凡两手三部，各有二经。六部之内，各有五邪十变也。故从其首，计其数，六部十变也。数有六十，是谓六十首也。黄帝曰先持阴阳，然后诊六十首之谓也。”按丁注引黄帝曰“先持阴阳，然后诊六十首”，即出自本篇。 [3] 诊合微之事，追阴阳之变，章五中之情：合微，合于幽微。五中，指五脏。诊、追、章，互为其文，皆诊之义。 [4] 湛：精湛。 [5] 起所有余，知所不足：举病邪之有余，知正气之不足。

是以诊有大方[1]，坐起有常，出入有行，以转神明，必清必净，上观下观，司八正邪[2]，别五中部，按脉动静，循尺滑涩，寒温之意[3]，视其大小，合之病能[4]，逆从以得，复知病名[5]，诊可十全，不失人情。故诊之或视息视意[6]，故不失条理，道甚明察，故能长久。不知此道，失经绝理，亡言妄期[7]，此谓失道。

[注释]

[1] 诊有大方：诊病有大法。　[2] 司八正邪：候察八方虚邪。司，通“伺”。　[3] 循尺滑涩，寒温之意：即尺肤诊。　[4] 病能：病态。　[5] 逆从以得，复知病名：逆从，即逆顺。《史记·扁鹊仓公列传》：“合色脉表里有余不足顺逆之法。”《史记·扁鹊仓公列传》：“病名多相类，不可知，故古圣人为之脉法，……故乃别百病以异之，有数者能异之，无数者同之。然脉法不可胜验，诊疾人以度异之，乃可别同名，命病主在所居。”所谓“诊疾人以度异之”，即上文“诊有十度”；“别同名，命病主在所居”，即“复知病名”也。　[6] 视息视意：视息，即诊脉以呼吸定数。《史记·扁鹊仓公列传》：“参其人动静与息相应。”视意，即观察病人的精神状态。《素问·五脏别论》：“凡治病，必察其上下，适其脉候，观其志意与其病也。”　[7] 亡言妄期：亡，同“妄”。妄言其死生之期。

解精微论篇第八十一

黄帝在明堂，雷公请曰：臣受[1]业，传之行教，皆[2]以经论《从容》《形法》《阴阳》，刺灸汤药所滋，行治有贤不肖，未必能十全。若先言悲哀喜怒，燥湿寒暑，阴阳女妇[3]，请问其所以然者。卑贱富贵，人之形体，所从群下，通使临事，以适道术[4]，谨闻命矣。请问有毚愚仆漏之问[5]，不在经者，欲闻其状。帝曰：大矣。

［注释］

[1] 受：原作"授"，据《太素》改。 [2] 皆：原无，据《太素》补。 [3] 女妇：原作"妇女"，今乙，以谐上下韵。 [4] 以适道术：使临证诊治皆合于道术。 [5] 毚（chán）愚仆漏之问：智慧、愚钝、朴实、疏漏之问。

公请问：哭泣而泪不出者，若出而少涕，其故何也？帝曰：在经有也[1]。复问：不知水所从生，涕所从出也。帝曰：若问此者，无益于治也，工之所知，道之所生也。夫心者，五脏之专精也；目者，其窍也；华色者，其荣也。是以人有德[2]也，则气和于目；有亡，忧知于色。是以悲哀则泣下，泣下水所由生。水宗者，积水也。积水者，至阴也。至阴者，肾之精也。宗精之水，所以不出者，是精持之也，辅之裹之，故水不行也。夫水之精为志，火之精为神，水火相感，神志俱悲，是以目之水生也。故谚言曰：心悲名曰志悲[3]。志与心精，共凑于目也，是以俱悲，则神气传于心，精上不传于志，而志独悲，故泣出也。

［注释］

[1] 在经有也：《灵枢·口问》："人之哀而泣涕出者，何气使然？"皆为解经之语。　[2] 德：得也。《太素》作"得"。　[3] 心悲名曰志悲：森立之注："非情发于心头者，名曰志悲，是亦古俗之所呼。取以为征者，言悲虽生于心，其实则心神之气引肾精而凑于上也。"

［点评］

本篇全元起注本在第八卷，名《方论解》。所谓"精微"，即"精明"之义。故文中说"心者，五脏之专精也；目者，其窍也；华色者，其荣也"。因解释哭泣，源于心而见于目窍，故称"解精微"。

灵　枢

黄帝内经灵枢卷第一

九针十二原第一（法天）

黄帝问于岐伯曰：余子万民，养百姓[1]，而收其租税。余哀其不给[2]，而属[3]有疾病。余欲勿使被[4]毒药[5]，无用砭石[6]，欲以微针[7]通其经脉，调其血气，营[8]其逆顺出入之会。令可传于后世，必明为之法。令终而不灭，久而不绝，易用难忘，为之经纪[9]。异其篇[10]章，别其表里，为之终始。令各有形，先立《针经》[11]。愿闻其情。岐伯答曰：臣请推而次之，令有纲纪，始于一，终于九焉。请言其道。

神农尝百草，一日而遇七十毒，毒药乃泛指治病之草。

［注释］

[1] 百姓：古时贵族有姓，此指百官，与上“万民”对举。　[2] 不给（jǐ）：不足。《太素》作“不终”。　[3] 属（zhǔ）：接连。　[4] 被：遭受。　[5] 毒药：泛指药物。因治病之药多有偏性，故称“毒”。　[6] 砭石：古代石制医疗工具，用于刺脉放

血，或刺痈排脓。 [7] 微针：同下文“小针”“九针”。 [8] 营：运行。 [9] 经纪：法则。 [10] 篇：原脱，据《太素》补。 [11]《针经》：古《灵枢经》。

知易行难。

小针之要，易陈而难入。粗守形，上守神。神乎神，客在门，未睹其疾，恶知[1]其原？刺之微，在速迟，粗守关[2]，上守机[3]。机之动，不离其空[4]，空中之机，清静而微。其来不可逢，其往不可追。知机之道者，不可挂以发[5]；不知机道，叩之不发[6]。知其往来，要与之期[7]，粗之暗[8]乎，妙哉！工[9]独有之。往者为逆，来者为顺，明知逆顺，正行无问。迎而夺之，恶得无虚；追而济之，恶得无实。迎之随之，以意和之，针道毕矣。

粗工徒守孔穴，上工候其气至。

《素问·宝命全形论》：“至其当发，间不容瞚。手动若务，针耀而匀，静意视义，观适之变，是谓冥冥，莫知其形，见其乌乌，见其稷稷，徒见其飞，不知其谁，伏如横弩，起如发机。”

泻必虚其邪，实必补其气。

［注释］

[1] 恶（wū）知：焉知。 [2] 关：脉口。 [3] 机：气机。 [4] 空：孔穴。 [5] 不可挂以发：挂，迟滞也。《素问·离合真邪论》：“不可挂以发者，待邪之至时而发针泻矣。若先若后者，血气已尽，其病不可下。故曰知其可取如发机，不知其取如扣椎。故曰知机道者，不可挂以发；不知机者，扣之不发，此之谓也。” [6] 叩之不发：气至而不发。 [7] 要（yāo）与之期：如约而至。 [8] 暗：不明。 [9] 工：上工。

凡用针者，虚则实之，满则泄之，宛陈[1]则除之，邪胜则虚之。《大要》曰：徐而疾则实，疾而徐则虚。

言实与虚，若有若无；察后与先，若存若亡；为虚为实，若得若失。虚实之要，九针最妙，补泻之时，以针为之。泻曰：必持内[2]之，放而出之，排阳得针，邪气得泄，按而引针，是谓内温[3]，血不得散，气不得出也。补曰：随之随之，意若忘[4]之，若行若按[5]，如蚊虻止，如留如还，去如绝弦[6]，令左属右[7]，其气故止，外门[8]已闭，中气乃实，必无留血，急取诛之。持针之道，坚[9]者为宝。正指直刺，无针左右，神在秋毫，属意病者，审视血脉者，刺之无殆[10]。方刺之时，必在悬阳[11]，及与两衡[12]。神属勿去，知病存亡。血脉者，在腧横居，视之独澄[13]，切之独坚。

《素问·针解》说："虚实之要，九针最妙者，为其各有所宜也。"

《素问·疏五过论》说："治病之道，气内为宝，循求其理，求之不得，过在表里。"

［注释］

[1]宛陈：瘀积。[2]内（nà）：入。[3]内温：内蕴。[4]忘：原作"妄"，据《甲乙》《太素》改。[5]按：《太素》《素问·离合真邪论》王冰注引作"悔"。[6]绝弦：原作"弦绝"，今乙正，并与上下文谐韵。喻发针如箭之离弦。[7]令左属右：杨上善注："左手按穴，右手行针，内气已补；右手出针，左手闭门，使气相续不灭也。"属，连接。[8]外门：指针孔。[9]坚：《素问·针解》："手如握虎者，欲其壮也。"[10]无殆：无疑。[11]悬阳：治神之义。[12]两衡：原作"两卫"，义晦，据《甲乙》《太素》改。两衡，即权衡之义。[13]澄：《甲乙》《太素》作"满"。

九针之名，各不同形：一曰镵[1]针，长一寸六分；二曰员[2]针，长一寸六分；三曰鍉[3]针，长三寸半；四曰锋针，长一寸六分；五曰铍[4]针，长四寸，广二分半；六曰员利针，长一寸六分；七曰毫针，长三寸六分；八曰长针，长七寸；九曰大针，长四寸。镵针者，头大末锐，去泻阳气；员针者，针如卵形，揩摩分[5]间，不得伤肌肉，以泻分气；锓针者，锋如黍粟之锐，主按脉勿陷，以致其气；锋针者，刃三隅，以发痼疾；铍针者，末如剑锋，以取大脓；员利针者，大如氂[6]，且员且锐，中身微大，以取暴气；毫针者，尖如蚊虻喙，静以徐往，微以久留之而养，以取痛痹；长针者，锋利身薄，可以取远痹；大针者，尖如梃[7]，其锋微员，以泻机关之水也。九针毕矣。

[注释]

[1] 镵（chán）：锐利。 [2] 员：通“圆”。 [3] 锓：同“镝”，指箭镞。 [4] 铍（pī）：指大针，古代医家用以破痈排脓。 [5] 分：即“分肉”，指肌肉，因其纹理分明，故名。 [6] 大如氂（máo）：大，当从《甲乙》《太素》作“尖”。氂，牛尾。 [7] 梃：《太素》杨上善注：“梃，当为筳，小破竹也。”

《素问·刺要论》说：“病有浮沉，刺有浅深，各至其理，无过其道。过之则内伤，不及则生外壅，壅则邪从之。浅深不得，反为大贼，内动五脏，后生大病。”

夫气之在脉也，邪气[1]在上，浊气[2]在中，清气[3]在下。故针陷脉则邪气出，针中脉则浊气出，针太深则邪气反沉，病益。故曰：皮肉筋脉各有所处，病各有所宜，各不同形，各以任其所宜。无实无虚[4]，损不足而益有余，是谓甚病，病益甚。取五脉[5]者死，取三脉[6]者恇[7]；夺阴者死，夺阳者狂，针害毕矣。刺之而气不至，无问其数；刺之而气至，乃去之，勿复针。针各有所宜，各不同形，各任其所为。刺之要，气至而有效，效之信，若风之吹云，明乎若见苍天，刺之道毕矣。

［注释］

[1] 邪气：按《太素·九针要解》杨上善注，指风热邪气多中人头，故在上。　[2] 浊气：水谷之气。　[3] 清气：指寒湿之气，故在下。　[4] 无实无虚：《素问·针解》王冰注所引及《甲乙》并作"无实实，无虚虚"。　[5] 五脉：五阴脉。　[6] 三脉：三阳脉。　[7] 恇（kuāng）：怯弱。

黄帝曰：愿闻五脏六腑所出之处。岐伯曰：五脏五腧，五五二十五腧；六腑六腧，六六三十六腧。经脉十二，络脉十五，凡二十七气以上下，所出为井[1]，所溜为荥[2]，所注为腧[3]，所行为经[4]，所入[5]为合[6]，二十七气所行，皆在五腧也。

五脏六腑通天之脉口。

经脉十二加络脉十五。

关键在井荥腧经合五腧穴。

［注释］

[1] 井：指经脉气血所出之处。《太素·本输》杨上善注："井者，古者以泉源出水之处为井也，掘地得水之后，仍以本为名，故曰井也。人之血气出于四肢，故脉出处以为井也。"　[2] 荥（xíng）：指经脉气血流溢之处。《黄帝内经明堂》杨上善注："水

溢为荥。” [3] 腧：《太素》作“输”。指经脉气血输送转运之处。 [4] 经：指经脉气血通行之处。 [5] 入：原作“以”，字误，据《素问·咳论》王冰注所引、《甲乙》改。《灵枢·邪气脏腑病形》：“五脏六腑之气，荥输所入为合。” [6] 合：指经脉气血合于本脏之处。杨上善注：“如水出井，以至海为合。脉出指井，至此合于本脏之气，故名为合。”

节之交，三百六十五会。知其要者，一言而终；不知其要，流散无穷。所言节者，神气之所游行出入也，非皮肉筋骨也。睹其色，察其目，知其散复[1]。一其形[2]，听其动静，知其邪正。右主推之，左持而御之[3]，气至而去之。

［注释］

[1] 散复：聚散。 [2] 一其形：一，分别之义。谓分别形体之肥瘦。 [3] 右主推之，左持而御之：右手推针出入，左手护持针身。

凡将用针，必先诊脉，视气之剧易[1]，乃可以治也。五脏之气已绝于内，而用针者反实其外，是谓重竭，重竭必死，其死也静，治之者，辄反其气，取腋与膺；五脏之气已绝于外，而用针者反实其内，是谓逆厥，逆厥则必死，其死也躁，治之者，反取四末[2]。刺之害，中而不去则精泄，不[3]中而去则致气[4]。精泄则病益甚而恇，致气则生为痈疡。

［注释］

[1] 剧易：虚实。《素问·缪刺论》："凡刺之数，先视其经脉，切而从之，审其虚实而调之。" [2] 四末：四肢。 [3] 不：原作"害"，涉上误。《灵枢·寒热病》："凡刺之害，中而不去则精泄，不中而去则致气。"《太素》作"不"，兹改。 [4] 致气：致邪气入内。

五脏有六腑，六腑有十二原[1]，十二原出于四关[2]，四关主治五脏。五脏有疾，当取之十二原。十二原者，五脏之所以禀三百六十五节气味也。五脏有疾也，应出十二原，而[3]原各有所出，明知其原，睹其应，而知五脏之害矣。阳中之少阴，肺也，其原出于太渊，太渊二。阳中之太阳，心也，其原出于大陵，大陵二。阴中之少阳，肝也，其原出于太冲，太冲二。阴中之至阴，脾也，其原出于太白，太白二。阴中之太阴，肾也，其原出于太溪，太溪二。膏[4]之原，出于鸠尾，鸠尾一。肓[5]之原，出于脖胦[6]，脖胦一。凡此十二原者，主治五脏六腑之有疾者也。胀取三阳，飧泄[7]取三阴。

《素问·六节藏象论》肺为"阳中之太阴"。

［注释］

[1] 十二原：十二原穴，气所留止之处。五脏之原穴各二，膏、肓之原穴各一，共计十二。 [2] 四关：四肢大关节。 [3] 而：原作"二"，据《甲乙》《太素》改。 [4] 膏：心下有微脂为膏。 [5] 肓：鬲上有薄膜为肓。 [6] 脖胦（bó yāng）：一说肚脐，

杨上善注："谓胦脐也。"一说气海穴，《甲乙》："气海，一名脖胦，一名下肓。" [7] 飧泄：杨上善注："飧，音孙，谓食不消，下泄如水和饭也。"

今夫五脏之有疾也，譬犹刺也，犹污也，犹结也，犹闭也。刺虽久，犹可拔也；污虽久，犹可雪[1]也；结虽久，犹可解也；闭虽久，犹可决也。或言久疾之不可取者，非其说也。夫善用针者，取其疾也，犹拔刺也，犹雪污也，犹解结也，犹决闭也。疾虽久，犹可毕也。言不可治者，未得其术也。

［注释］

[1] 雪：扫除。

刺诸热者，如以手探汤[1]；刺寒清者，如人不欲行。阴有阳疾者，取之下陵三里[2]。正往无殆，气下乃止，不下复始也。疾高而内[3]者，取之阴之陵泉；疾高而外者，取之阳之陵泉也。

［注释］

[1] 汤：热水。 [2] 下陵三里：马莳注："即三里穴，系四字一名。"如此下称"阴之陵泉""阳之陵泉"。 [3] 疾高而内：病在上而内者，与下"疾高而外者"相对。

［点评］

本篇是今传本《灵枢》的首篇。按南宋王应麟《玉海》之说,《灵枢》以《精气》为首，今以《九针十二原》为首者，当是北宋哲宗时高丽回归之《针经》传本。《针经》与《灵枢》乃同一书之不同传本，唯编次不同，详略有异。本篇开宗明义，通过黄帝之口，提出："余欲勿使被毒药，无用砭石，欲以微针通其经脉，调其血气，营其逆顺出入之会。令可传于后世，必明为之法。令终而不灭，久而不绝，易用难忘，为之经纪。异其篇章，别其表里，为之终始。令各有形，先立《针经》。"可知当时医家欲以后起的"微针"，取代早先广泛应用的毒药和砭石，使成为主流的治疗方法，而《针经》之立，正是基于"微针"这一技术的发明。

考《后汉书·郭玉传》记载，东汉初年广汉有涪翁，著《针经》《诊脉法》传于世。其学先传于程高，再传至郭玉。郭玉为和帝时名医，官至太医丞。可知东汉初年即开始有《针经》的传承。《灵枢·外揣》篇云："黄帝曰：余闻《九针》九篇，余亲受其调，颇得其意。夫九针者，始于一而终于九，然未得其要道也。"《灵枢·禁服》篇云："雷公问于黄帝曰：细子得受业，通于《九针》六十篇，旦暮勤服之，近者编绝，久者简垢，然尚讽诵弗置，未尽解于意矣。"《素问·离合真邪论》则云："黄帝问曰：余闻《九针》九篇，夫子乃因而九之，九九八十一篇，余尽通其意矣。"可知最初的《针经》仅有九篇之数，又名《九针》；后来随着经师传训诂，内容不断丰富，篇章数目也渐次增加。至《素问·离合真邪论》所谓“九九八十一篇”之《针经》，则已是今所传《灵枢》之本。本篇题为《九针十二原》，与“九针”之名正合，篇内又自称“针经”，当属《针经》最早传世的篇章。

篇中着重指出“凡将用针，必先诊脉”的原则，揭示的乃是经脉医学的核心。针刺为什么必须要先诊脉呢？因为经脉内属于脏腑，外络于肢节，是五脏六腑通于天气的道路，即篇中所说“五脏六腑所出之处”，所出之处称为气口。如天回医简《脉书上经》说：“五脏、九窍、十二节，皆朝于气。”这些气口，是诊查内脏疾病、治疗疾病的理论与应用的基础，是经脉医学最为重要的思想。可惜今世用针者，不知诊脉，汤液治病，反而必先诊脉，反其道而行之，不知是“时世异耶？人将失之耶？”

观本篇大义，首论针法之要道，次论九种针具之形制，后论误刺之为害。篇中“五脏六腑所出之处”等内容，则似为插入部分，本应与下篇《灵枢·本输》相连属；所述“十二原”，实为五脏之原穴各二，加上膏、肓之原穴各一，共计十二处，与后世十二经脉皆有原穴、对应五脏六腑的理论亦有较大出入。

本篇“疾虽久，犹可毕也。言不可治者，未得其术也”之语，表现出古代医家对于掌握生命奥秘的自信，以及提升医疗水平的不懈追求。本篇多为韵文，便于习诵。用语凝练，提纲挈领，且有《灵枢·小针解》《灵枢·九针论》诸篇为之训解，诚为古传之经。

本输第二（法地）

黄帝问于岐伯曰：凡刺之道，必通十二经络之所终始，络脉之所别处[1]，五输之所留[2]，六腑之所与合，四时之所出入，五脏之所溜处，阔数[3]之度，浅深之状，高下所至。愿闻其解。岐伯曰：请言其次也。

今《灵枢经》有《终始》《根结》篇，皆言十二经络终始。此说十二经络，而此下所述仅有十一经，无手心主。

［注释］

[1] 处：《太素》作“起”。 [2] 留：《太素》作“留止”。 [3] 阔数：宽窄。

肺出于少商，少商者，手大指端内侧也，为井木[1]；溜于鱼际，鱼际者，手鱼也，为荥；注于太渊，太渊，鱼后一寸陷者中也，为腧；行于经渠，经渠，寸口中也，动而不居[2]，为经；入于尺泽，尺泽，肘中之动脉也，为合。手太阴经也。

［注释］

[1] 井木：“木”为小字注文。杨上善注：“手足三阴皆以木为井，相生至于水之合也；手足三阳皆以金为井，相生至于土之合

也。所谓阴脉出阳，至阴而合；阳脉出阴，至土而合也。” [2] 居：停止。

心[1]出于中冲，中冲，手中指之端也，为井木；溜于劳宫，劳宫，掌中中指本节之内间也，为荥；注于大陵，大陵，掌后两骨之间方下[2]者也，为腧；行于间使，间使之道，两筋之间，三寸之中也，有过则至，无过则止，为经；入于曲泽，曲泽，肘内廉下陷者之中也，屈而得之，为合。手少阴也。

[注释]

[1] 心：《甲乙》作“心主”；《素问·气穴论》王注作“心包”。 [2] 方下：杨上善注作“陷中”。

肝出于大敦，大敦者，足大指之端及三毛之中也，为井木；溜于行间，行间，足大指间也，为荥；注于太冲，太冲，行间上二寸陷者之中也，为腧；行于中封，中封，内踝之前一寸半，陷者之中，使逆则宛[1]，使和则通，摇[2]足而得之，为经；入于曲泉，曲泉，辅骨[3]之下，大筋之上也，屈膝而得之，为合。足厥阴也。

[注释]

[1] 宛：同“郁”。 [2] 摇：《甲乙》作“伸”。 [3] 辅骨：此挟膝两侧之骨，即股骨下端的内外髁和胫骨上端之内外髁。

脾出于隐白，隐白者，足大指之端内侧也，为井木；溜于大都，大都，本节之后下陷者之中也，为荥；注于太白，太白，腕骨[1]之下也，为腧；行于商丘，商丘，内踝之下，陷者之中也，为经；入于阴之陵泉，阴之陵泉，辅骨之下，陷者之中也，伸而得之，为合。足太阴也。

［注释］

[1] 腕骨：《甲乙》《太素》作“核骨”。

肾出于涌泉，涌泉者，足心也，为井木；溜于然谷，然谷，然骨[1]之下者也，为荥；注于大溪，大溪，内踝之后，跟骨之上陷中者也，为腧；行于复留，复留，上内踝二寸，动而不休，为经；入于阴谷，阴谷，辅骨之后，大筋之下，小筋之上也，按之应手，屈膝而得之，为合。足少阴经也。

［注释］

[1] 然骨：足舟骨。

膀胱出于至阴，至阴者，足小指之端也，为井金；溜于通谷，通谷，本节之前外侧也，为荥；注于束骨，束骨，本节之后陷者中也，为腧；过于京骨，京骨，足外侧大骨之下，为原[1]；行于昆仑，昆仑，在外踝之后，跟骨之上，为经；入于委中，委中，腘中央，为合，委[2]而取之。足太阳也。

［注释］

[1] 原：指原穴。五脏之原穴即五腧穴中的输穴，六腑别有原穴。 [2] 委：曲。

胆出于窍阴，窍阴者，足小指次指之端也，为井金；溜于侠溪，侠溪，足小指次指之间也，为荥；注于临泣，临泣，上行一寸半陷者中也，为腧；过于丘墟，丘墟，外踝之前下，陷者中也，为原；行于阳辅，阳辅，外踝之上，辅骨[1]之前，及绝骨[2]之端也，为经；入于阳之陵泉，阳之陵泉，在膝外陷者中也，为合，伸而得之。足少阳也。

［注释］

[1] 辅骨：腓骨。 [2] 绝骨：外踝上方，当腓骨与腓骨长短肌之间的凹陷处。

胃出于厉兑，厉兑者，足大指内次指之端也，为井金；溜于内庭，内庭，次指外间也，为荥；注于陷谷，陷谷者，上中指内间上行二寸陷者中也，为腧；过于冲阳，冲阳，足跗[1]上五寸陷者中也，为原，摇足而得之；行于解溪，解溪，上冲阳一寸半陷者中也，为经；入于下陵，下陵，膝下三寸，胻骨[2]外三里也，为合；复下三里三寸为巨虚上廉，复下上廉三寸为巨虚下廉也，大肠属上，小肠属下。足阳明胃脉也，大肠小肠皆属于胃。是足阳明也。

［注释］

[1] 足跗：即足背。　[2] 胻骨：指小腿胫骨。

三焦者，上合手少阳，出于关冲，关冲者，手小指次指之端也，为井金；溜于液门，液门，小指次指之间也，为荥；注于中渚，中渚，本节之后陷中者也，为腧；过于阳池，阳池，在腕上陷者之中也，为原；行于支沟，支沟，上腕三寸，两骨之间陷者中也，为经；入于天井，天井，在肘外大骨之上陷者中也，为合，屈肘乃得之。三焦下腧，在于足大指[1]之前，少阳之后，出于腘中外廉，名曰委阳，是太阳络也。手少阳经也。三焦者，足少阳太阴之所将，太阳之别也，上踝五寸，别入贯腨肠[2]，出于委阳，并太阳之正，入络膀胱，约下焦，实则闭癃，虚则遗溺；遗溺则补之，闭癃则泻之。

［注释］

[1] 足大指：《甲乙》《太素》并作“足太阳”，当从。　[2] 腨（shuàn）肠：小腿腓肠肌部位。

小肠者，上合于手太阳[1]，出于少泽，少泽，小指之端也，为井金；溜于前谷，前谷，在手外廉本节前陷者中也，为荥；注于后溪，后溪者，在手外侧本节之后也，为腧；过于腕骨，腕骨，在手外侧腕骨之前，为原；行于阳谷，阳谷，在锐骨[2]之下陷者中也，为经；入于小海，小海，在肘内大骨之外，去端半寸陷者中也，伸臂[3]而得之，为合。手太阳经也。

［注释］

[1] 小肠者，上合于手太阳：原作“手太阳小肠者，上合于太阳”，据《太素》及前后文例改。 [2] 锐骨：指桡骨茎突。 [3] 伸臂：《甲乙》及《太素》杨注引《明堂》并作“屈肘”。

大肠上合手阳明，出于商阳，商阳，大指次指之端也，为井金；溜于本节之前二间，为荥；注于本节之后三间，为腧；过于合谷，合谷，在大指歧骨[1]之间，为原；行于阳溪，阳溪，在两筋间陷者中也，为经；入于曲池，曲池[2]，在肘外辅骨[3]陷者中，屈臂而得之，为合。手阳明也。

［注释］

[1] 歧骨：指骨骼连接成夹角处。 [2] 曲池：原无，据《太素》补。 [3] 辅骨：桡骨。

是谓五脏六腑之腧，五五二十五腧，六六三十六腧也。六腑皆出足之三阳，上合于手者也。

缺盆之中，任脉也，名曰天突。一次任脉侧之动脉，足阳明也，名曰人迎；二次脉，手阳明也，名曰扶突；三次脉，手太阳也，名曰天窗；四次脉，足少阳也，名曰天容；五次脉，手少阳也，名曰天牖；六次脉，足太阳也，名曰天柱；七次脉，颈[1]中央之脉，督脉也，名曰风府。腋内动脉，手太阴也，名曰天府。腋下三寸，手心主也，名曰天池。刺上关者，呿[2]不能欠；刺下关者，欠不能呿；刺犊鼻者，屈不能伸；刺内关[3]者，伸不能屈。

［注释］

[1]颈：《太素》作“项”，是。　[2]呿（qū）：张口。《素问·气穴论》王冰注所引及《甲乙》作“故”。　[3]内关：原作“两关”，据《甲乙》《太素》改。

足阳明挟喉之动脉也，其腧在膺中。手阳明次在其腧外，不至曲颊[1]一寸。手太阳当曲颊。足少阳在耳下曲颊之后。手少阳出耳后，上加完骨[2]之上。足太阳挟项大筋之中发际。阴尺动脉在五里，五腧之禁也。

[注释]

[1] 曲颊：即下颌角。 [2] 完骨：指耳后颞骨乳突。

肺合大肠，大肠者，传道之腑[1]。心合小肠，小肠者，受盛之腑。肝合胆，胆者，中精之腑[2]。脾合胃，胃者，五谷之腑。肾合膀胱，膀胱者，津液之腑也。少阴属肾，肾上连肺，故将两脏[3]。三焦者，中渎之腑[4]也，水道出焉，属膀胱，是孤之腑[5]也。是六腑之所与合者。

"合"即表里之义。《素问·血气形志》说："足太阳与少阴为表里，少阳与厥阴为表里，阳明与太阴为表里，是为足阴阳也；手太阳与少阴为表里，少阳与心主为表里，阳明与太阴为表里，是为手之阴阳也。"

[注释]

[1] 传道之腑：《难经·三十五难》作"传泻行道之腑"。道，《太素》作"导"。 [2] 中精之腑：《甲乙》作"清净之腑"。《难经·三十五难》同。《太平经》："积清成精，故胆为六腑之精也。"《素问·灵兰秘典论》胆为"中正之官"。杨上善注："胆不同肠胃受传糟粕，唯藏精液于中也。" [3] 少阴属肾，肾上连肺，故将两脏：少阴，原作"少阳"，据《甲乙》《太素》改。将两脏，肾为水之下源，肺为水之上源，故少阴统领二脏。 [4] 中渎之腑：《五行大义·论杂配》："三焦……处五脏之中，通上下行气，故为中渎腑也。"渎，沟渠。 [5] 孤之腑：《五行大义·论杂配》："五脏各合一腑，三焦独无所合，故曰孤立。"

春取络脉诸荥大经分肉之间，甚者深取之，间者浅取之；夏取诸腧孙络肌肉皮肤之上；秋取诸合，余

如春法；冬取诸井诸腧之分，欲深而留之。此四时之序，气之所处，病之所舍，脏之所宜。转筋者，立而取之，可令遂已。痿厥[1]者，张而刺之，可令立快也。

［注释］

[1] 痿厥：《太素·顺养》杨上善注："痿厥，不能行也，一曰偏枯也。"枚乘《七发》："出舆入辇，命曰蹷痿之机。"蹷痿、痿厥同。

［点评］

本篇推本五脏六腑各有腧穴，故名"本输"。"输"即脉气转输之处。篇中论述五脏六腑的井、荥、输、经、合及所在，先叙五脏五腧，依"肺—心—肝—脾—肾"之次，次述六腑六腧，依"膀胱—胆—胃—三焦—小肠—大肠"之次，并提出"六腑皆出足之三阳，上合于手者也"的理论。

本篇言"凡刺之道，必通十二经络之所终始"，但篇中论及的经脉实际只有十一条，且皆为向心循行；其中心的五输穴，虽名为"手少阴"，却实属后世的手厥阴心包经。即有心包经之实而无其名，有心经之名而无其实。此正合于《灵枢·邪客》篇"手少阴之脉独无腧"的理论，而与《灵枢·经脉》"如环无端"的十二经脉理论体系有明显差异。

其义又见于《素问·金匮真言论》，如"东风生于春，病在肝，俞在颈项；南风生于夏，病在心，俞在胸胁；西风生于秋，病在肺，俞在肩背；北风生于冬，病在肾，俞在腰股；中央为土，病在脾，俞在脊。故春气者病在头，夏气者病在脏，秋气者病在肩背，冬气者病在四支。"因此，"四时之序，气之所处，病之所舍，脏之所宜"，是针刺应遵循的四项原则。

黄帝内经灵枢卷第二

小针解第三（法人）

所谓易陈者，易言也。难入者，难著于人也。粗守形者，守刺法也。上守神者，守人之血气有余不足，可补泻也。神客者，正邪共会也。神者，正气也。客者，邪气也。在门者，邪循正气之所出入也。未睹其疾者，先知邪正何经之疾也。恶知其原者，先知何经之病，所取之处也。刺之微在数迟者，徐疾之意也。粗守关者，守四肢而不知血气正邪之往来也；上守机者，知守气也。机之动不离其空中者，知气之虚实，用针之徐疾也。空中之机，清净以微者，针以得气，密意守气勿失也。其来不可逢者，气盛不可补也。其往不可追者，气虚不可泻也。不可挂以发者，言气易失也。扣之不发者，言不知补泻之意也，血气已尽而气不下也。知其往来者，知气之逆顺盛虚也。要与之期者，知气之可取之时也。粗之暗者，冥冥不知气之微密也。妙哉！工独有之者，尽知针意也。往者为逆者，言气之虚而小，小者逆也。来者为顺者，言形气之平，平者顺也。明知逆顺，正行无问者，言知所取之处也。迎而夺之者，泻也；追而济之者，补也。

所谓虚则实之者，气口虚而当补之也。满则泄之者，气口盛而当泻之也。宛陈则除之者，去血脉也。邪胜则虚之者，言诸经有盛者，皆泻其邪也。徐而疾则实者，言徐内而疾出也。疾而徐则虚者，言疾内而徐出也。言实与虚，若有若无者，言实者有气，虚者无气也。察后与先，若亡若存者，言气之虚实，补泻之先后也，察其气之已下与常存也。为虚与实，若得若失者，言补者佖然[1]若有得也，泻则怳然[2]若有失也。

［注释］

[1] 佖（bì）然：俨然貌。　[2] 怳然：恍然貌。

夫气之在脉也，邪气在上者，言邪气之中人也高，故邪气在上也。浊气在中者，言水谷皆入于胃，其精气上注于肺，浊溜于肠胃，言寒温不适，饮食不节，而病生于肠胃，故命曰浊气在中也。清气在下者，言清湿地气之中人也，必从足始，故曰清气在下也。针陷脉则邪气出者，取之上。针中脉则邪气出者，取之阳明合也。针太深则邪气反沉者，言浅浮之病，不欲深刺也，深则邪气从之入，故曰反沉也。皮肉筋脉各有所处者，言经络各有所主也。取五脉者死，言病在中，气不足，但用针尽大泻其诸阴之脉也。取三阳之脉者，唯言尽泻三阳之气，令病人恇然不复也。夺阴者死，言取尺之五里五往者也。夺阳者狂，正言[1]也。

睹其色，察其目，知其散复，一其形，听其动静者，言上工知相五色于目，有知调尺寸小大缓急滑涩，以言所病也。知其邪正者，知论虚邪与正邪之风[2]也。右主推之，左持而御之者，言持针而出入也。气至而去之者，言补泻气调而去之也。调气在于终始一者，持心[3]也。节之交三百六十五会者，络脉之渗灌诸节者也。所谓五脏之气已绝于内者，脉口[4]气内绝不至，反取其外之病处与阳经之合，有留针以致阳气，阳气至则内重竭，重竭则死矣，其死也，无气以动，故静。所谓五脏之气已绝于外者，脉口气外绝不至，反取其四末之腧，有留针以致其阴气，阴气至则阳气反入，入则逆，逆则死矣，其死也，阴气有余，故躁。所以察其目者，五脏使五色循明[5]，循明则声彰，声彰者，则言声与平生异也。

［注释］

[1] 正言：当作“不正言”。狂则言语不正。 [2] 虚邪与正邪之风：《素问·八正神明论》：“虚邪者，八正之虚邪气也。正邪

者，身形若用力，汗出腠理开，逢虚风，其中人也微，故莫知其情，莫见其形。”又名“虚风”“正风”，参见《灵枢·刺节真邪》篇。 [3] 持心：心必精脉之义。 [4] 脉口：又称“气口”。五脏之俞通于天气之处。 [5] 循明：修明。《素问·六节藏象论》：“五气入鼻，藏于心肺，上使五色修明，音声能彰。”

[点评]

本篇主要是对《灵枢·九针十二原》的解释。《灵枢·九针十二原》篇中有“小针之要”一节，而此篇正为之解，故名之曰“小针解”。《素问》有“针解”篇，与此“小针解”同为解释古医经《九针》的篇章。《九针》有九篇，故《素问·针解》所引《大要》曰：徐而疾则实，疾而徐则虚，并见《灵枢·九针十二原》篇。《大要》似为《九针》中之一篇。今《素问》《灵枢》既为传训诂之作，其中所引古医经名，皆上归于《脉书上下经》。即今《灵枢·九针十二原》，亦为解经之作。

此上《灵枢·小针解》所说与此互为其义，如“夫气之在脉也，邪气在上者，言邪气之中人也高，故邪气在上也。浊气在中者，言水谷皆入于胃，其精气上注于肺，浊溜于肠胃，言寒温不适，饮食不节，而病生于肠胃，故命曰浊气在中也。清气在下者，言清湿地气之中人也，必从足始，故曰清气在下也。”

皆经脉之类。

邪气脏腑病形第四（法时）

黄帝问于岐伯曰：邪气之中人也，奈何？岐伯答曰：邪气之中人高也。黄帝曰：高下有度乎？岐伯曰：身半已上者，邪中之也；身半已下者，湿中之也。故曰：邪之中人也，无有常，中于阴则溜于腑，中于阳则溜于经。

黄帝曰：阴之与阳也，异名同类，上下相会，经络之相贯，如环无端。邪之中人，或中于阴，或中于阳，上下左右，无有恒常，其故何也？岐伯曰：诸阳之会，皆在于面。中人也，方乘虚时及新用力，若饮食汗出，腠理开，而中于邪。中于面则下阳明，中于项则下太阳，中于颊则下少阳，其中于膺背两胁，亦中其经。

黄帝曰：其中于阴，奈何？岐伯答曰：中于阴者，常从臂胻始。夫臂与胻，其阴皮薄，其肉淖泽[1]，故俱受于风，独伤其阴。黄帝曰：此故伤其脏乎？岐伯答曰：身之中于风也，不必动脏。故邪入于阴经，则其脏气实，邪气入而不能客，故还之于腑。故中阳则溜于经，中阴则溜于腑。

［注释］

[1] 淖泽：柔润。

黄帝曰：邪之中人脏，奈何？岐伯曰：愁忧恐惧则伤心。形寒寒饮则伤肺，以其两寒相感，中外皆伤，故气道[1]而上行。有所堕坠，恶血留内，若有所大怒，气上而不下，积于胁下，则伤肝。有所击仆[2]，若醉入房，汗出当风，则伤脾。有所用力举重，若入房过度，汗出浴水，则伤肾。黄帝曰：五脏之中风，奈何？岐伯曰：阴阳俱感，邪乃得往。黄帝曰：善哉。

［注释］

[1] 道：读为“导”。《太素》作“逆”。　[2] 击仆：击打致伤。

黄帝问于岐伯曰：首面与身形也，属骨连筋，同血合于气耳。天寒则裂地凌冰，其卒寒，或手足懈惰，然而其面不衣，何也？岐伯答曰：十二经脉，三百六十五络，其血气皆上于面而走空窍，其精阳气上走于目而为睛，其别气走于耳而为听，其宗气上出

《难经·四十七难》："人面独能耐寒者，何也？然，人头者，诸阳之会也。诸阴脉皆至头颈、胸中而还。独诸阳脉皆上至头耳，故令面耐寒也。"

于鼻而为嗅，其浊气出于胃走唇舌而为味。其气之津液皆上熏[1]于面，而皮又厚，其肉坚，故天气甚寒不能胜之也。

[注释]

[1] 熏（zhǒng）：聚集。

黄帝曰：邪之中人，其病形何如？岐伯曰：虚邪[1]之中身也，洒淅[2]动形。正邪[3]之中人也微，先现于色，不知于身，若有若无，若亡若存，有形无形，莫知其情。黄帝曰：善哉。

[注释]

[1] 虚邪：非其时而至之邪风，因虚而入。　[2] 洒淅：寒战貌。　[3] 正邪：四时之正风。

望而知之谓之明，按而知之谓之神，问而知之谓之工。与《难经》所说"神、圣、工、巧"不同。

黄帝问于岐伯曰：余闻之，见其色，知其病，命曰明；按其脉，知其病，命曰神；问其病，知其处，命曰工。余愿闻见而知之，按而得之，问而极之，为之奈何？岐伯答曰：夫色脉与尺[1]之相应也，如桴鼓影响之相应也，不得相失也，此亦本末根叶之出候也，故根死则叶枯矣。色脉形肉不得相失也，故知一则为工，知二则为神，知三则神且明矣。

[注释]

[1] 尺：尺之皮肤，前臂内侧自肘至腕的皮肤。

黄帝曰：愿卒闻之。岐伯答曰：色青者，其脉弦也；赤者，其脉钩也；黄者，其脉代也；白者，其脉毛；黑者，其脉石。见其色而不得其脉，反得其相胜之脉，则死矣；得其相生之脉，则病已矣。

黄帝问于岐伯曰：五脏之所生，变化之病形，何如？岐伯答曰：先定其五色五脉之应，其病乃可别也。

黄帝曰：色脉已定，别之奈何？岐伯曰：调其脉之缓急、小大、滑涩，而病变定矣。

黄帝曰：调之奈何？岐伯答曰：脉急者，尺之皮肤亦急；脉缓者，尺之皮肤亦缓；脉小者，尺之皮肤亦减而少气；脉大者，尺之皮肤亦贲而起；脉滑者，尺之皮肤亦滑；脉涩者，尺之皮肤亦涩。凡此变者，有微有甚。故善调尺者，不待于寸；善调脉者，不待于色。能参合而行之者，可以为上工，上工十全九；行二者，为中工，中工十全七；行一者，为下工，下工十全六。

黄帝曰：请问脉之缓急、小大、滑涩之病形，何如？岐伯曰：臣请言五脏之病变也。心脉急甚者为瘛疭[1]；微急为心痛引背，食不下。缓甚为狂笑；微缓为伏梁[2]，在心下，上下行，时唾血。大甚为喉吤[3]；

《难经·十三难》："经言见其色而不得其脉，反得相胜之脉者即死；得相生之脉者，病即自已。色之与脉，当参相应，为之奈何？然，五脏有五色，皆见于面，亦当与寸口尺内相应。假令色青，其脉当弦而急。……假令色青，其脉浮涩而短，若大而缓为相胜；浮大而散，若小而滑为相生也。"

色、脉、尺合而诊之者为上工。

微大为心痹引背，善泪出。小甚为善哕[4]；微小为消瘅[5]。滑甚为善渴；微滑为心疝引脐[6]，小腹鸣。涩甚为喑[7]；微涩为血溢，维厥[8]，耳鸣，颠疾[9]。

[注释]

[1] 瘛疭（chì zòng）：惊风抽搐。 [2] 伏梁：《难经·五十六难》："心之积名曰伏梁，起脐上，大如臂，上至心下。" [3] 喉吤（jiè）：喉中如有物梗阻。 [4] 哕（yuě）：呃逆。 [5] 消瘅（dān）：杨上善注："瘅，热也。内热消瘦，故曰消瘅。" [6] 微滑为心疝引脐：《素问·大奇论》："心脉搏滑急为心疝。" 疝，指心腹气痛。 [7] 喑（yīn）：失音。 [8] 维厥：指四肢厥逆。维，"四维"，指四肢。 [9] 颠疾：即癫病。

肺脉急甚为癫疾；微急为肺寒热，怠惰，咳唾血，引腰背胸，若鼻息肉不通。缓甚为多汗；微缓为痿瘘偏风[1]，头以下汗出不可止。大甚为胫肿；微大为肺痹引胸背，起恶日光。小甚为泄；微小为消瘅。滑甚为息贲[2]上气；微滑为上下出血。涩甚为呕血；微涩为鼠瘘[3]，在颈肢腋之间，下不胜其上，其应善痠[4]矣。

[注释]

[1] 痿瘘偏风：《太素》作"痿，漏风"。《素问·风论》"漏风之状，或多汗，常不可单衣，食则汗出，甚则身汗，喘息恶风，衣常濡，口干善渴，不能劳事。" [2] 息贲：《难经·五十六难》：

“肺之积名曰息贲，在右胁下，覆大如杯。”［3］鼠瘘：指生于颈、腋部难以愈合的溃疡，如鼠穴之状，故名。《灵枢·寒热》：“黄帝问于岐伯曰：寒热瘰疬在于颈腋者，皆何气使生？岐伯曰：此皆鼠瘘寒热之毒气也，留于脉而不去者也。”［4］其应善痠：《太素》《脉经》作“其能喜酸”；《甲乙》作“甚能善酸”。痠，同“酸”。

肝脉急甚者为恶言；微急为肥气[1]，在胁下若覆杯。缓甚为善呕；微缓为水瘕痹也。大甚为内痈，善呕衄；微大为肝痹，阴缩[2]，咳引小腹。小甚为多饮；微小为消瘅。滑甚为㿗疝[3]；微滑为遗溺。涩甚为溢饮[4]；微涩为瘛挛筋痹[5]。

［注释］

［1］肥气：《难经·五十六难》：“肝之积名曰肥气，在左胁下，如覆杯，有头足。”［2］阴缩：阴囊收缩。［3］㿗（tuí）疝：《太素》作“颓疝”，杨上善注：“丈夫小腹中为块，下冲阴痛。”［4］溢饮：饮病的一种。《素问·脉要精微论》：“溢饮者，渴暴多饮，而易入肌皮肠胃之外也。”《金匮要略·痰饮咳嗽病脉证并治》：“饮水流行，归于四肢，当汗出而不汗出，身体疼重，谓之溢饮。”［5］痹：《甲乙》《太素》无。

脾脉急甚为瘛疭；微急为膈中[1]，食饮入而还出，后沃沫[2]。缓甚为痿厥；微缓为风痿，四肢不用，心慧然[3]若无病。大甚为击仆；微大为疝气，腹裹大脓血[4]，在胃肠之外。小甚为寒热；微小为消瘅。滑甚为㿉癃[5]；微滑为虫毒蛕蝎[6]腹热。涩甚为肠㿉[7]；微涩为内㿉[8]，多下脓血。

［注释］

[1]膈中：指隔塞不通、饮食不下的病症，又作“隔”。 [2]后沃沫：呕吐涎沫。 [3]慧然：清爽貌。 [4]微大为疝气，腹裹大脓血：疝气，按丹波元简说当作“痞气”。《难经·五十六难》：“脾之积名曰痞气，在胃脘，覆大如盘。”《素问·腹中论》：“帝曰：伏梁何因而得之？岐伯曰：裹大脓血，居肠胃之外，不可治。” [5]㿉癃（lóng）：颓疝并小便癃闭。 [6]虫毒蛕（huí）蝎：肠内寄生虫病。蛕，同“蛔”。蝎，本指桑中蠹虫。 [7]肠㿉：《太素》作“肠颓”，[8]内㿉：《太素》作“内溃”。

肾脉急甚为骨[1]癫疾；微急为沉厥奔豚[2]，足不收，不得前后。缓甚为折脊[3]；微缓为洞[4]，洞者，食不化，下嗌还出。大甚为阴痿[5]；微大为石水[6]，起脐以下至小腹腄腄[7]然，上至胃脘[8]，死不治。小甚为洞泄；微小为消瘅。滑甚为癃㿉[9]；微滑为骨痿，坐不能起，起则目无所见。涩甚为大痈；微涩为不月[10]沉痔[11]。

［注释］

[1]骨：《甲乙》作“骨痿”。 [2]奔豚：《难经·五十六难》：“肾之积名曰贲豚，发于少腹，上至心下，若豚状，或上或下无时。” [3]折脊：腰脊痛如折。 [4]洞：洞泄。《史记·扁鹊仓

公列传》："迥风者，饮食下嗌而辄出不留。"《集解》："迥，音洞。"　[5] 阴痿：即阳痿病。　[6] 石水：下腹肿满的水肿病。《素问·阴阳别论》："阴阳结斜，多阴少阳曰石水，少腹肿。"　[7] 腄腄：《太素》作"垂垂"，杨上善注："少腹垂也。"　[8] 胃脘：即"胃脘"，《太素》作"胃管"，义同。　[9] 癃癀：即"癀癃"。　[10] 不月：月经不调。　[11] 沉痔：久痔。

黄帝曰：病之六变者，刺之奈何？岐伯答曰：诸急者多寒；缓者多热；大者多气少血；小者血气皆少；滑者阳气盛，微有热；涩者多血少气，微有寒。是故刺急者，深内[1]而久留之。刺缓者，浅内而疾发针，以去其热。刺大者，微泻其气，无出其血。刺滑者，疾发针而浅内之，以泻其阳气而去其热。刺涩者，必中其脉，随其逆顺而久留之，必先按而循之，已发针，疾按其痏[2]，无令其血出，以和其脉。诸小者，阴阳形气俱不足，勿取以针，而调以甘药[3]也。

以下省"诸"字。

诸脉小，血气皆少，不可以刺。

［注释］

[1] 内（nà）：同"纳"，刺入。　[2] 痏（wěi）：疮疤。此指针孔。　[3] 甘药：与"毒药"相对而言，指味甘、性平之药，能调养脾胃、培补气血。《灵枢·终始》："少气者，脉口人迎俱少而不称尺寸也。如是者，则阴阳俱不足，补阳则阴竭，泻阴则阳脱。如是者，可将以甘药，不可饮以至剂。"

黄帝曰：余闻五脏六腑之气，荥输所入为合，令何道从入，入安连过？愿闻其故。岐伯答曰：此阳脉之别入于内，属于腑者也。黄帝曰：荥输与合，各有名乎？岐伯答曰：荥输治外经，合治内腑。黄帝曰：治内腑奈何？岐伯曰：取之于合。黄帝曰：合各有名乎？岐伯答曰：胃合于三里，大肠合入于巨虚上廉，小肠合入于巨虚下廉，三焦合入于委阳，膀胱合入于委中央[1]，胆合入于阳陵泉。黄帝曰：取之奈何？岐伯答曰：取之三里者，低跗；取之巨虚者，举足；取之委阳者，屈伸而索之；委中者，屈而取之；阳陵泉者，正竖膝予之齐[2]，下至委阳之阳[3]取之；取诸外经者，揄申[4]而从之。

［注释］

[1] 委中央：《太素》无“央”字。 [2] 正竖膝予之齐：张介宾注：“谓正身蹲坐，使两膝齐也。” [3] 委阳之阳：委阳穴的外侧。马莳注：“古人谓外为表，又名之曰阳。” [4] 揄（yú）申：揄，引；申，同“伸”。

黄帝曰：愿闻六腑之病。岐伯答曰：面热者，足阳明病；鱼络血者，手阳明病；两跗之上脉坚若陷[1]者，足阳明病。此胃脉也。大肠病者，肠中切痛而鸣濯濯[2]，冬日重感于寒即泄，当脐而痛，不能久立，与胃同候，取巨虚上廉。胃病者，腹䐜胀，胃脘当心而痛，上肢[3]两胁，膈咽不通，食饮不下，取之三里也。小肠病者，小腹痛，腰脊控睾而痛，时窘[4]之后，当耳前热，若寒甚，若独肩上热甚，及手小指次指之间热，若脉陷者，此其候也。手太阳病也，取之巨虚下廉。三焦病者，腹胀[5]气满，小腹尤坚，不得小便，窘急，溢则为[6]水，留即为胀，候在足太阳之外大络，大络在太阳少阳之间，亦见于脉，取委阳。膀胱病者，小腹偏肿而痛，以手按之，即欲小便而不得，肩上热若脉陷，及足小指外廉及胫踝后皆热。若脉陷，取委中央。胆病者，善太息，口苦，呕宿汁，心下澹澹[7]，恐人将捕之，嗌中吤吤然[8]，数唾，在足少阳之本末，亦视其脉之陷下者灸之，其寒热者取阳陵泉。

[注释]

[1] 脉坚若陷：原作“脉竖陷”，义晦。今据《甲乙》《太素》并此下文例改。若，或也。 [2] 濯濯（zhuó）：肠中水鸣声。 [3] 肢：同“支”。 [4] 窘：急迫。 [5] 胀：原脱，据《甲乙》《太素》补。 [6] 为：原脱，据《甲乙》《太素》补。 [7] 澹澹（dàn）：通“憺憺”。心悸动不安。 [8] 吤吤（jiè）然：《素问・咳论》：“心咳之状，咳则心痛，喉中介介如梗状，甚则咽肿喉痹。”

黄帝曰：刺之有道乎？岐伯答曰：刺此者，必中气穴，无中肉节[1]。中气穴则针染于巷[2]，中肉节即皮肤痛，补泻反则病益笃。中筋则筋缓，邪气不出，与其真相搏[3]，乱而不去，反还内著。用针不审，以顺为逆也。

[注释]

[1] 肉节：指分肉和骨节。 [2] 巷：街巷，喻指孔穴之处。 [3] 搏：《太素》作“薄”，迫也。

[点评]

本篇“邪气之中人也，奈何”，内容包括邪气中人之高下有别，阴阳无常，中经、中腑、中脏内外相感，邪正虚实病形各异等方面；其次讨论“五色五脉之应”及“色脉与尺之相应”，提倡色脉诊与尺肤诊合参，如此诊病能十全九，方可以为上工；再次讨论“脉之缓急、小大、滑涩之病形，何如”，以及“病之六变者，刺之奈何”，此论脉之变化，以五脏为纲领，五脏之脉皆有缓急、小大、滑涩之六变，故当是五脏各有其诊脉部位，非“独取寸口”之脉法；最后讨论“合治内腑”之法及“六腑之病”，内容包括六腑之下合穴及其针刺取穴之法，以及六腑所主病状和针灸治法。

篇中反复提及“病形”这一概念，如“邪之中人，其病形何如”“五脏之所生，变化之病形，何如”“请问脉之缓急、小大、滑涩之病形，何如”，可见“病形”是本篇的关键词，故以此题名。

本篇关于五脏病机的内容，如“愁忧恐惧则伤心”“有所击仆，若醉入房，汗出当风，则伤脾”“有所用力举重，若入房过度，汗出浴水，则伤肾”等论述，可与《史记·扁鹊仓公列传》记载仓公诊齐王中子诸婴儿小子病、诊齐丞相舍人奴病、诊齐王后弟宋建病所论之病机相互参考，可见其来源甚古；又《难经》十三难、四十九难、六十一难所引“经言”之文，皆见于本篇。可证本篇是《黄帝内经》中较早成形的经典篇章，保存了较多古医经的内容。

黄帝内经灵枢卷第三

根结第五（法音）

此后有《灵枢·终始》篇，论人迎寸口脉法及六经之终。

岐伯曰：天地相感，寒暖相移，阴阳之道，孰少孰多？阴道偶，阳道奇[1]。发于春夏，阴气少，阳气多，阴阳不调，何补何泻？发于秋冬，阳气少，阴气多，阴气盛而阳气衰，故茎叶枯槁，湿雨下归，阴阳相移，何泻何补？奇邪离[2]经，不可胜数，不知根结[3]，五脏六腑，折关败枢，开阖而走[4]，阴阳大失，不可复取。《九针》之玄，要在《终始》。故能知《终始》[5]，一言而毕，不知《终始》，针道咸绝。

[注释]

[1] 阴道偶，阳道奇：杨上善注："阳为天道，其数奇也；阴为地道，其数偶也。" [2] 离：同"丽"，附着。 [3] 根结：经脉之气起始和终结的部位。根，本也，在四肢末端；结，系也，在头面、胸腹。 [4] 折关败枢，开阖而走：三阴三阳关、阖、枢功能

失常。　[5]《终始》：古医经，亦“根结”之义。

太阳根于至阴，结于命门。命门者，目也。阳明根于厉兑，结于颡大。颡大者，钳耳也[1]。少阳根于窍阴，结于窗笼。窗笼者，耳中也。太阳为关[2]，阳明为阖，少阳为枢。故关折则肉节渎[3]而暴病起矣，故暴病者取之太阳，视有余不足，渎者皮肉宛膲[4]而弱也。阖折则气无所止息而痿疾起矣，故痿疾者取之阳明，视有余不足，无所止息者，真气稽留，邪气居之也。枢折即骨繇[5]而不安于地，故骨繇者取之少阳，视有余不足，骨繇者节缓而不收也。所谓骨繇者，摇故也。当穷其本也。

此是以门户的门栓（关）、门扇（阖）、门轴（枢）三部件比喻三阴三阳的功能。门栓主禁止，门扇主开合，门轴主动转，相互配合以完成阴阳之气的出入。

［注释］

[1] 结于颡大。颡大者，钳耳也：《甲乙》作“结于颃颡，颃颡者钳大，钳大者耳也”。　[2] 关：原作“开”，形近而误。《太素》作“关”。《素问·阴阳离合论》新校正引《九墟》亦作“关”。兹改。下“关”字同。　[3] 渎：《太素》作“殰（dú）”，《甲乙》《素问·阴阳离合论》新校正引《九墟》作“溃缓”，义同。　[4] 宛膲（jiāo）：形容肌肉凹陷而不荣。《太素》作“宛燋”，《甲乙》作“缓膲”。憔悴之义。　[5] 繇（yáo）：义同“摇”。

太阴根于隐白，结于太仓[1]。少阴根于涌泉，结于廉泉[2]。厥阴根于大敦，结于玉英[3]，络于膻中。太阴为关，厥阴为阖，少阴为枢。故关折则仓廪无所

三阳为外门，三阴为内门。

输膈洞[4]，膈洞者取之太阴，视有余不足。故关折者气不足而生病也。阖折即气绝[5]而喜悲，悲者取之厥阴，视有余不足。枢折则脉有所结而不通，不通者取之少阴，视有余不足，有结者皆取之不足[6]。

[注释]

[1] 太仓：中脘穴的别名。 [2] 廉泉：舌下两脉，属足少阴脉气所发，非任脉的廉泉穴。《素问 · 刺疟论》："舌下两脉者，廉泉也。" [3] 玉英：又名"玉堂"。指上腭，其窍即"颃颡"，属足厥阴经。 [4] 膈洞：膈，指"膈中"，饮食不下；洞，指"洞下"或称"洞泄"。 [5] 绝：《素问 · 阴阳离合论》新校正引《九墟》作"弛"，《甲乙》作"弛"，《太素》作"施"。弛、弛、施义皆废弛之义。 [6] 不足：《太素》《甲乙》无，当涉上衍。

此言手足三阳之根、溜、注、入之腧穴，不言手足三阴。

足太阳根于至阴，溜于京骨，注于昆仑，入于天柱、飞扬也。足少阳根于窍阴，溜于丘墟，注于阳辅，入于天容、光明也。足阳明根于厉兑，溜于冲阳，注于下陵，入于人迎、丰隆也。手太阳根于少泽，溜于阳谷，注于少海[1]，入于天窗、支正也。手少阳根于关冲，溜于阳池，注于支沟，入于天牖、外关也。手阳明根于商阳，溜于合谷，注于阳溪，入于扶突、偏历也。此所谓十二经者，盛络皆当取之。

[注释]

[1] 少海：《甲乙》作"小海"。

一日一夜五十营[1]，以营五脏之精，不应数者，名曰狂生。所谓五十营者，五脏皆受气。持其脉口[2]，数其至也。五十动而不一代[3]者，五脏皆受气；四十动一代者，一脏无气；三十动一代者，二脏无气；二十动一代者，三脏无气；十动一代者，四脏无气；不满十动一代者，五脏无气。予之短期[4]，要在《终始》。所谓五十动而不一代者，以为常也，以知五脏之期。予之短期者，乍数乍疏也。

［注释］

[1] 营：环周。　[2] 脉口：即手太阴寸口脉。　[3] 代：止息。　[4] 予之短期：预知死期。

黄帝曰：逆顺五体[1]者，言人骨节之小大，肉之坚脆，皮之厚薄，血之清浊，气之滑涩，脉之长短，血之多少，经络之数，余已知之矣，此皆布衣匹夫[2]之士也。夫王公大人，血食[3]之君，身体柔脆，肌肉软弱，血气慓悍[4]滑利，其刺之徐疾浅深多少，可得同之乎？岐伯答曰：膏粱菽藿[5]之味，何可同也？气滑即出疾，其气涩则出迟，气悍则针小而入浅，气涩则针大而入深，深则欲留，浅则欲疾。以此观之，刺布衣者，深以留之；刺大人者，微以徐之，此皆因气慓悍滑利也。

人的形体有不同，其气之迟速滑涩亦不同，所谓“立形定气”，其义参见《灵枢·逆顺肥瘦》篇。逆顺之义见下。

[注释]

[1] 五体：五脏之形气。 [2] 布衣匹夫：泛指平民百姓。 [3] 血食：肉食。 [4] 慓悍（piāo hàn）：疾急。 [5] 膏粱菽藿：膏粱，肥美饮食。菽藿，粗劣饮食。

承上说形气与病气之逆顺。

《灵枢·本神》："心怵惕思虑则伤神，神伤则恐惧自失，破䐃脱肉，毛悴色夭，死于冬。"

高明的医生能审五脏变化之病，五脉之应五脏，经络之实虚，皮之柔粗，调气而使之平；中等的医生不能尽审，导致经气逆乱，病有愈有不愈；下等的医生全然不审，致使病人精气耗尽，危及生命。此另一角度评价医生之得失。故此下《灵枢·终始》篇说："凡刺之道，气调而止，补阴泻阳，音气益彰，耳目聪明，反此者血气不行。"

黄帝曰：形气之逆顺，奈何？岐伯曰：形气不足，病气有余，是邪胜也，急泻之。形气有余，病气不足，急补之。形气不足，病气不足，此阴阳气俱不足也，不可刺之，刺之则重不足，重不足则阴阳俱竭，血气皆尽，五脏空虚，筋骨髓枯，老者绝灭，壮者不复矣。形气有余，病气有余，此谓阴阳俱有余也，急泻其邪，调其虚实。故曰有余者泻之，不足者补之，此之谓也。故曰刺不知逆顺，真邪相搏。满而补之，则阴阳四溢，肠胃充郭[1]，肝肺内膜[2]，阴阳相错。虚而泻之，则经脉空虚，血气竭枯，肠胃㒄辟[3]，皮肤薄著，毛腠夭膲[4]，予之死期。故曰用针之要，在于知调阴与阳，调阴与阳，精气乃光，合形与气，使神内藏。故曰上工平气，中工乱脉，下工绝气危生。故曰下工不可不慎也。必审五脏变化之病，五脉之应[5]，经络之实虚，皮之柔粗，而后取之也。

[注释]

[1] 郭：同"廓"，身形躯壳。 [2] 膜（chēn）：胀起。《甲乙》作"胀"。 [3] 㒄辟：《甲乙》作"慑辟"，《太素》作"摄辟"。

杨上善注:“肠胃无气也。” [4] 夭膲:膲,《太素》作“焦”。皮毛焦枯无光泽。 [5] 五脉之应:脉应五脏。

[点评]

本篇名为“根结”,即“终始”之义,故篇首特别指出“《九针》之玄,要在《终始》。故能知《终始》,一言而毕,不知《终始》,针道咸绝”。关于经脉的根结、终始,又见《素问·阴阳离合论》,所述根结的腧穴是一致的。后面的《灵枢·终始》又说:“凡刺之道,毕于《终始》,明知《终始》,五脏为纪,阴阳定矣”“《终始》者,经脉为纪。持其脉口人迎,以知阴阳有余不足,平与不平,天道毕矣”。《黄帝内经》为什么如此重视终始?原来经脉的根结、终始之处,是经脉通天的地方,在出土的西汉医简中称为脉口或气口。这里说的“持其脉口人迎”,脉口并不特指今之寸口。经脉内属于脏腑,外络于肢节,欲调脏腑经脉之气,必先刺其脉口。所以说“凡刺之道,毕于《终始》”。道,即道路。脉口不但用于诊病,也是针刺的重要所在,可见终始的重要性。同时,本篇也提示我们,十二经脉有根有结,并不是后来的阴阳相贯,如环无端的一个封闭系统。

寿夭刚柔第六（法律）

黄帝问于少师曰：余闻人之生也，有刚有柔，有弱有强，有短有长，有阴有阳，愿闻其方。少师答曰：阴中有阴，阳中有阳，审知阴阳，刺之有方，得病所始，刺之有理，谨度病端[1]，与时相应，内合于五脏六腑，外合于筋骨皮肤。是故内有阴阳，外亦有阴阳。在内者，五脏为阴，六腑为阳；在外者，筋骨为阴，皮肤为阳。故曰病在阴之阴[2]者，刺阴之荥输；病在阳之阳[3]者，刺阳之合；病在阳之阴[4]者，刺阴之经；病在阴之阳[5]者，刺络脉。故曰病在阳者命曰风，病在阴者命曰痹，病阴阳俱病命曰风痹。病有形而不痛者，阳之类也；无形而痛者，阴之类也。无形而痛者，其阳完而阴伤之也，急治其阴，无攻其阳；有形而不痛者，其阴完而阳伤之也，急治其阳，无攻其阴。阴阳俱动，乍有形，乍无形，加以烦心，命曰阴胜其阳，此谓不表不里，其形不久。

风邪伤其上，病在阳；寒湿伤其下，病在阴。故《灵枢·百病始生》说："风雨则伤上，清湿则伤下。"《素问·太阴阳明论》说："故阳受风气，阴受湿气。"又，风为百病之始，初在表，故病在阳；久风产痹，由表入里，故病在阴。

［注释］

[1] 端：发端，征兆。　[2] 病在阴之阴：指五脏有病，而在于筋骨。　[3] 病在阳之阳：指六腑有病，而在于皮肤。　[4] 病在阳之阴：指六腑有病，而在于筋骨。　[5] 病在阴之阳：指五脏有病，而在于皮肤。

黄帝问于伯高曰：余闻形气，病之先后、外内之应，奈何？伯高答曰：风寒伤形，忧恐忿怒伤气[1]。气伤脏，乃病脏；寒伤形，乃应形；风伤筋脉，筋脉乃应。此形气外内之相应也。

［注释］

[1] 风寒伤形，忧恐忿怒伤气：风寒暑湿燥火“六淫”外伤形体，喜怒忧思悲恐惊“七情”内伤脏腑。

黄帝曰：刺之奈何？伯高答曰：病九日者，三刺而已；病一月者，十刺而已。多少远近，以此衰之。久痹不去身者，视其血络，尽出其血。

黄帝曰：外内之病，难易之治，奈何？伯高答曰：形先病而未入脏者，刺之半其日[1]；脏先病而形乃应者，刺之倍其日[2]。此外内难易之应也。

［注释］

[1] 半其日：针刺治疗的日数减半。　[2] 倍其日：针刺治疗的日数加倍。

《灵枢·百病始生》说：“夫百病之始生也，皆生于风雨寒暑，清湿喜怒。喜怒不节则伤脏，风雨则伤上，清湿则伤下。”义可互证。

《素问·阴阳应象大论》说：“寒伤形，热伤气。气伤痛，形伤肿。故先痛而后肿者，气伤形也；先肿而后痛者，形伤气也。”义合于此。

病愈久则治益难。天回医简《治六十病和剂汤法》：“益气，令人轻劲，厉者百日，息瘘七十日，内单者、颠疾者卌日，痹廿日，痈咳五日。”此虽以服药言，其义一也。

黄帝问于伯高曰：余闻形有缓急，气有盛衰，骨有大小，肉有坚脆，皮有厚薄，其以立[1]寿夭，奈何？伯高答曰：形与气相任[2]则寿，不相任则夭。皮与肉相果[3]则寿，不相果则夭。血气经络，胜形则寿，不胜形则夭。

［注释］

[1] 立：定。 [2] 相任：相当。 [3] 果：同“裹”。

黄帝曰：何谓形之缓急？伯高答曰：形充而皮肤缓者则寿，形充而皮肤急者则夭。形充而脉坚大者顺也；形充而脉小以弱者气衰，衰则危矣。若形充而颧不起者骨小，骨小而夭矣。形充而大肉䐃[1]坚而有分[2]者肉坚，肉坚则寿矣；形充而大肉无分理不坚者肉脆，肉脆则夭矣。此天之生命，所以立形定气而视寿夭者。必明乎此，立形定气，而后以临病人，决死生。

形谓外形，气谓脏气，形气相得者寿。临证须观察病人的先天禀赋，所谓有诸内必形诸外。其义可参见本书《灵枢·阴阳二十五人》《灵枢·通天》。

［注释］

[1] 䐃（jùn）：大肉。 [2] 分：肌肉的分理。

黄帝曰：余闻寿夭，无以度之。伯高答曰：墙基卑，高不及其地者[1]，不满三十而死；其有因加疾者，不及二十而死也。

［注释］

[1] 墙基卑，高不及其地者：《灵枢·天年》："使道隧以长，基墙高以方，通调营卫，三部三里，起骨高肉满，百岁乃得终。""墙基"，即"基墙"，指鼻准。"其地"，即鼻根。

黄帝曰：形气之相胜，以立寿夭，奈何？伯高答曰：平人[1]而气胜形者寿；病而形肉脱，气胜形者死，形胜气者危矣。

［注释］

[1] 平人：健康人。

黄帝曰：余闻刺有三变，何谓三变？伯高答曰：有刺营者，有刺卫者，有刺寒痹之留经者。

黄帝曰：刺三变者，奈何？伯高答曰：刺营者出血，刺卫者出气，刺寒痹者内热。

黄帝曰：营卫寒痹之为病，奈何？伯高答曰：营之生病也，寒热少气，血上下行。卫之生病也，气痛时来时去，怫忾[1]贲响[2]，风寒客于肠胃之中。寒痹之为病也，留而不去，时痛而皮不仁。

［注释］

[1] 怫忾（bókài）：气盛满。怫，读为"勃"。　[2] 贲（bēn）响：腹中雷鸣。

黄帝曰：刺寒痹内热，奈何？伯高答曰：刺布衣者，以火焠之；刺大人者，以药熨之[1]。

黄帝曰：药熨奈何？伯高曰：用淳酒二十升，蜀椒一升，干姜一斤，桂心一斤，凡四种，皆㕮咀[2]，渍酒中，用绵絮一斤，细白布四丈，并内酒中。置酒马矢煴[3]中，盖封涂[4]，勿使泄。五日五夜，出布绵絮，曝干之，干复渍，以尽其汁。每渍必晬其日[5]，乃出干。干，并用滓与绵絮，复布为复巾[6]，长六七尺，为六七巾，则用之生桑炭炙巾[7]，以熨寒痹所刺之处，令热入至于病所，寒复炙巾以熨之，三十遍而止。汗出，以巾拭身，亦三十遍而止。起步内中[8]，无见风。每刺必熨，如此病已矣。此所谓内热也。

［注释］

[1] 刺布衣者，以火焠（cuì）之；刺大人者，以药熨之：《素问 · 调经论》："病在骨，焠针药熨。"焠，以火烧针。熨，热敷。 [2] 㕮咀（fǔ jǔ）：指将药物咀嚼、锉末。 [3] 煴（yūn）：微火。 [4] 涂：同"塗"，用泥封严。 [5] 晬（zuì）其日：一昼夜。 [6] 复布为复巾：将布重叠制成有夹层的布袋，用以放置药滓与绵絮。 [7] 炙巾：将布巾烤热。 [8] 起步内中：药熨后起身在室内行走。

［点评］

本篇前半部分为黄帝与少师问对，讨论如何根据病人体质和疾病性质，进行阴阳刚柔的划分；后半部分为黄帝与伯高问对，讨论形气病的先后内外对应关系及其刺法，以及人之形气盛衰与寿夭的关系，最后述及刺营、刺卫、刺寒痹之留经的所谓“三变”刺法。篇中论“刺寒痹内热”之法，提出“刺布衣者，以火焠之；刺大人者，以药熨之”的因人制宜原则，与《素问·调经论》“病在骨，焠针药熨”的治则相合。

为医之道，须知人事。“立形定气”，谓临证须观察病人先天禀赋的情况，这在《黄帝内经》中多处论及。如《灵枢·天年》《灵枢·阴阳二十五人》《灵枢·通天》。除了先天禀赋，亦须观察后天的变化。如《素问·征四失论》《素问·疏五过论》以及人之尝贵后贱、尝富后贫等。

官针第七（法星）

凡刺之要，官针最妙。九针之宜，各有所为，长短大小，各有所施也。不得其用，病弗能移。疾浅针深，内伤良肉，皮肤为痈；病深针浅，病气不泻，反[1]为大脓。病小针大，气泻太甚，疾必为害；病大针小，气不泄泻，亦复为败。失针之宜，大者大[2]泻，小者不移。已言其过，请言其所施。

失九针所宜于病者，大则泻人正气，小则病不去。

［注释］

[1] 反：原作“支”，据《甲乙》《太素》改。 [2] 大：原脱，据《甲乙》《太素》补。

病在皮肤无常处者，取以镵针[1]于病所，肤白勿取。病在分肉间，取以员针[2]于病所。病在经络痼痹者，取以锋针[3]。病在脉，气少当补之者，取以鍉针[4]于井荥分输。病为大脓者，取以铍针[5]。病痹气暴发者，取以员利针[6]。病痹气痛而不去者，取以毫针[7]。病在中者，取以长针[8]。病水肿不能通关节者，取以大针[9]。病在五脏固居者，取以锋针[10]，泻于井荥分输，取以四时。

［注释］

[1] 镵针：《灵枢 · 九针十二原》："镵针者，头大末锐，去泻阳气。" [2] 员针：《灵枢 · 九针十二原》："员针者，针如卵形，揩摩分间，不得伤肌肉，以泻分气。" [3] 病在经络痼痹者，取以锋针：此十一字与此下"病在五脏固居者，取以锋针"重，《甲乙》《太素》无，疑衍。 [4] 鍉针：《灵枢 · 九针十二原》："鍉针者，锋如黍粟之锐，主按脉勿陷，以致其气。" [5] 铍针：《灵枢 · 九针十二原》："铍针者，末如剑锋，以取大脓。" [6] 员利针：《灵枢 · 九针十二原》："员利针者，尖如氂，且员且锐，中身微大，以取暴气。" [7] 毫针：《灵枢 · 九针十二原》："毫针者，尖如蚊虻喙，静以徐往，微以久留之而养，以取痛痹。" [8] 长针：《灵枢 · 九针十二原》："长针者，锋利身薄，可以取远痹。" [9] 大针：《灵枢 · 九针十二原》："大针者，尖如梃，其锋微员，以泻机关之水也。" [10] 锋针：《灵枢 · 九针十二原》："锋针者，刃三隅，以发痼疾。"

凡刺有九，以应九变。一曰输刺，输刺者，刺诸经荥输脏腧[1]也。二曰远道刺，远道刺者，病在上，取之下，刺腑腧[2]也。三曰经刺，经刺者，刺大经之结络经分也。四曰络刺，络刺者，刺小络之血脉也。五曰分刺，分刺者，刺分肉之间也。六曰大泻刺，大泻刺者，刺大脓以铍针也。七曰毛刺，毛刺者，刺浮痹于[3]皮肤也。八曰巨刺[4]，巨刺者，左取右，右取左。九曰焠刺[5]，焠刺者，刺燔针则取痹也。

[注释]

[1] 脏腧："诸经荥输"外复言"脏腧"，当指五脏之背腧穴。[2] 腑腧：指足三阳经的输穴。杨上善注："足三阳从头至足，故足三阳头之有病，取足之阳腑经之输，故曰远道也。"[3] 于：原脱，据《甲乙》补。[4] 巨刺：《素问·调经论》："痛在于左而右脉病者，巨刺之。"[5] 焠刺：《灵枢·寿夭刚柔》："黄帝曰：刺寒痹内热，奈何？伯高答曰：刺布衣者，以火焠之。"即言焠刺。

凡刺有十二节，以应十二经。一曰偶刺[1]，偶刺者，以手直心若背[2]，直痛所，一刺前，一刺后，以治心痹，刺此者，傍针之[3]也。二曰报刺[4]，报刺者，刺痛无常处也，上下行者，直内无拔针，以左手随病所按之，乃出针复刺之也。三曰恢刺[5]，恢刺者[6]，直刺傍之，举之前后，恢[7]筋急，以治筋痹也。四曰齐刺，齐刺者，直入一，傍入二，以治寒气小深者。或曰三刺，三刺者，治痹气小深者也。五曰扬刺[8]，扬刺者，正内一，傍内四，而浮之，以治寒气之博大者也。六曰直针刺，直针刺者，引皮乃刺之，以治寒气之浅者也。七曰输刺，输刺者，直入直出，稀发针而深之，以治气盛而热者也。八曰短刺，短刺者，刺骨痹，稍摇而深之，致针骨所，以上下摩骨也。九曰浮刺，浮刺者，傍入而浮之，以治肌急而寒者也。十曰阴刺，阴刺者，左右率[9]刺之，以治寒厥，中寒厥，取[10]足踝后少阴也。十一曰傍针刺，傍针刺者，直刺傍刺各一，以治留痹久居者也。十二曰赞刺[11]，赞刺者，直入直出，数发针而浅之出血，是谓治痈肿也。

［注释］

[1] 偶刺：即“一刺前，一刺后”。 [2] 直心若背：对着心胸部或背部。 [3] 傍针之：斜刺以免伤及心脏。 [4] 报刺：出针复刺。 [5] 恢刺：扩展刺。 [6] 者：原脱，据《甲乙》《太素》补。 [7] 恢：恢复也。 [8] 扬刺：《太素》《素问·长刺节论》新校正引《甲乙》并作“阳刺”，当从。杨上善注：“寒气博大之病，正一傍四，内针浮而留之使温，故曰阳刺。” [9] 率：《太素》《素问·长刺节论》新校正引《甲乙》并作“卒”。 [10] 取：原脱，据《甲乙》《太素》补。 [11] 赞（cuán）刺：赞，同“攒”。聚集之义，数发针也。

脉之所居深不见者，刺之微内针而久留之，以致其空[1]脉气也。脉浅者勿刺，按绝其脉乃刺之，无令精出，独出其邪气耳。

［注释］

[1] 空：即孔穴。

一谓天地气运的太过不及。如《素问·六节藏象论》："不知年之所加，气之盛衰，虚实之所起，不可以为工矣。"一谓年龄小大，气之盛衰。杨上善注："人之大忌，七岁已上，次第加九，至一百六，名曰年加也。"

所谓刺有五，当是治疗五体痹的刺法，即皮、脉、筋、肉、骨五痹。半刺取皮气，当为皮痹。豹文刺取经络之血，当为脉痹。此下直言筋痹、肌痹、骨痹。《素问·痹论》说："五脏皆有合，病久而不去者，内舍于其合也。故骨痹不已，复感于邪，内舍于肾；筋痹不已，复感于邪，内舍于肝；脉痹不已，复感于邪，内舍于心；肌痹不已，复感于邪，内舍于脾；皮痹不已，复感于邪，内舍于肺。"即此"以应五脏"之义。

所谓三刺则谷气出[1]者，先浅刺绝皮[2]，以出阳邪；再刺则阴邪出者，少益深，绝皮致肌肉，未入分肉间也；已入分肉之间，则谷气出。故《刺法》曰：始刺浅之，以逐邪气而来血气；后刺深之，以致阴气之邪；最后刺极深之，以下谷气，此之谓也。故用针者，不知年之所加，气之盛衰，虚实之所起，不可以为工也。

［注释］

[1] 三刺则谷气出：《灵枢·终始》篇作"三刺则谷气至"。"故一刺则阳邪出，再刺则阴邪出，三刺则谷气至，谷气至而止。所谓谷气至者，已补而实，已泻而虚，故以知谷气至也。"谷气，经气，亦称真气。《素问·离合真邪论》："真气者，经气也。" [2] 绝皮：透过皮肤。

凡刺有五，以应五脏。一曰半刺[1]，半刺者，浅内而疾发针，无针伤肉，如拔毛状，以取皮气，此肺之应也。二曰豹文刺[2]，豹文刺者，左右前后针之，中脉为故，以取经络之血者，此心之应也。三曰关刺，关刺者，直刺左右，尽筋上，以取筋痹，慎无出血，此肝之应也，或曰渊刺[3]，一曰岂刺。四曰合谷刺[4]，合谷刺者，左右鸡足，针于分肉之间，以取肌痹，此脾之应也。五曰输刺[5]，输刺者，直入直出，深内之至骨，以取骨痹，此肾之应也。

［注释］

[1] 半刺：杨上善注："凡刺不减一分，今言半刺，当是半分。" [2] 豹文刺：杨上善注："左右前后针痏，状若豹文。" [3] 渊刺：《太素》作"开刺"。此下"一曰岂（kǎi）刺"，"岂"，读为"开"。 [4] 合谷刺：《太素》作"合刺"。"谷"字疑衍。 [5] 输刺：刺腧深至骨。

［点评］

"官针"之义，如篇首所说，用九针治病，各有所宜，各有所为。其长短大小，各有所施用方法。若用之不当，不但不能去病，还会伤人正气，引发新的疾病，故此制定用针的法则。官，即官方的、正统的。如《素问·宝命全形论》说："故针有悬布天下者五，黔首共余食，莫知之也。"悬布，即宣布，亦官方之义。至于《灵枢·九针十二原》所说，就更为恤民了。如"黄帝问于岐伯曰：余子万民，养百姓，而收其租税。余哀其不给，而属有疾病。余欲勿使被毒药，无用砭石，欲以微针通其经脉，调其血气，营其逆顺出入之会。令可传于后世，必明为之法。令终而不灭，久而不绝，易用难忘，为之经纪。异其篇章，别其表里，为之终始。令各有形，先立《针经》。"为了让《针经》能够传于后世，特立为法典，二千多年过来了，代代传承，实现了黄帝的这个愿望。

黄帝内经灵枢卷第四

本神第八（法风）

黄帝问于岐伯曰：凡刺之法，必先本于神。血、脉、营、气、精、神，此五脏之所藏也，至其淫泆[1]离脏则精失，魂魄飞扬，志意恍乱[2]，智虑去身者，何因而然乎？天之罪与？人之过乎？何谓德、气、生、精、神、魂、魄、心、意、志、思、智、虑？请问其故。岐伯答曰：天之在我者，德也；地之在我者，气也。德流气薄而生者也。故生之来谓之精[3]，两精相抟谓之神[4]，随神往来者谓之魂[5]，并精而出入者谓之魄[6]，所以任物者谓之心[7]，心有所忆谓之意[8]，意之所存谓之志[9]，因志而存变谓之思[10]，因思而远慕谓之虑[11]，因虑而处物谓之智[12]。故智者之养生也，必顺四时而适寒暑，和喜怒而安居处，节阴阳而调刚柔，如是则僻邪[13]不至，长生久视[14]。

德者，得也。天赋人以精神，地赋人以形气，天德下流，地气上迫，而产生生命。所谓天地合气，父母媾精也。

《灵枢·天年》："黄帝曰：何者为神？岐伯曰：血气已和，荣卫已通，五脏已成，神气舍心，魂魄毕具，乃成为人。"

调节阴阳，以使阴平阳秘，刚柔相适。《灵枢·口问》："夫百病之始生也，皆生于风雨寒暑，阴阳喜怒，饮食居处。"

[注释]

[1] 淫泆（yì）：侵淫不固。　[2] 悗（mèn）乱：烦闷迷乱。　[3] 生之来谓之精：与生俱来，先天之精。《灵枢·决气》："两神相抟，合而成形，常先身生，是谓精。"　[4] 两精相抟谓之神：父母媾精，合而生人。　[5] 随神往来者谓之魂：肝藏血，血舍魂，故随神往来。　[6] 并精而出入者谓之魄：肺藏气，气舍魄，故并精出入。　[7] 所以任物者谓之心：心主神明，可以认知万物。《白虎通·性情》："心之为言任也。"　[8] 心有所忆谓之意：杨上善注："任物之心，有所追忆，谓之意也。"《说文》段玉裁注："意之训为测度、为记。"　[9] 意之所存谓之志：杨上善注："所忆之意，有所专存，谓之志也。"志，与"识"通。《说文》段玉裁注："今人分志向一字、识记一字、知识一字，古只有一字一音。"　[10] 因志而存变谓之思：杨上善注："专存之志，变转异求，谓之思也。"《说文》段玉裁注："谓之思者，以其能深通也。"　[11] 因思而远慕谓之虑：杨上善注："变求之思，逆慕将来，谓之虑也。"《说文》："虑，谋思也。从思，虍声。"　[12] 因虑而处物谓之智：杨上善注："因虑所知，处物是非，谓之智也。"《释名》："知也，无所不知也。"《荀子·正名》："知而有所合谓之智。"　[13] 僻邪：又作"邪僻"，邪气也。　[14] 视：活也。

是故怵惕[1]思虑者则伤神，神伤则恐惧，流淫而不正[2]。因悲哀动中者，竭绝[3]而失生。喜乐者，神惮散[4]而不藏。愁忧者，气闭塞而不行。盛怒者，迷惑而不治[5]。恐惧者，神荡惮而不收。

此一段文，所言皆精神疾患的表现，当合而观之。人因受到惊吓，思虑不解，久则伤神，神伤则时时恐惧，如人将捕之，行为失常而不能正当人；悲哀不解则伤中气，精气耗竭而不生；妄自喜乐，是心神不守；忧愁不解，使气机不行；盛怒而致精神迷乱；恐惧则精神外越而不收。这些表现，都符合癫、狂精神疾病的症状。

[注释]

[1] 怵惕（chù tì）：惊吓。　[2] 流淫而不正：正，原作“止”，义晦，兹改。精神失常之义。　[3] 竭绝：悲哀不止则精气耗竭不生。　[4] 惮散：涣散。　[5] 不治：《太素》作“不理”，举止失常。

心，怵惕思虑则伤神，神伤则恐惧自失，破䐃脱肉，毛悴色夭[1]，死于冬。脾，愁忧而不解则伤意，意伤则悗乱，四肢不举，毛悴色夭，死于春。肝，悲哀动中则伤魂，魂伤则狂忘[2]不精，不精则不正当人[3]，阴缩而挛筋，两胁骨不举[4]，毛悴色夭，死于秋。肺，喜乐无极则伤魄，魄伤则狂，狂者意不存人[5]，皮革焦，毛悴色夭，死于夏。肾，盛怒而不止则伤志，志伤则喜忘其前言，腰脊不可以俯仰屈伸，毛悴色夭，死于季夏。恐惧而不解则伤精，精伤则骨酸痿厥，精时自下[6]。是故五脏，主藏精者也，不可伤，伤则失守而阴虚，阴虚则无气，无气则死矣。是故用针者，察观病人之态，以知精神魂魄之存亡得失之意，五者以伤，针不可以治之也。

癫狂之疾，病久则毛悴色夭，死于其所不胜之时。临证须观察病人之态，知道病人的精神存亡的情况，若致内伤五脏，身心憔悴，则治之无功。

[注释]

[1] 毛悴色夭：毛发憔悴，面色晦暗无光泽。　[2] 狂忘：《甲乙》《太素》并作“狂妄”。　[3] 不精则不正当人：《太素》作“不敢正当人”。皆不敢见人之义。　[4] 两胁骨不举：《太素》无“不”字，义长。两肋骨突显。　[5] 意不存人：不识人，“骂詈不避亲疏”之义。　[6] 精时自下：遗精、滑精之类。

肝藏血，血舍魂，肝气虚则恐，实则怒。脾藏营，营舍意，脾气虚则四肢不用，五脏不安，实则腹胀，经溲不利[1]。心藏脉，脉舍神，心气虚则悲，实则笑不休。肺藏气，气舍魄，肺气虚则鼻塞不利少气，实则喘喝胸盈仰息。肾藏精，精舍志，肾气虚则厥，实则胀，五脏不安。必审五脏之病形，以知其气之虚实，谨而调之也。

［注释］

[1] 经溲不利：大小便不利。

［点评］

篇首“凡刺之法，必先本于神”，是《黄帝内经》中的经典之语。《素问·宝命全形论》说：“凡刺之真，必先治神。”临证观察病人精神的变化十分重要。如《素问·宝命全形论》说：“一曰治神，二曰知养身，三曰知毒药为真，四曰制砭石小大，五曰知腑脏血气之诊。五法俱立，各有所先。”刺法也好，诊法也好，必先治神。如何治神？察色与脉而已。色脉诊是扁鹊、仓公之经脉医学的核心理论。本篇论述了精神系统的疾病，可与《素问·阳明脉解》《灵枢·海论》互相参看。

本篇首先对精、神、魂、魄、心、意、志、思、智、虑这一组概念，给出了精妙绝伦的定义，后一定义总是建立在前一概念的基础之上，彼此环环紧扣，逻辑极为严密，堪称概念定义的典范，并以“智者养生之道”作结；其次论述七情过度对五脏所藏精神的内伤，提出

“用针者，察观病人之态，以知精神魂魄之存亡得失之意”的治疗原则，与本篇之主旨相呼应；最后论述五脏虚实之病形，特别强调了其与血气形志、精神魂魄的关系。

篇中关于五脏虚实病形的论述，来源甚古，天回医简《逆顺五色脉藏验精神》中即可见类似的内容，如：“【心气】虚则悲，心气实则乐；肺气虚则息利，肺气盈则气采；肝气……【肾】气虚则蹶,【肾】气盈则张（胀）；脾气虚则四支不【用，脾气盈则】肿，其身股胫肿，梃泄不利。”由此推知,《本神》亦当为古《针经》早出之篇章。

终始第九（法野）

凡刺之道，毕于《终始》[1]。明知《终始》，五脏为纪，阴阳定矣。阴者主脏，阳者主腑，阳受气于四末[2]，阴受气于五脏。故泻者迎之，补者随之，知迎知随，气可令和。和气之方[3]，必通阴阳，五脏为阴，六腑为阳。传之后世，以血为盟，敬之者昌，慢之者亡，无道行私，必得夭殃。谨奉天道，请言《终始》。

[注释]

[1]《终始》：古医经《终始》篇名。《灵枢·根结》篇说："《九针》之玄，要在《终始》。故能知《终始》，一言而毕，不知《终始》，针道咸绝。"　[2] 四末：四肢。　[3] 和气之方：和气之道。

终始者，经脉为纪。持其脉口人迎[1]，以知阴阳有余不足，平与不平，天道毕矣。所谓平人者不病，不病者，脉口人迎应四时也，上下相应而俱往来也，六经之脉不结动也，本末之寒温之相守司也，形肉血气必相称也，是谓平人。

[注释]

[1] 脉口人迎：《灵枢·禁服》："寸口主中，人迎主外，两者相应，俱往俱来，若引绳大小齐等。春夏人迎微大，秋冬寸口微大，如是者名曰平人。"

《灵枢·邪气脏腑病形》："诸小者，阴阳形气俱不足，勿取以针，而调以甘药也。"至剂，峻猛的药剂。

少气者，脉口人迎俱少而不称尺寸也。如是者，则阴阳俱不足，补阳则阴竭，泻阴则阳脱[1]。如是者，可将以甘药，不可饮以至剂。如此者，弗灸，不已者，因而泻之，则五脏气坏矣。

[注释]

[1] 补阳则阴竭，泻阴则阳脱：《灵枢·根结》："形气不足，病气不足，此阴阳气俱不足也，不可刺之。"

人迎一盛[1]，病在足少阳；一盛而躁，病在手少阳。人迎二盛，病在足太阳；二盛而躁，病在手太阳。人迎三盛，病在足阳明；三盛而躁，病在手阳明。人迎四盛，且大且数，名曰溢阳，溢阳为外格[2]。脉口一盛，病在足厥阴；厥阴一盛而躁，在手心主。脉口二盛，病在足少阴；二盛而躁，在手少阴。脉口三盛，病在足太阴；三盛而躁，在手太阴。脉口四盛，且大且数者，名曰溢阴，溢阴为内关[3]，内关不通，死不治。人迎与太阴脉口俱盛四倍以上，命曰关格，关格者与之短期[4]。

［注释］

[1] 人迎一盛：《灵枢·禁服》："人迎大一倍于寸口，病在足少阳。" [2] 溢阳为外格：杨上善注："人迎盛至四倍，大而动数，阳气盈溢在外，格拒阴气不得出外，故曰外格也。" [3] 溢阴为内关：杨上善注："阴气四盛于阳，脉口大而且数，阴气盈溢在内，关闭阳气不得复入，名曰内关。" [4] 关格者与之短期：《灵枢·脉度》："阴气太盛，则阳气不能荣也，故曰关。阳气太盛，则阴气弗能荣也，故曰格。阴阳俱盛，不得相荣，故曰关格。关格者，不得尽期而死也。"

人迎一盛，泻足少阳而补足厥阴[1]，二泻一补，日一取之，必切而验之，躁[2]取之上，气和乃止。人迎二盛，泻足太阳，补足少阴，二泻一补，二日一取之，必切而验之，躁取之上，气和乃止。人迎三盛，泻足阳明而补足太阴，二泻一补，日二取之，必切而验之，躁取之上，气和乃止。脉口一盛，泻足厥阴而补足少阳，二补一泻，日一取之，必切而验之，躁而取上，气和乃止。脉口二盛，泻足少阴而补足太阳，二补一泻，二日一取之，必切而验之，躁取之上，气和乃止。脉口三盛，泻足太阴而补足阳明，二补一泻，日二取之，必切而验之，躁而取之上，气和乃止。所以日二取之者，太阴主胃[3]，大富于谷气，故可日二取之也。人迎与脉口俱盛三倍以上，命曰阴阳俱溢，如是者不开，则血脉闭塞，气无所行，流淫[4]于中，五脏内伤。如此者，因而灸之，则变易而为他病矣。

［注释］

[1] 人迎一盛，泻足少阳而补足厥阴：杨上善注："人迎一倍大于脉口，即知少阳一倍大于厥阴，故泻足少阳，补足厥阴，余皆准此也。" [2] 躁：原作"疏"，义晦。今据《太素》改，下五"躁"字同。杨上善注："人迎躁而上行，皆在手脉，故曰取上。取者，取于此经所发穴也。" [3] 太阴主胃：原作"太阳主胃"，字误。今据《甲乙》《太素》改。张家山《脉书》："泰阴之脉，是胃脉殹。"亦可为证。 [4] 流淫：流溢。

凡刺之道，气调而止，补阴泻阳，音气益彰[1]，耳目聪明，反此者血气不行。所谓气至而有效[2]者，泻则益虚，虚者脉大如其故而不坚也，坚如其故者，适虽言快[3]，病未去也。补则益实，实者脉大如其故而益坚也，大[4]如其故而不坚者，适虽言快，病未去也。故补则实，泻则虚，痛虽不随针减[5]，病必衰去。必先通十二经脉之所生病，而后可得传于终始矣。故阴阳不相移，虚实不相倾[6]，取之其经。

［注释］

[1] 音气益彰：《甲乙》作"音声益彰"，《太素》作"音气并章"义同。 [2] 气至而有效：杨上善注："针入肤肉，转而待气，气至行补泻而得验者，谓有效也。" [3] 适虽言快：刚才虽说身体轻快。快，原作"故"，乃涉上下文误，《太素》作"快"，兹

改。 [4] 大：原作“夫”，字之误。据《甲乙》《太素》改。 [5] 减：原脱，据《甲乙》补。 [6] 阴阳不相移，虚实不相倾：两句互为其义。杨上善注“阴阳虚实不相倾移”。

凡刺之属，三刺至谷[1]，邪僻[2]妄合，阴阳易居，逆顺相反，沉浮异处，四时不得，稽留淫泆，须针而去。故一刺则阳邪出，再刺则阴邪出，三刺则谷气至，谷气至而止。所谓谷气至者，已补而实，已泻而虚，故以知谷气至也。邪气独去者，阴与阳未能调，而病知愈也。故曰补则实，泻则虚。痛虽不随针减[3]，病必衰去矣。

邪气虽去，阴阳之气尚未调和，亦可推知疾病将愈。

［注释］

[1] 至谷：原作“至谷气”，今据《太素》删，并与上下文协韵。 [2] 邪僻：邪气。 [3] 减：原脱，据《甲乙》《太素》补。

阴盛而阳虚，先补其阳，后泻其阴而和之。阴虚而阳盛，先补其阴，后泻其阳而和之。三脉[1]动于足大指之间，必审其实虚。虚而泻之，是谓重虚，重虚病益甚。凡刺此者，以指按之，脉动而实且疾者疾泻之，虚而徐者则补之。反此者病益甚。其动也，阳明在上，厥阴在中，少阴[2]在下。膺腧中膺，背腧中背[3]，肩膊[4]虚者，取之上。重舌[5]，刺舌柱以铍针也。手屈而不伸者，其病在筋。伸而不屈者，其病在

十二经皆有动脉，诊其脉动之处或不当动而动之处。如《素问·病能论》说：“阳明者常动，巨阳、少阳不动，不动而动，大疾，此其候也。”

骨。在骨守[6]骨，在筋守筋。

［注释］

[1] 三脉：即下阳明、厥阴、少阴三脉。 [2] 少阴：《太素》作“太阴”。 [3] 膺腧中膺，背腧中背：胸部腧穴居于胸部，背部腧穴居于背部。 [4] 肩髆：指肩胛。髆，《甲乙》《太素》并作“髃”。《说文》：“髃，肩甲也”。 [5] 重舌：舌下血脉肿胀。 [6] 守：求之于。

补[1]须一方[2]实，深取之，稀按[3]其痏，以极出其邪气；一方虚，浅刺之，以养其脉，疾按其痏，无使邪气得入。邪气来也紧而疾，谷气来也徐而和。脉实者，深刺之，以泄其气；脉虚者，浅刺之，使精气无得出，以养其脉，独出其邪气。刺诸痛者，其脉皆实[4]。

［注释］

[1] 补：《太素》杨上善注“补”下有“泻”字，义长。 [2] 一方：一种方法。 [3] 稀按：迟按，与下“疾按”之义相对。 [4] 刺诸痛者，其脉皆实：《甲乙》《太素》并作“刺诸痛者深刺之，诸痛者其脉皆实”。

故曰：从腰以上者，手太阴阳明皆主之；从腰以下者，足太阴阳明皆主之。病在上者下取之，病在下者高取之[1]，病在头者取之足，病在腰者取之腘[2]。

病生于头者头重，生于手者臂重，生于足者足重。治病者，先刺其病所从生者也。

［注释］

[1] 病在上者下取之，病在下者高取之：《灵枢·官针》："二曰远道刺，远道刺者，病在上，取之下。" [2] 病在腰者取之腘：取腘窝的委中穴。

春气在毛[1]，夏气在皮肤，秋气在分肉，冬气在筋骨。刺此病者，各以其时为齐[2]。故刺肥人者，以[3]秋冬之齐；刺瘦人者，以春夏之齐。病痛者，阴也，痛而以手按之不得者，阴也，深刺之；痒者，阳也，浅刺之[4]。病在上者，阳也；病在下者，阴也。病先起阴者，先治其阴而后治其阳；病先起阳者，先治其阳而后治其阴。刺热厥者，留针反为寒；刺寒厥者，留针反为热。刺热厥者，二阴一阳；刺寒厥者，二阳一阴。所谓二阴者，二刺阴也；一阳者，一刺阳也。久病者，邪气入深。刺此病者，深内而久留之，间日而复刺之。必先调其左右，去其血脉，刺道毕矣。

［注释］

[1] 毛：《甲乙》《太素》作"毫毛"。 [2] 齐：同"剂"，适宜。 [3] 以：原脱，据《甲乙》《太素》补。 [4] 痒者，阳也，浅刺之：此七字原在此后"病在下者，阴也"句后，今据《甲乙》移。

无论男女或病在内在外，坚拒勿使正气泄出，谨守勿使邪气进入，是为得气。

凡刺之法，必察其形气。形肉未脱，少气而脉又躁，躁厥[1]者，必为缪刺[2]之，散气可收，聚气可布。深居静处，占神往来，闭户塞牖，魂魄不散，专意一神，精气之分，毋闻人声，以收其精，必一其神，令志在针，浅而留之，微而浮之，以移其神，气至乃休。男内女外[3]，坚拒勿出，谨守勿内，是谓得气。

［注释］

[1] 厥：《甲乙》校注云："厥，一作疾字"，义胜。　[2] 缪刺：左病取右、右病取左的刺络疗法。参见《素问·缪刺论》。　[3] 男内女外：《甲乙》作"男女内外"。

凡刺之禁：新内[1]勿刺，新刺勿内。已醉勿刺，已刺勿醉。新怒勿刺，已刺勿怒。新劳勿刺，已刺勿劳。已饱勿刺，已刺勿饱。已饥勿刺，已刺勿饥。已渴勿刺，已刺勿渴。大惊大恐，必定其气，乃刺之。乘车来者，卧而休之，如食顷[2]乃刺之。步行[3]来者，坐而休之，如行十里顷乃刺之。凡此十二禁[4]者，其脉乱气散，逆其营卫，经气不次[5]，因而刺之，则阳病入于阴，阴病出为阳，则邪气复生。粗工勿察，是谓伐身，形体淫泆[6]，乃消脑髓，津液不化，脱其五味，是谓失气也。

［注释］

[1] 内：指房事。　[2] 食顷：指一顿饭的工夫。　[3] 步行：

原作“出行”，今据《甲乙》改。与上“乘车”对举。　[4] 十二禁：按以上计十禁。《素问·刺禁论》：“无刺大醉，令人气乱。无刺大怒，令人气逆。无刺大劳人，无刺新饱人，无刺大饥人，无刺大渴人，无刺大惊人。”可以互证。　[5] 经气不次：经气未至。　[6] 淫泆：《甲乙》作“淫泺”。形体消瘦。

太阳之脉，其终也，戴眼[1]反折瘛疭，其色白，绝皮乃绝汗，绝汗则终矣。少阳终者，耳聋，百节尽纵，目系绝[2]，目系绝一日半则死矣，其死也，色青白乃死。阳明终者，口目动作，喜惊妄言，色黄，其上下之经盛而不行则终矣。少阴终者，面黑齿长而垢，腹胀闭塞，上下不通而终矣。厥阴终者，中热嗌干，喜溺心烦，甚则舌卷卵上缩而终矣。太阴终者，腹胀闭，不得息，气噫[3]善呕，呕则逆，逆则面赤，不逆则上下不通，上下不通则面黑皮毛燋[4]而终矣。

《素问·诊要经终论》：“绝汗乃出，出则死矣。”

[注释]

[1] 戴眼：目睛上吊。　[2] 目系绝：《素问·诊要经终论》作“目睘绝系”。参见此后《大惑论》。　[3] 噫：嗝气。　[4] 燋：焦枯。

[点评]

“终始”是《黄帝内经》中多次引述的古经篇名，并反复强调其重要性，如《灵枢·根结》：“九针之玄，要在《终始》。故能知《终始》，一言而毕，不知《终始》，针道咸绝。”“予之短期，要在《终始》。”考《难经·二十三难》：“经曰：明知《终始》，阴阳定矣。”《难经·七十二难》:“经言:能知迎随之气,可令调之。调气之方,必在阴阳。”所引经文,皆出自本篇。可知本篇或为古经《终始》,或为传其训诂之作。《终始》之义,篇文中有明确的表述:“凡刺之道,毕于《终始》,明知《终始》,五脏为纪,阴阳定矣。”“终始者,经脉为纪。持其脉口人迎,以知阴阳有余不足,平与不平,天道毕矣。”可知所谓“终始”,实言诊脉之法,即“人迎”“寸口”脉法。《灵枢·禁服》对于此诊脉法的要领,有更为清晰简练的说明:“寸口主中,人迎主外,两者相应,俱往俱来,若引绳大小齐等。春夏人迎微大,秋冬寸口微大,如是者名曰平人。”即医者分别诊察病者人迎与寸口两部的脉动,正常情况下两者应是大小齐等的,通过其大小的比较,可以判别病位并指导针灸治疗。

《周礼·疾医》:“两之以九窍之变,参之以九脏之动。”郑玄注云:“脏之动,谓脉至与不至。……脉之大候,要在阳明、寸口,能专是者,其唯秦和乎?岐伯、揄柎则兼彼数术者。”指出“脉之大候,要在阳明、寸口”,可证人迎、寸口脉法曾是中医脉诊的主流方法,至少到东汉郑玄的时代还为学者所熟识。

篇中再说诊病之要,须“深居静处,占神往来,闭户塞牖,魂魄不散,专意一神,精气之分,毋闻人声,以收其精,必一其神,令志在针,浅而留之,微而浮之,以移其神,气至乃休”。此与《素问·宝命全形论》:“凡刺之真,必先治神,五脏已定,九候已备,后乃存针,众脉不见,众凶弗闻,外内相得,无以形先,可玩往来,乃施于人。……经气已至,慎守勿失,深浅在志,远近若一。”意义是一致的。

黄帝内经灵枢卷第五

经脉第十

雷公问于黄帝曰：《禁服》之言，凡刺之理，经脉为始，营其所行，知其度量，内次五脏，外别六腑，愿尽闻其道。黄帝曰：人始生，先成精，精成而脑髓生，骨为干，脉为营，筋为刚[1]，肉为墙，皮肤坚而毛发长，谷入于胃，脉道以通，血气乃行。雷公曰：愿卒闻经脉之始生。黄帝曰：经脉者，所以能决死生，处百病，调虚实，不可不通。

［注释］

[1] 刚：读为“纲”，与“干”“营”“墙”相对为文。

肺手太阴之脉，起于中焦，下络大肠，还循胃口，上膈属肺，从肺系横出腋下，下循臑内，行少阴心主之前，下肘中，循臂内上骨下廉，入寸口，上鱼，循鱼际，出大指之端；其支者，从腕后直出次指内廉，出其端。是动则病肺胀满，膨膨而喘咳，缺盆中痛，甚则交两手而瞀[1]，此为臂厥。是主肺所生病者，咳，上气喘渴，烦心胸满，臑臂内前廉痛厥[2]，掌中热。气盛有余，则肩背痛，风寒，汗出中风[3]，小便数而欠。气虚则肩背痛寒，少气不足以息，溺色变。为此诸病，盛则泻之，虚则补之，热则疾之，寒则留之，陷下则灸之，不盛不虚，以经取之。盛者寸口大三倍于人迎，虚者则寸口反小于人迎也。

所谓是动、所生病，《灵枢·刺节真邪》云："有一脉生数十病者，或痛、或痈、或热、或寒、或痒、或痹、或不仁，变化无穷，其故何也？岐伯曰：此皆邪气之所生也。"

［注释］

[1] 瞀（mào）：烦乱。 [2] 厥：《脉经》无，疑衍。 [3] 风寒，汗出中风：此六字《脉经》作"风汗出"。

大肠手阳明之脉，起于大指次指之端，循指上廉，出合谷两骨之间，上入两筋之中，循臂上廉，入肘外廉，上臑[1]外前廉，上肩，出髃骨[2]之前廉，上出于柱骨之会上，下入缺盆络肺，下膈属大肠；其支者，从缺盆上颈贯颊，入下齿中，还出挟口，交人中，左之右，右之左，上挟鼻孔。是动则病齿痛颈肿。是主津所生病者，目黄口干，鼽衄，喉痹，肩前臑痛，大指次指痛不用。气有余则当脉所过者热肿，虚则寒栗不复。为此诸病，盛则泻之，虚则补之，热则疾之，寒则留之，陷下则灸之，不盛不虚，以经取之。盛者人迎大三倍于寸口，虚者人迎反小于寸口也。

［注释］

[1] 臑（nào）：自肩至肘前侧靠近腋部隆起处。　[2] 髃骨：肩关节外端的骨头凸起部。

胃足阳明之脉，起于鼻之交頞[1]中，旁内太阳之脉，下循鼻外，入上齿中，还出挟口环唇，下交承浆，却循颐[2]后下廉，出大迎，循颊车，上耳前，过客主人[3]，循发际，至额颅；其支者，从大迎前下人迎，循喉咙，入缺盆，下膈属胃络脾；其直者，从缺盆下乳内廉，下挟脐，入气街中；其支者，起于胃口，下循腹里，下至气街中而合，以下髀关，抵伏兔[4]，下膝膑中，下循胫外廉，下足跗，入中指内间；其支者，下膝三寸而别，下入中指外间；其支者，别跗上，入大指间，出其端。是动则病洒洒振寒，善伸数欠，颜黑，病至则恶人与火，闻木声则惕然而惊，心欲动，独闭户塞牖而处，甚则欲上高而歌，弃衣而走，贲响腹胀，是为骭厥。是主血所生病者，狂疟，温淫汗出，鼽衄，口㖞唇胗[5]，颈肿喉痹，大腹水肿，膝膑肿痛，循膺、乳、气街、股、伏兔、骭外廉、足跗上皆痛，中指不用。气盛则身以前皆热，其有余于胃，则消谷善饥，溺色黄。气不足则身以前皆寒栗，胃中寒则胀满。为此诸病，盛则泻之，虚则补之，热则疾之，寒则留之，陷下则灸之，不盛不虚，以经取之。盛者人迎大三倍于寸口，虚者人迎反小于寸口也。

［注释］

[1] 頞（è）：鼻梁凹处，左右目内眦之间的部位。 [2] 颐：口角外下方，腮部下方。 [3] 客主人：耳前颧弓上缘凹陷处。 [4] 伏兔：大腿正前方肌肉隆起处。 [5] 胗：口唇生疮。

脾足太阴之脉，起于大指之端，循指内侧白肉际，过核骨[1]后，上内踝前廉，上腨[2]内，循胫骨后，交出厥阴之前，上膝股内前廉，入腹属脾络胃，上膈，挟咽，连舌本，散舌下；其支者，复从胃，别上膈，注心中。是动则病舌本强，食则呕，胃脘痛，腹胀善噫，得后与气则快然如衰，身体皆重。是主脾所生病者，舌本痛，体不能动摇，食不下，烦心，心下急痛，溏，瘕，泄，水闭，黄疸，不能卧，强立，股膝内肿厥，足大指不用。为此诸病，盛则泻之，虚则补之，热则疾之，寒则留之，陷下则灸之，不盛不虚，以经取之。盛者寸口大三倍于人迎，虚者寸口反小于人迎。

［注释］

[1] 核骨：足大指本节后约二寸，内踝骨前约三寸处。 [2] 腨：即腓肠肌。

心手少阴之脉，起于心中，出属心系，下膈络小肠；其支者，从心系上挟咽，系目系；其直者，复从心系却上肺，上出腋下，下循臑内后廉，行太阴心主之后，下肘内，循臂内后廉，抵掌后锐骨之端，入掌内后廉，循小指之内出其端。是动则病嗌干心痛，渴而欲饮，是为臂厥。是主心所生病者，目黄，胁痛，臑臂内后廉痛厥，掌中热痛。为此诸病，盛则泻之，虚则补之，热则疾之，寒则留之，陷下则灸之，不盛不虚，以经取之。盛者寸口大再倍于人迎，虚者寸口反小于人迎也。

小肠手太阳之脉，起于小指之端，循手外侧上腕，出踝中，直上循臂骨下廉，出肘内侧两骨之间，上循臑外后廉，出肩解，绕肩胛，交肩上，入缺盆络心，循咽下膈，抵胃属小肠；其支者，从缺盆循颈上颊，至目锐眦，却入耳中；其支者，别颊上𩓐[1]抵鼻，至目内眦，斜络于颧。是动则病嗌痛颔肿，不可以顾，肩似拔，臑似折。是主液所生病者，耳聋，目黄，颊肿，颈、颔、肩、臑、肘、臂外后廉痛。为此诸病，盛则泻之，虚则补之，热则疾之，寒则留之，陷下则灸之，不盛不虚，以经取之。盛者人迎大再倍于寸口，虚者人迎反小于寸口也。

[注释]

[1] 𩓐（zhuō）：眼眶下缘的颧骨。

膀胱足太阳之脉，起于目内眦，上额交巅；其支者，从巅至耳上角；其直者，从巅入络脑，还出别下项，循肩髆内，挟脊抵腰中，入循膂，络肾属膀胱；其支者，从腰中下挟脊贯臀，入腘中；其支者，从髆内左右，别下贯胛[1]，挟脊内，过髀枢，循髀[2]外后廉下合腘中，以下贯腨内，出外踝之后，循京骨，至小指外侧。是动则病冲头痛，目似脱，项似拔，脊痛腰似折，髀不可以曲，腘如结，踹如裂，是为踝厥。是主筋所生病者，痔，疟，狂，癫疾，头囟项痛，目黄泪出鼽衄，项、背、腰、尻、腘、腨、脚皆痛，小指不用。为此诸病，盛则泻之，虚则补之，热则疾之，寒则留之，陷下则灸之，不盛不虚，以经取之。盛者人迎大再倍于寸口，虚者人迎反小于寸口也。

［注释］

[1] 胛：纵贯脊柱两旁的肌肉。 [2] 髀（bì）：大腿骨。

肾足少阴之脉，起于小指之下，斜趣足心[1]，出于然谷之下，循内踝之后，别入跟中，以上腨内，出腘内廉，上股内后廉，贯脊属肾络膀胱；其直者，从肾上贯肝膈，入肺中，循喉咙，挟舌本；其支者，从肺出络心，注胸中。是动则病饥不欲食，面如漆柴，咳唾则有血，喝喝而喘，坐而欲起，目䀮䀮如无所见，心如悬若饥状，气不足则善恐，心惕惕如人将捕之，是为骨厥。是主肾所生病者，口热舌干，咽肿上气，嗌干及痛，烦心心痛，黄疸，肠澼，脊股内后廉痛，痿厥嗜卧，足下热而痛。为此诸病，盛则泻之，虚则补之，热则疾之，寒则留之，陷下则灸之，不盛不虚，以经取之。灸则强食生肉[2]，缓带披发，大杖重履而步。盛者寸口大再倍于人迎，虚者寸口反小于人迎也。

[注释]

[1] 斜趣足心：足少阴脉从足小指下斜向通过足心，走至内踝。　[2] 灸则强食生肉：用灸可以增强食欲，生长肌肉。

心主手厥阴心包络之脉，起于胸中，出属心包络，下膈，历络三焦；其支者，循胸出胁，下腋三寸，上抵腋，下循臑内，行太阴少阴之间，入肘中，下臂行两筋之间，入掌中，循中指出其端；其支者，别掌中，循小指次指出其端。是动则病手心热，臂肘挛急，腋肿，甚则胸胁支满，心中憺憺[1]大动，面赤目黄，喜笑不休。是主脉所生病者，烦心心痛，掌中热。为此诸病，盛则泻之，虚则补之，热则疾之，寒则留之，陷下则灸之，不盛不虚，以经取之。盛者寸口大一倍于人迎，虚者寸口反小于人迎也。

三焦手少阳之脉，起于小指次指之端，上出两指之间，循手表腕，出臂外两骨之间，上贯肘，循臑外上肩，而交出足少阳之后，入缺盆，布膻中[2]，散络心包，下膈，偏属三焦；其支者，从膻中上出缺盆，上项，系耳后直上，出耳上角，以屈下颊至䪼；其支者，从耳后入耳中，出走耳前，过客主人前，交颊，至目锐眦。是动则病耳聋浑浑焞焞[3]，嗌肿喉痹。是主气所生病者，汗出，目锐眦痛，颊痛，耳后、肩、臑、肘、臂外皆痛，小指次指不用。为此诸病，盛则泻之，虚则补之，热则疾之，寒则留之，陷下则灸之，不盛不虚，以经取之。盛者人迎大一倍于寸口，虚者人迎反小于寸口也。

［注释］

[1] 憺憺：心悸动貌。 [2] 膻中：胸前正中线两乳头连线中点处。 [3] 浑浑焞焞（tūn）：即混混沌沌，失听貌。

胆足少阳之脉，起于目锐眦，上抵头角，下耳后，循颈行手少阳之前，至肩上，却交出手少阳之后，入缺盆；其支者，从耳后入耳中，出走耳前，至目锐眦后；其支者，别锐眦，下大迎，合于手少阳，抵于䪼，下加颊车，下颈合缺盆以下胸中，贯膈络肝属胆，循胁里，出气街，绕毛际，横入髀厌[1]中；其直者，从缺盆下腋，循胸过季胁，下合髀厌中，以下循髀阳，出膝外廉，下外辅骨[2]之前，直下抵绝骨之端，下出外踝之前，循足跗上，出小指次指之端[3]；其支者，别跗上，入大指之间，循大指歧骨内出其端，还贯爪甲，出三毛。是动则病口苦，善太息，心胁痛不能转侧，甚则面微有尘，体无膏泽，足外反热，是为阳厥。是主骨所生病者，头痛颔痛，目锐眦痛，缺盆中肿痛，腋下肿，马刀侠瘿[4]，汗出振寒，疟，胸、胁肋、髀、膝外至胫、绝骨、外踝前及诸节皆痛，小指次指不用。为此诸病，盛则泻之，虚则补之，热则疾之，寒则留之，陷下则灸之，不盛不虚，以经取之。盛者人迎大一倍于寸口，虚者人迎反小于寸口也。

[注释]

[1] 髀厌：即髀枢，在股骨大转子的部位。 [2] 外辅骨：即膝关节外侧腓骨头凸起处。 [3] 出小指次指之端：原作“入小指次指之间”，据《素问·阴阳离合论》王注引《灵枢》改。 [4] 马刀侠瘿：瘰疬生于腋下，类似马刀形状而得名，生于颈部者，名为侠瘿。

肝足厥阴之脉，起于大指丛毛之际，上循足跗上廉，去内踝一寸，上踝八寸，交出太阴之后，上腘内廉，循股阴入毛中，环阴器，抵少腹，挟胃属肝络胆，上贯膈，布胁肋，循喉咙之后，上入颃颡[1]，连目系，上出额，与督脉会于巅；其支者[2]，从小腹与太阴、少阳结于腰髁，夹脊下第三、第四骨孔中；其支者，从目系下颊里，环唇内；其支者，复从肝别贯膈，上注肺。是动则病腰痛不可以俯仰，丈夫㿗疝，妇人少腹肿，甚则嗌干，面尘脱色。是主肝所生病者，胸满，呕逆，飧泄，狐疝，遗溺，闭癃。为此诸病，盛则泻之，虚则补之，热则疾之，寒则留之，陷下则灸之，不盛不虚，以经取之。盛者寸口大一倍于人迎，虚者寸口反小于人迎也。

［注释］

[1] 颃颡：喉咙上孔。 [2] 其支者：此下至“第四孔中”二十五字，原脱，据《甲乙》校语及《素问·刺腰痛》王注补。

肺主皮毛。

手太阴气绝则皮毛焦。太阴者，行气温于皮毛者也，故气不荣则皮毛焦，皮毛焦则津液去皮节，津液去皮节者则爪枯毛折，毛折者则毛先死。丙笃丁死，火胜金也。

心主血脉。

手少阴气绝则脉不通。脉不通则血不流，血不流则髦色不泽，故其面黑如漆柴者，血先死。壬笃癸死，水胜火也。

脾主肌肉。

足太阴气绝者则脉不荣肌肉。唇舌者，肌肉之本也，脉不荣则肌肉软，肌肉软则舌萎人中满，人中满则唇反，唇反者肉先死。甲笃乙死，木胜土也。

肾主骨。

足少阴气绝则骨枯。少阴者，冬脉也，伏行而濡骨髓者也，故骨不濡则肉不能著骨也，骨肉不相亲则肉软却，肉软却故齿长而垢，发无泽，发无泽者骨先死。戊笃己死，土胜水也。

足厥阴气绝则筋绝。厥阴者，肝脉也，肝者筋之合也，筋者聚于阴器[1]，而脉络于舌本也，故脉弗荣则筋缩急，筋缩急则引舌与卵，故唇青、舌卷、卵缩则筋先死。庚笃辛死，金胜木也。

肝主筋。

五阴气俱绝则目系转，转则目运[2]，目运者为志先死，志先死则远一日半死矣。六阳气俱绝，则阴与阳相离，离则腠理发泄，绝汗[3]乃出，大如贯珠，转出不流，即气先死。故旦占夕死，夕占旦死。此十二经之败也。

［注释］

[1] 器：原作“气”，据《素问·诊要经终论》王冰注、《甲乙》改。　[2] 目系转，转则目运：目眩而头晕。《灵枢·大惑论》说：“邪中于项，因逢其身之虚，其入深，则随眼系以入于脑，入于脑则脑转，脑转则引目系急，目系急则目眩以转矣。”　[3] 绝汗：汗暴出如珠而黏不流。

经脉十二者，伏行分肉之间，深而不见；其常见者，足太阴过于内踝之上，无所隐故也。诸脉之浮而常见者，皆络脉也。六经络手阳明少阳之大络，起于五指间，上合肘中。饮酒者，卫气先行皮肤，先充络脉，络脉先盛，故卫气已平，营气乃满，而经脉大盛。脉之卒然动者，皆邪气居之，留于本末。不动则热，不坚则陷且空，不与众同，是以知其何脉之动[1]也。

此下言络脉诊法与治法。

雷公曰：何以知经脉之与络脉异也？黄帝曰：经脉者常不可见也，其虚实也，以气口[2]知之。脉之见者皆络脉也。

雷公曰：细子无以明其然也。黄帝曰：诸络脉皆不能经大节之间，必行绝道[3]而出入，复合于皮中，其会皆见于外。故诸刺络脉者，必刺其结上，甚血者，虽无结，急取之，以泻其邪而出其血，留之发为痹也。

［注释］

[1] 动：《太素》作“病”，义同。古法诊得脉动，则病即在此。 [2] 气口：指十二经脉出入于大节之所，如手太阴脉的气口太渊穴等。 [3] 绝道：经络之绝细之处。如《素问·经脉别论》说：“脉气流经，经气归于肺，肺朝百脉，输精于皮毛。毛脉合精，行气于府。府精神明，留于四脏，气归于权衡。”此“府精神明”之处，乃即绝道。

凡诊络脉，脉色青则寒且痛，赤则有热。胃中寒，手鱼之络多青矣；胃中有热，鱼际络赤；其暴黑者，留久痹也；其有赤有黑有青者，寒热气也；其青而小短者，少气也。凡刺寒热者，皆多血络，必间日而一取之，血尽而止，乃调其虚实。其小而短者少气，甚者泻之则闷，闷甚则仆不得言，闷则急坐之也。

此诊鱼际之法，以候胃之寒热。

以下言经别之出入。

手太阴之别，名曰列缺，起于腕上分间，并太阴之经直入掌中，散入于鱼际。其病实则手锐掌热，虚则欠故，小便遗数，取之去腕寸半，别走阳明也。

手少阴之别，名曰通里，去腕一寸，别而上行，循经入于心中，系舌本，属目系。其实则支膈，虚则不能言，取之掌后一寸，别走太阳也。

手心主之别，名曰内关，去腕二寸，出于两筋之间，别走少阳，循经以上，系于心包，络心系。实则心痛，虚则为头强[1]，取之两筋间也。

手太阳之别，名曰支正，上腕五寸，内注少阴；其别者，上走肘，络肩髃。实则节弛肘废，虚则生疣，小者如指痂疥，取之所别也。

手阳明之别，名曰偏历，去腕三寸，别入太阴；其别者，上循臂，乘肩髃，上曲颊偏齿；其别者，入耳会于宗脉[2]。实则龋聋，虚则齿寒痹隔，取之所别也。

手少阳之别，名曰外关，去腕二寸，外绕臂，注胸中，合心主。病实则肘挛，虚则不收，取之所别也。

足太阳之别，名曰飞阳，去踝七寸，别走少阴。实则鼻窒[3]头背痛，虚则鼽衄，取之所别也。

足少阳之别，名曰光明，去踝五寸，别走厥阴，下并经络足跗上。实则厥，虚则痿躄，坐不能起，取之所别也。

足阳明之别，名曰丰隆，去踝八寸，别走太阴；其别者，循胫骨外廉，上络头项，合诸经之气，下络喉嗌。其病气逆则喉痹卒喑，实则狂癫，虚则足不收，胫枯，取之所别也。

足太阴之别，名曰公孙，去本节之后一寸，别走阳明；其别者，入络肠胃。厥气上逆则霍乱，实则肠中切痛，虚则鼓胀，取之所别也。

足少阴之别，名曰大钟，当踝后绕跟，别走太阳；其别者，并经上走于心包，下外贯腰脊。其病气逆则烦闷，实则闭癃，虚则腰痛，取之所别也。

足厥阴之别，名曰蠡沟，去内踝五寸，别走少阳；其别者，循胫上睾，结于茎。其病气逆则睾肿卒疝，实则挺长，虚则暴痒，取之所别也。

任脉之别，名曰尾翳，下鸠尾，散于腹。实则腹皮痛，虚则痒搔，取之所别也。

督脉之别，名曰长强，挟膂上项，散头上，下当肩胛左右，别走太阳，入贯膂。实则脊强，虚则头重，高摇之，挟脊之有过者，取之所别也。

脾之大络，名曰大包，出渊腋[4]下三寸，布胸胁。实则身尽痛，虚则百节皆纵。此脉若罗络之血者，皆取之脾之大络脉也。

凡此十五络者，实则必见，虚则必下，视之不见，求之上下，人经不同，络脉异所别也。

［注释］

[1] 头强：《太素》作“烦”，《甲乙》作“烦心”。义长。 [2] 宗

脉：指耳中手太阳、手少阳、手阳明、足少阳、足阳明络脉总会之处。当即《史记·扁鹊仓公列传》诊虢太子尸厥案之“三阳五会”。[3]鼻窒：原作“鼽窒”，据《太素》改。即鼻塞。[4]渊腋：在腋下三寸，肋间隙凹陷处。

[点评]

本篇阐述的是“经脉医学”的核心内容，如皇甫谧《针灸甲乙经序》所云“《九卷》原本经脉”。主要论述了十二经脉循行及相应经脉的“是动病”与“所生病”，这些内容赓续自张家山《脉书》、马王堆《足臂十一脉灸经》《阴阳十一脉灸经》及成都天回镇汉墓医简中的《脉书下经》。显著不同的是，这些出土医书的经脉都是独立循行的，《灵枢·经脉》的十二经脉已形成一个如环无端、首尾相贯的闭合循环系统。主要阐述十二经脉循行和经脉疾病。经脉疾病分别有“是动病”与“所生病”。本经搏动异常，则会有相应的“是动病”出现；“所生病”由本经病发展变化而来，在本经脉上用针或灸，可治疗“是动病”与“所生病”。这是一种古老的疾病分类方法。

从西汉三出土的医书来看，经脉医学的主要内容包括五色脉诊、决死生、经脉循行及其经脉疾病。本篇除五色脉诊外，其余皆有涉及，且增出十五络及其疾病虚实证候。这是由十二经脉及其疾病所衍生出来日渐繁复的经络疾病体系。

黄帝内经灵枢卷第六

人合于天道，然后有医道。故医道须上知天文，下知地理，中知人事，乃可以长久。

十二经脉，内属于脏腑，外络于肢节，通于天气。故先论五脏六腑应于天道，后论经脉之要，以经脉乃五脏六腑通天之道路也。那么，通天的部位在哪里？所以，必须要明白经脉的离合出入之处。

经别第十一

黄帝问于岐伯曰：余闻人之合于天道也，内有五脏，以应五音、五色、五时、五味、五位也；外有六腑，以应六律，六律建阴阳诸经而合之十二月、十二辰[1]、十二节[2]、十二经水[3]、十二时[4]、十二经脉者，此五脏六腑之所以应天道。夫十二经脉者，人之所以生，病之所以成，人之所以治，病之所以起，学之所始，工之所止也，粗之所易，工[5]之所难也。请问其离合出入，奈何？岐伯稽首再拜曰：明乎哉问也！此粗之所过，工之所悉[6]也，请卒言之。

[注释]

[1] 十二辰：以十二地支纪月，正月建寅，二月建卯，三月建辰，四月建巳，五月建午，六月建未，七月建申，八月建酉，九月建戌，十月建亥，十一月建子，十二月建丑。 [2] 十二节：立

春、惊蛰、清明、立夏、芒种、小暑、立秋、白露、寒露、立冬、大雪、小寒。 [3] 十二经水：清、渭、海、湖、汝、渑、淮、漯、江、河、济、漳十二条大河。 [4] 十二时：以十二地支纪日，把一天分作十二个时辰：夜半子时，鸡鸣丑时，平旦寅时，日出卯时，食时辰时，隅中巳时，日中午时，日昳未时，晡时申时，日入酉时，黄昏戌时，人定亥时。 [5] 工：原作“上”，据《太素》改，并与上“粗”字相对为文。 [6]：悉：原作“息”，据《甲乙》改。

足太阳之正，别入于腘中，其一道下尻五寸，别入于肛，属于膀胱，散之肾，循膂当心入散；直者，从膂上出于项，复属于太阳，此为一经也。足少阴之正，至腘中，别走太阳而合，上至肾，当十四椎，出属带脉；直者，系舌本，复出于项，合于太阳，此为一合。或以诸阴之别，皆为正也。

别出与阴脉相合，称为正。

足少阳之正，绕髀入毛际，合于厥阴；别者，入季胁之间，循胸里，属胆，散之上肝，贯心，以上挟咽，出颐颔中，散于面，系目系，合少阳于外眦也。足厥阴之正，别跗上，上至毛际，合于少阳，与别俱行，此为二合也。

足阳明之正，上至髀，入于腹里，属胃，散之脾，上通于心，上循咽出于口，上頞䪼，还系目系，合于阳明也。足太阴之正，上至髀，合于阳明，与别俱行，上络于咽，贯舌中，此为三合也。

手太阳之正，指地[1]，别于肩解，入腋走心，系小肠也。手少阴之正，别入于渊腋两筋之间，属于心，上走喉咙，出于面，合目内眦，此为四合也。

手少阳之正，指天[2]，别于巅，入缺盆，下走三焦，散于胸中也。手心主之正，别下渊腋三寸，入胸中，别属三焦，上循喉咙，出耳后，合少阳完骨之下，此为五合也。

手阳明之正，从手循膺乳，别于肩髃，入柱骨下，走大肠，属于肺，上循喉咙，出缺盆，合于阳明也。手太阴之正，别入渊腋少阴之前，入走肺，散之大肠[3]，上出缺盆，循喉咙，复合阳明，此六合也。

［注释］

[1] 指地：其脉自上而下行，故称指地。 [2] 指天：其脉向上出巅顶，故称指天。 [3] 大肠：原作“太阳”，义晦，据《太素》改。

［点评］

本篇讲述了人体经脉脏腑合于天道之理。篇中所论六阳经与六阴经分别相合，是十二经脉循环无端的一个必要条件。在出土的西汉经脉系统中，经脉纵向走行，几乎没有交叉。至《灵枢》的经脉统系，别络的走行不仅联系了阴经与阳经，且将脏腑与十二经脉配合在一起，形成了一个内外相贯，如环无端的脏腑经络系统。

经水第十二

黄帝问于岐伯曰：经脉十二者，外合于十二经水，而内属于五脏六腑。夫十二经水者，其有大小、深浅、广狭、远近各不同，五脏六腑之高下、小大、受谷之多少亦不等，相应奈何？夫经水者，受水而行之；五脏者，合神气魂魄而藏之；六腑者，受谷而行之，受气而扬之；经脉者，受血而营之。合而以治，奈何？刺之深浅，灸之壮数，可得闻乎？

六腑受谷而化之，与呼吸之气并而充身者也。故曰扬之。

经脉者，所以行血气而营阴阳。

岐伯答曰：善哉问也！天至高，不可度；地至广，不可量。此之谓也。且夫人生于天地之间，六合之内，此天之高、地之广也，非人力之所能度量而至也。若夫八尺之士，皮肉在此，外可度量切循而得之，其死可解剖而视之，其脏之坚脆，腑之大小，谷之多少，脉之长短，血之清浊，气之多少，十二经之多血少气，与其少血多气，与其皆多血气，与其皆少血气，皆有大数。其治以针艾，各调其经气，固其常有合乎？

生人可切脉而知其内，其死方可解剖而视之。

黄帝曰：余闻之，快于耳，不解于心，愿卒闻之。岐伯答曰：此人之所以参天地而应阴阳也，不可不察。

足太阳外合于清水，内属于膀胱，而通水道焉。

足少阳外合于渭水，内属于胆。

足阳明外合于海水，内属于胃。

足太阴外合于湖水，内属于脾。

足少阴外合于汝水，内属于肾。

足厥阴外合于沔水，内属于肝。

手太阳外合于淮水，内属于小肠，而水道出焉。

手少阳外合于漯水，内属于三焦。

手阳明外合于江水，内属于大肠。

手太阴外合于河水，内属于肺。

手少阴外合于济水，内属于心。

手心主外合于漳水，内属于心包。

凡此五脏六腑十二经水者，皆外有源泉而内有所禀，此皆内外相贯，如环无端，人经亦然。故天为阳，地为阴，腰以上为天，腰以下为地。故海以北者为阴，湖以北者为阴中之阴，漳以南者为阳，河以北至漳者为阳中之阴，漯以南至江者为阳中之太阳，此一隅[1]之阴阳也，所以人与天地相参也。

黄帝曰：夫经水之应经脉也，其远近浅深，水血之多少各不同，合而以刺之，奈何？岐伯答曰：足阳明，五脏六腑之海也，其脉大血多，气盛热壮，刺此者不深弗散，不留不泻也。足阳明刺深六分，留十呼。足太阳深五分，留七呼。足少阳深四分，留五呼。足太阴深三分，留四呼。足少阴深二分，留三呼。足厥阴深一分，留二呼。手之阴阳，其受气之道近，其气之来疾，其刺深者皆无过二分，其留皆无过一呼。其少长大小肥瘦，以心撩之[2]，命曰法天之常。灸之亦然。灸而过此者得恶火，则骨枯脉涩；刺而过此者，则脱气。黄帝曰：夫经脉之大小，血之多少，肤之厚薄，肉之坚脆，及䐃之大小，可为量度乎？岐伯答曰：其可为度量者，取其中度者也，不甚脱肉而血气不衰者也。若失度之人，痟瘦而形肉脱者，恶可以度量刺乎。审切循扪按，视其寒温盛衰而调之，是谓因适而为之真也。

参见《灵枢·逆顺肥瘦》篇。

［注释］

[1] 隅：《甲乙》《太素》作“州”。　[2] 以心撩之：《甲乙》作“以心料之”。

［点评］

本篇以地理之十二经水比喻人体十二经脉的循环。十二经水有大小、深浅、广狭、远近的不同，而十二经脉也有深浅、长短、气血多少的差别。因此，在针灸治疗时，须注意经脉之大小，肤之厚薄，肉之坚脆，刺之深浅，灸之壮数的差异。而在具体的治疗实践中，遇到身形不甚标准者，经脉深浅、皮肤厚薄等尺度无法度量者，当通过审察经脉，切循肌肤，参合寒热虚实，给予适当的调治。

黄帝内经灵枢卷第七

经筋第十三

足太阳之筋，起于足小指，上结于踝，邪上结于膝，其下循足外侧，结于踵，上循跟，结于腘；其别者，结于腨外，上腘中内廉，与腘中并上结于臀，上挟脊上项；其支者，别入结于舌本；其直者，结于枕骨，上头下颜，结于鼻；其支者，为目上纲，下结于頄[1]。其支者，从腋后外廉，结于肩髃；其支者，入腋下，上出缺盆，上结于完骨[2]；其支者，出缺盆，邪上出于頄。其病小指支，跟踵痛，腘挛，脊反折，项筋急，肩不举，腋支，缺盆中纽痛，不可左右摇。治在燔针[3]劫刺，以知为数，以痛为输[4]，名曰仲春痹也。

［注释］

[1] 頄(qiú)：颧骨。 [2] 完骨：耳后高骨。 [3] 燔针：将针

烧热后而刺之。　[4] 以知为数，以痛为输：以患者的感觉而定深浅，以痛处为针刺部位。

足少阳之筋，起于小指次指，上结外踝，上循胫外廉，结于膝外廉；其支者，别起外辅骨，上走髀，前者结于伏兔之上，后者结于尻；其直者，上乘䏚季胁，上走腋前廉，系于膺乳，结于缺盆；其直者，上出腋，贯缺盆，出太阳之前，循耳后，上额角，交巅上，下走颔，上结于頄；其支者，结于目外眦为外维。其病小指次指支转筋，引膝外转筋，膝不可屈伸，腘筋急，前引髀，后引尻，即上乘䏚季胁痛，上引缺盆、膺乳、颈维筋急，从左之右，右目不开，上过右角，并跻脉而行，左络于右，故伤左角，右足不用，命曰维筋相交。治在燔针劫刺，以知为数，以痛为输，名曰孟春痹也。

足阳明之筋，起于中三指，结于跗上，邪外上加于辅骨，上结于膝外廉，直上结于髀枢，上循胁，属脊；其直者，上循骭[1]，结于膝；其支者，结于外辅骨，合少阳；其直者，上循伏兔，上结于髀，聚于阴器，上腹而布，至缺盆而结，上颈，上挟口，合于頄，下结于鼻，上合于太阳，太阳为目上纲，阳明为目下纲；其支者，从颊结于耳前。其病足中指支，胫转筋，脚跳坚，伏兔转筋，髀前肿，㿉疝，腹筋急，引缺盆及颊，卒口僻[2]。急者目不合，热则筋纵，目不开。

颊筋有寒，则急引颊移口[3]；有热则筋弛纵缓，不胜收故僻。治之以马膏[4]，膏其急者；以白酒和桂，以涂其缓者；以桑钩钩之。即以生桑灰置之坎中，高下与坐等，以膏熨急颊，且饮美酒，啖美炙肉，不饮酒者，自强[5]也，为之三拊而已。治在燔针劫刺，以知为数，以痛为输，名曰季春痹也。

［注释］

[1] 骬：胫骨。 [2] 口噼：口角歪斜。 [3] 移口：亦口噼也。 [4] 马膏：马脂。 [5] 自强：强饮之。《素问・缪刺论》：“饮以美酒一杯，不能饮者灌之。”

足太阴之筋，起于大指之端内侧，上结于内踝；其直者，上结于膝内辅骨，上循阴股，结于髀，聚于阴器，上腹，结于脐，循腹里，结于肋，散于胸中；其内者，着于脊。其病足大指支，内踝痛，转筋痛，膝内辅骨痛，阴股引髀而痛，阴器纽痛，上引脐两胁痛，引膺中脊内痛。治在燔针劫刺，以知为数，以痛为输，命曰仲秋痹也。

足少阴之筋，起于小指之下入足心，并足太阴之筋，邪走内踝之下，结于踵，与太阳之筋合，而上结于内辅之下，并太阴之筋而上循阴股，结于阴器，循脊内挟膂，上至项，结于枕骨，与足太阳之筋合。其病足下转筋，及所过而结者皆痛及转筋。病在此者，主痫瘛及痉，在外者不能俯，在内者不能仰。故阳病者腰反折不能俯，阴病者不能仰。治在燔针劫刺，以知为数，以痛为输。在内者熨引饮药。此筋折纽，纽发数甚者，死不治，名曰孟秋痹也。

足厥阴之筋，起于大指之上，上结于内踝之前，上循胫，上结内辅之下，上循阴股，结于阴器，络诸筋。其病足大指支，内踝之前痛，内辅痛，阴股痛转筋，阴器不用，伤于内则不起[1]，伤于寒则阴缩入，伤于热则纵挺不收[2]。治在行水清阴气。其病转筋者，治在燔针劫刺，以知为数，以痛为输，命曰季秋痹也。

［注释］

[1] 不起：阳痿。　[2] 纵挺不收：阴器举而不收。

手太阳之筋，起于小指之上，结于腕，上循臂内廉，结于肘内锐骨之后，弹之应小指之上，入结于腋下；其支者，后走腋后廉，上绕肩胛，循颈出足太阳之筋前，结于耳后完骨；其支者，入耳中；直者，出耳上，下结于颔，上属目外眦。其病小指支痛，肘内锐骨后廉痛，循臂阴入腋下，腋下痛，腋后廉痛，绕肩胛引颈而痛，应耳中鸣痛，引颔目瞑，良久乃得视，颈筋急则为筋瘘颈肿。寒热在颈者，治在燔针劫刺，以知为数，以痛为输，其为肿者，复而锐之[1]，名曰仲夏痹也。

［注释］

[1] 复而锐之：其下原有“本支者，上曲牙，循耳前，属目外眦，上颔，结于角。其痛当所过者支转筋。治在燔针劫刺，以知为数，以痛为输”四十一字，与此下“手少阳之筋”文重，据《甲乙》删。

手少阳之筋，起于小指次指之端，结于腕，上循臂，结于肘，上绕臑外廉，上肩走颈，合手太阳；其支者，当曲颊入系舌本；其支者，上曲牙，循耳前，属目外眦，上乘颔，结于角。其病当所过者即支转筋，舌卷。治在燔针劫刺，以知为数，以痛为输，名曰季夏痹也。

手阳明之筋，起于大指次指之端，结于腕，上循臂，上结于肘外，上臑，结于髃；其支者，绕肩胛，挟脊；直者，从肩髃上颈；其支者，上颊，结于頄；直者，上出手太阳之前，上左角，络头，下右颔。其病当所过者支痛及转筋，肩不举，颈不可左右视。治在燔针劫刺，以知为数，以痛为输，名曰孟夏痹也。

手太阴之筋，起于大指之上，循指上行，结于鱼后，行寸口外侧，上循臂，结肘中，上臑内廉，入腋下，出缺盆，结肩前髃，上结缺盆，下结胸里，散贯贲，合贲下，抵季胁。其病当所过者支转筋痛，甚成息贲[1]，胁急吐血。治在燔针劫刺，以知为数，以痛为输，名曰仲冬痹也。

［注释］

[1] 息贲：肺积。

手心主之筋，起于中指，与太阴之筋并行，结于肘内廉，上臂阴，结腋下，下散前后挟胁；其支者，入腋，散胸中，结于臂[1]。其病当所过者支转筋痛及胸痛息贲。治在燔针劫刺，以知为数，以痛为输，名曰孟冬痹也。

［注释］

[1] 臂：《太素》《甲乙》均作"贲"。

手少阴之筋，起于小指之内侧，结于锐骨，上结肘内廉，上入腋，交太阴，挟乳里，结于胸中，循臂，下系于脐。其病内急，心承伏梁[1]，下为肘网。其病当所过者支转筋，筋痛。治在燔针劫刺，以知为数，以痛为输。其成伏梁，唾脓血者，死不治，名曰季冬痹也[2]。

［注释］

[1] 心承伏梁：心下有积块。　[2] 名曰季冬痹也：此六字原错在此下"无用燔针"一节后，今据上下文义乙正。

经筋之病，寒则反折筋急，热则筋弛纵不收，阴瘘不用。阳急则反折，阴急则俯不伸。焠刺者，刺寒急也，热则筋纵不收，无用燔针。足之阳明，手之太阳，筋急则口目为噼，眦急不能卒视，治皆如上方也。

［点评］

本篇无问对形式。《灵枢·经脉》说“骨为干，脉为营，筋为刚，肉为墙”，十二经筋是附着于人体骨节之上的筋膜系统，它犹如渔网之纲，牵系全身关节骨骼。十二经筋大致与十二经脉循行一致，皆起于爪甲，结于四肢关节，总司周身运动。如果经筋受病，则会产生掣引、疼痛、转筋及四季之痹证。本篇讲述了十二经筋的循行及各经筋与四季痹之应，并举出相关的治则治法。

黄帝内经灵枢卷第八

五十营第十五

黄帝曰：余愿闻五十营[1]，奈何？岐伯答曰：天周二十八宿，宿三十六分，人气行一周，千八分。日行二十八宿，人经脉上下、左右、前后二十八脉[2]，周身十六丈二尺，以应二十八宿，漏[3]水下百刻，以分昼夜。故人一呼，脉再动[4]，气行三寸，一吸，脉亦再动，气行三寸，呼吸定息，气行六寸。十息，气行六尺，日行二分。二百七十息，气行十六丈二尺，气行交通于中，一周于身，下水二刻，日行二十分。五百四十息，气行再周于身，下水四刻，日行四十分。二千七百息，气行十周于身，下水二十刻，日行五宿二十分。一万三千五百息，气行五十营于身，水下百刻，日行二十八宿，漏水皆尽，脉终矣。所谓交通者，并行一数[5]也。故五十营备，得尽天地之寿[6]矣，凡行八百一十丈也。

[注释]

[1] 营：环周。 [2] 二十八脉：十二经脉左右共二十四，加任脉、督脉、阴阳跻脉，共二十八脉。 [3] 漏：漏壶。古代计时器。 [4] 再动：搏动两次。 [5] 并行一数：指左右对称之脉，因脉气同步，不分开计。 [6] 得尽天地之寿：得与星宿运行一致。

[点评]

《灵枢·营气》篇说："营气之道，内谷为宝。谷入于胃，乃传之肺，流溢于中，布散于外，精专者行于经隧，常营无已，终而复始，是谓天地之纪。"《灵枢·营卫生会》篇说："人受气于谷，谷入于胃，以传与肺，五脏六腑，皆以受气。其清者为营，浊者为卫，营在脉中，卫在脉外，营周不休，五十而复大会。阴阳相贯，如环无端。"《灵枢·营气》的"常营无已"与《灵枢·营卫生会》的"营周不休"，及本篇的"五十营"，"营"并当读为"环"，周行之义。马王堆帛书《老子·道经》"虽有环官（观）"，"环"字通行本作"荣"。"五十"或与《周易·系辞》的"大衍之数"有关。根据这个数字，与一昼夜"百刻"及"千八分"的时间相应，合于经脉长度（十六丈二尺，算法见《灵枢·脉度》）进行运算，导出每"息"气行长度（六寸），每"十息"时间（日行二分）作为基本量，推出一周身气行时间和一昼夜气行长度等人体生理常数。

营气第十六

黄帝曰：营气之道，内谷为宝。谷入于胃，乃传之肺，流溢于中，布散于外，精专者行于经隧，常营无已，终而复始，是谓天地之纪。

《灵枢·营卫生会》："中焦亦并胃口，出上焦之后，此所受气者，泌糟粕，蒸津液，化其精微，上注于肺脉，乃化而为血，以奉生身，莫贵于此，故独得行于经隧，命曰营气。"

故气从太阴出，注手阳明，上行至面[1]，注足阳明，下行至跗[2]上，注大指间，与太阴合，上行抵脾[3]。从脾注心中，循手少阴，出腋下臂，注小指之端[4]，合手太阳，上行乘腋出䪼[5]内，注目内眦，上巅下项，合足太阳，循脊下尻[6]，下行注小指之端，循足心注足少阴，上行注肾。从肾注心，外散于胸中，循心主脉，出腋下臂，出两筋之间，入掌中，出中指之端，还注小指次指之端，合手少阳，上行注膻中[7]，散于三焦，从三焦注胆，出胁，注足少阳，下行至跗上，复从跗注大指间，合足厥阴，上行至肝，从肝上注肺，上循喉咙，入颃颡[8]之窍，究于畜门[9]。其支别者，上额循巅下项中，循脊入骶，是督脉也，络阴器，上过毛中，入脐中，上循腹里，入缺盆，下注肺中，复出太阴。此营气之所行也，逆顺之常也。

[注释]

[1] 至面：此二字原脱，据《太素》《甲乙》补。 [2] 跗：脚背。 [3] 髀：原作“髀”，据《太素》《甲乙》改。 [4] 之端：此二字原脱，据《太素》《甲乙》补。 [5] 𩑋（zhuō）：颧骨。 [6] 尻（kāo）：臀。 [7] 膻（dàn）中：胸腔中央，心包所在处。 [8] 颃颡（háng sǎng）：喉咙上孔。 [9] 畜（xiù）门：鼻孔。

[点评]

本篇仅有“黄帝曰”形式，论述营气的来源及其循脉而周行的次序。营气产生于胃中受纳水谷之精微，传入肺中，入于脉中，营周不休，经脉阴阳相贯，如环无端，故能循脉环周而运行，提示营气与“脉”的关系非常密切。除本篇“行于经隧”、《灵枢 · 营卫生会》“营在脉中”之文，《灵枢 · 经水》说：“经脉者，受血而营之。”《灵枢 · 邪客》云：“营气者，泌其津液，注之于脉，化以为血。”《素问 · 痹论》云：“荣者，水谷之精气也，和调于五脏，洒陈于六腑，乃能入于脉也，故循脉上下，贯五脏络六腑也。”这些说法都与经络相连如环无端的理论相合，本篇的营气运行次序亦与《灵枢 · 经脉》十二经脉一致。

脉度第十七

黄帝曰：愿闻脉度。岐伯答曰：手之六阳，从手至头，长五尺，五六三丈。手之六阴，从手至胸中，三尺五寸，三六一丈八尺，五六三尺，合二丈一尺。足之六阳，从足上至头，八尺，六八四丈八尺。足之六阴，从足至胸中，六尺五寸，六六三丈六尺，五六三尺，合三丈九尺。跻脉从足至目，七尺五寸，二七一丈四尺，二五一尺，合一丈五尺。督脉、任脉各四尺五寸，二四八尺，二五一尺，合九尺。凡都合一十六丈二尺，此气之大经隧也。经脉为里，支而横者为络，络之别者为孙。盛而血者疾诛[1]之，盛者泻之，虚者饮药以补之。

［注释］

[1] 诛：除。

五脏常内阅[1]于上七窍也，故肺气通于鼻，肺和则鼻能知臭香矣；心气通于舌，心和则舌能知五味矣；

肝气通于目，肝和则目能辨五色矣；脾气通于口，脾和则口能知五谷矣；肾气通于耳，肾和则耳能闻五音矣。五脏不和则七窍不通，六腑不和则留为痈。故邪在腑则阳脉不和，阳脉不和则气留之，气留之则阳气盛矣。阳气太盛则阴脉不利，阴脉不利则血留之，血留之则阴气盛矣。阴气太盛，则阳气不能荣也，故曰关。阳气太盛，则阴气弗能荣也，故曰格。阴阳俱盛，不得相荣，故曰关格。关格者，不得尽期[2]而死也。

[注释]

[1] 阅：通也。 [2] 尽期：尽其寿。

黄帝曰：跻脉安起安止？何气荣也[1]？岐伯答曰：跻脉者，少阴之别，起于然骨之后，上内踝之上，直上循阴股入阴，上循胸里入缺盆，上出人迎之前，入頄[2]，属目内眦，合于太阳、阳跻而上行，气并相还则为濡[3]目，气不荣则目不合。

[注释]

[1] 荣也：原作“荣水”，义晦。今据《甲乙》改。 [2] 頄（qiú）：颧骨。 [3] 濡：润养。

黄帝曰：气独行五脏，不荣六腑，何也？岐伯答曰：气之不得无行也，如水之流，如日月之行不休，故阴脉荣其脏，阳脉荣其腑，如环之无端，莫知其纪，终而复始。其流溢之气，内溉脏腑，外濡腠理。

黄帝曰：跻脉有阴阳，何者当其数[1]？岐伯答曰：男子数[2]其阳，女子数其阴，当数者为经，其不当数者为络也。

［注释］

[1] 数（shù）：脉度。　[2] 数（shǔ）：计算。

［点评］

本篇计算经脉数目的特别之处在于，跻脉本为阴阳左右共四条，但男子只算阳跻两条为经，阴跻不算经，只算络，女子反之。加于十二经脉各二，任督各一，足成“二十八”数，以应二十八宿。

营卫生会第十八

黄帝问于岐伯曰：人焉受气？阴阳焉会[1]？何气为营？何气为卫？营安从生？卫于焉会？老壮[2]不同气，阴阳异位，愿闻其会。岐伯答曰：人受气于谷，谷入于胃，以传与肺，五脏六腑，皆以受气。其清者为营，浊者为卫，营在脉中，卫在脉外，营周不休，五十而复大会。阴阳相贯，如环无端。卫气行于阴二十五度[3]，行于阳二十五度，分为昼夜，故气至阳而起，至阴而止。故曰：日中[4]而阳陇[5]为重阳，夜半[6]而阴陇为重阴。故太阴主内，太阳主外，各行二十五度，分为昼夜。夜半为阴陇，夜半后[7]而为阴衰，平旦[8]阴尽而阳受气矣。日中而阳陇，日西[9]而阳衰，日入[10]阳尽而阴受气矣。夜半而大会，万民皆卧，命曰合阴，平旦阴尽而阳受气，如是无已，与天地同纪。

《素问·生气通天论》："日中而阳气隆。"

［注释］

[1] 阴阳焉会：营为阴，卫为阳，其运行如何会合。 [2] 壮：

男子三十为壮。 [3] 度：周。 [4] 日中：午时。 [5] 阳陇：阳气隆盛。 [6] 夜半：子时。 [7] 夜半后：鸡鸣，丑时。 [8] 平旦：寅时。 [9] 日西：日昳（dié），未时。 [10] 日入：酉时。

黄帝曰：老人之不夜瞑[1]者，何气使然？少壮之人不昼瞑者，何气使然？岐伯答曰：壮者之气血盛，其肌肉滑，气道通，营卫之行，不失其常，故昼精[2]而夜瞑。老者之气血衰，其肌肉枯，气道涩，五脏之气相搏，其营气衰少而卫气内伐，故昼不精，夜不瞑。

[注释]

[1] 瞑：眠也。 [2] 精：清醒。

黄帝曰：愿闻营卫之所行，皆何道从来？岐伯答曰：营出于中焦，卫出于上焦。

黄帝曰：愿闻三焦之所出。岐伯答曰：上焦出于胃上口，并[1]咽以上贯膈而布胸中，走腋，循太阴之分而行，还至阳明，上至舌，下足阳明，常与营俱行于阳二十五度，行于阴亦二十五度，一周也，故五十度而复大会于手太阴矣。

[注释]

[1] 并：循也。

黄帝曰：人有热，饮食下胃，其气未定，汗则出，或出于面，或出于背，或出于身半[1]，其不循卫气之道而出，何也？岐伯曰：此外伤于风，内开腠理，毛蒸理泄，卫气走之，固不得循其道。此气慓悍滑疾，见开而出，故不得从其道，故命曰漏泄。

［注释］

[1] 身半：上半身。

黄帝曰：愿闻中焦之所出。岐伯答曰：中焦亦并胃口，出上焦之后，此所受气者，泌[1]糟粕，蒸津液，化其精微，上注于肺脉，乃化而为血，以奉生身，莫贵于此，故独得行于经隧，命曰营气。

［注释］

[1] 泌（bì）：通“滗（bì）”，滤去之义。

黄帝曰：夫血之与气，异名同类，何谓也？岐伯答曰：营卫者精气也，血者神气也，故血之与气，异名同类焉。故夺血者无汗，夺汗者无血，故人生有两死而无两生[1]。

［注释］

[1] 人生有两死而无两生：无气死，无血死，谓之两死；无气不生，无血不生，谓之无两生。

黄帝曰：愿闻下焦之所出。岐伯答曰：下焦者，别回肠[1]，注于膀胱而渗入焉。故水谷者，常并居于胃中，成糟粕，而俱下于大肠，而成下焦，渗而俱下，济泌别汁[2]，循下焦而渗入膀胱焉。

[注释]

[1] 回肠：小肠。　[2] 济泌别汁：分别清浊。

黄帝曰：人饮酒，酒亦入胃，谷未熟而小便独先下，何也？岐伯答曰：酒者，熟谷之液也，其气悍以滑，故后谷而入，先谷而液出焉。

黄帝曰：善。余闻上焦如雾[1]，中焦如沤[2]，下焦如渎[3]，此之谓也。

[注释]

[1] 雾：雾露。　[2] 沤（òu）：腐熟。　[3] 渎（dú）：水道。

[点评]

三焦为六腑之一，无脏所合，又称“孤之腑”。如《灵枢·本输》篇说：“三焦者，中渎之腑也，水道出焉，属膀胱，是孤之腑也。”三焦的主要功能是通调水道。如《素问·灵兰秘典论》说：“三焦者，决渎之官，水道出焉。”本篇又以“上焦如雾，中焦如沤，下焦如渎”，形象地说明三焦通调水道的功能。除此之外，本篇提出三焦与营卫之气的生成与循行关系密切。如“营出于中焦，卫出于上焦”，上焦出于胃上口，即卫气出于胃上口，循咽以上，贯膈而布胸中。故《灵枢·决气》篇又说：“上焦开发，宣五谷味，熏肤充身泽毛，若雾露之溉，是谓气。”又“中焦亦并胃口”，即营气也是循胃口而出。通过滤糟粕，蒸津液，化成精微，上注肺脉，变化为血，行于经脉之中，称为营气。《灵枢·决气》篇又说：“中焦受气取汁，变化而赤，是谓血。”卫气和营气都来源于水谷之气，三焦主要是水液代谢的一个系统。

四时气第十九

黄帝问于岐伯曰：夫四时之气，各不同形，百病之起，皆有所生，灸刺之道，何者为定？岐伯答曰：四时之气，各有所在，灸刺之道，得气穴为定。故春取经、血脉、分肉之间，甚者深刺之，间者浅刺之。夏取盛经孙络，取分间，绝皮肤。秋取经腧[1]，邪在府，取之合[2]。冬取井荥[3]，必深以留之。

[注释]

[1] 经腧：五输穴中的经穴和输穴。　[2] 合：五输穴中的合穴。　[3] 井荥（xíng）：五输穴中的井穴和荥穴。

睹其色，察其目，知其散复[1]者。视其目色，以知病之存亡也。一其形[2]，听其动静者[3]，持气口[4]、人迎[5]以视其脉，坚且盛且滑者病日进，脉软者病将下，诸经实者病三日已。气口候阴，人迎候阳也。

[注释]

[1] 散复：正气的散失和恢复。　[2] 一其形：先观察病人形

态。[3]听其动静者：闻病者音声。[4]气口：寸口脉。[5]人迎：人迎脉。

［点评］

本篇论述了色、目、脉三者合参的诊法，《素问·五脏生成》也有相关论述，如“凡相五色之奇脉，面黄目青，面黄目赤，面黄目白，面黄目黑者，皆不死也。”这是扁鹊医学的典型特征。本篇“睹其色，察其目，知其散复者。视其目色，以知病之存亡也”，指出相目色诊断的重要性，与其他文献中扁鹊医学诊法内容相呼应。如《脉经·扁鹊华佗察声色要诀》：“目色赤者病在心，白在肺，黑在肾，黄在脾，青在肝。黄色不可名者，病胸中。”此外，天回医简《脉书下经》：“所谓相目之阴阳者，非相平人也，皆病之直五气之见。”提示“相目”诊法的古老渊源与重要性。

黄帝内经灵枢卷第九

癫狂第二十二

癫疾始生，先不乐，头重痛，视举[1]目赤，甚作极已而烦心[2]，候之于颜，取手太阳、阳明、太阴，血变[3]而止。

[注释]

[1] 视举：目睛上吊。 [2] 甚作极已而烦心：病甚则烦心。 [3] 血变：血色由黑变红。

癫疾始传而引口啼呼喘悸者，候之手阳明、太阳，左强者攻其右，右强者攻其左，血变而止。癫疾始作先反僵，因而脊痛，候之足太阳、阳明、太阴、手太阳，血变而止。

治癫疾者，常与之居，察其所当取之处。病至，视之有过者泻之，置其血于瓠壶[1]之中，至其发时，血独动矣。不动，灸穷骨二十壮。穷骨者，骶骨也。

[注释]

[1] 瓠（hù）壶：一种大腹容器。

骨癫疾者，顑[1]齿诸腧分肉皆满而骨居[2]，汗出烦悗。呕多涎沫，气下泄，不治。筋癫疾者，身倦[3]挛急，脉大[4]，刺项大经之大杼脉。呕多涎沫，气下泄，不治。脉癫疾者，暴仆，四肢之脉皆胀而纵。脉满，尽刺之出血；不满，灸之挟项太阳，灸带脉，于腰相去三寸，诸分肉本输。呕多涎沫，气下泄，不治。癫疾者，疾发如狂者，死不治。

[注释]

[1] 顑（kǎn）：同“颔”。 [2] 骨居：脊骨强直。居，同“倨”。 [3] 倦：同“踡”。《甲乙》作“卷”。 [4] 脉大：原无“脉”字，据《甲乙》补。

狂始生，先自悲也，喜忘、苦怒、善恐者，得之忧饥，治之取手太阴、阳明，血变而止，及取足太阴、阳明。狂始发，少卧不饥，自高贤也，自辩智也，自尊贵也，善骂詈[1]，日夜不休，治之取手阳明、太阳、太阴、舌下、少阴。视之盛者，皆取之；不盛，释[2]之也。

精神病者之夸大妄想。

［注释］

[1] 骂詈（lì）：妄言妄语。　[2] 释：不取。

即《灵枢·本神》篇所谓："怵惕思虑则伤神，神伤则恐惧，不能正当人。"谓不能与人正常交往。

狂言、惊、善笑、好歌乐、妄行不休者，得之大恐，治之取手阳明、太阳、太阴。狂，目妄见、耳妄闻、善呼者，少气之所生也，治之取手太阳、太阴、阳明、足太阴、头、两颇。狂者多食，善见鬼神，善笑而不发于外者，得之有所大喜，治之取足太阴、太阳、阳明，后取手太阴、太阳、阳明。狂而新发，未应如此者，先取曲泉左右动脉，及盛者，见血，有顷[1]已。不已，以法取之，灸骨骶二十壮。

幻听幻视。

亦幻听幻视。

［注释］

[1] 有顷：一会儿。

风逆暴四肢肿，身漯漯[1]，唏然[2]时寒，饥则烦，饱则善变，取手太阴表里，足少阴、阳明之经，肉清[3]取荥，骨清取井、经也。

［注释］

[1] 漯（luò）漯：汗出不止貌。　[2] 唏（xī）然：又作"洒然""淅然"，寒冷貌。　[3] 清（qìng）：寒冷。

厥逆为病也，足暴清，胸若将裂，肠若将以刀切之，烦而不能食，脉大小皆涩。暖取足少阴，清取足阳明；清则补之，温则泻之。厥逆腹胀满，肠鸣，胸满不得息，取之下胸二胁[1]咳而动手者，与背腧以手按之立快者是也。内闭不得溲，刺足少阴、太阳与骶上以长针。气逆则取其太阴、阳明、厥阴，甚取少阴、阳明动者之经也。

［注释］

[1] 下胸二胁：手太阴中府穴。

少气，身漯漯也，言吸吸[1]也，骨酸体重，懈惰不能动，补足少阴。短气，息短不属[2]，动作气索[3]，补足少阴，去血络也。

［注释］

[1] 言吸吸：言语无力貌。 [2] 属：连续。 [3] 气索：乏力。

［点评］

本篇无问对形式，论述癫狂病证治及与风逆、厥逆、内闭、少气的鉴别。《黄帝内经》有多篇论及癫狂，可以看出，这种疾病不仅是古代的常见病，也是当今社会的常见病。本篇对癫狂病的病因、病机、诊法、治法均有详细论述，特别是用针刺的方法治疗癫狂，是古代最常用的方法，这些理论和方法并不过时，可惜的是大多已不被理解。如“狂始生，……治之取手太阴、阳明，血变而止，及取足太阴、阳明”等，已经不知道是取什么穴位了。

本篇出现的“风逆”病名罕见，《诸病源候论》未见，仅见于《千金》《外台》，所载“四肢肿”的症状表现，与本篇论述相同，治取复溜、大都、丰隆，大致符合经义。

黄帝内经灵枢卷第十

口问第二十八

本篇论欠、哕、唏、振寒、噫、嚏、亸、泣涕、太息、涎、耳鸣、啮舌十二奇邪证治，其论不在经文，为“先师之所口传”，故名“口问”。

黄帝闲居，辟左右而问于岐伯曰：余已闻《九针》之经，论阴阳逆顺，六经已毕，愿得口问。岐伯避席再拜曰：善乎哉问也！此先师之所口传也。

黄帝曰：愿闻口传。岐伯答曰：夫百病之始生也，皆生于风雨寒暑，阴阳喜怒，饮食居处，大惊卒恐，则血气分离，阴阳破散，经络厥绝，脉道不通，阴阳相逆，卫气稽留，经脉虚空，血气不次，乃失其常。论不在经者，请道其方。

黄帝曰：人之欠[1]者，何气使然？岐伯答曰：卫气昼日行于阳，夜半则行于阴。阴者主夜，夜者卧。阳者主上，阴者主下。故阴气积于下，阳气未尽，阳引而上，阴引而下，阴阳相引，故数欠。阳气尽，阴气盛，则目瞑；阴气尽而阳气盛，则寤矣。泻足少阴，补足太阳。

[注释]

[1] 欠：呵欠。

黄帝曰：人之哕[1]者，何气使然？岐伯曰：谷入于胃，胃气上注于肺。今有故寒气与新谷气，俱还入于胃，新故相乱，真邪相攻，气并相逆，复出于胃，故为哕。补手太阴，泻足少阴。

[注释]

[1] 哕（yuě）：打呃。

黄帝曰：人之唏[1]者，何气使然？岐伯曰：此阴气盛而阳气虚，阴气疾而阳气徐，阴气盛而阳气绝，故为唏。补足太阳，泻足少阴。

[注释]

[1] 唏（xī）：哽咽。《方言》："哀而不泣曰唏。"

黄帝曰：人之振寒[1]者，何气使然？岐伯曰：寒气客于皮肤，阴气盛，阳气虚，故为振寒寒栗，补诸阳。

[注释]

[1] 振寒：寒战。

黄帝曰：人之噫[1]者，何气使然？岐伯曰：寒气客于胃，厥逆从下上散，复出于胃，故为噫。补足太阴、阳明。一曰补眉本也[2]。

［注释］

[1] 噫（ài）：嗳气。 [2] 一曰补眉本也：此六字《甲乙》无。乃注混入正文。

黄帝曰：人之嚏者，何气使然？岐伯曰：阳气和利，满于心，出于鼻，故为嚏。补足太阳荥[1]、眉本。一曰眉上也[2]。

［注释］

[1] 足太阳荥：通谷穴。 [2] 一曰眉上也：此六字《甲乙》无。乃注混入正文。

黄帝曰：人之亸[1]者，何气使然？岐伯曰：胃不实则诸脉虚，诸脉虚则筋脉懈惰，筋脉懈惰则行阴用力[2]，气不能复，故为亸。因其所在，补分肉间。

［注释］

[1] 亸（duǒ）：指阳痿不举。 [2] 行阴用力：入房太甚。

黄帝曰：人之哀而泣涕出者，何气使然？岐伯曰：心者，五脏六腑之主也；目者，宗脉之所聚[1]也，上液之道也；口鼻者，气之门户也。故悲哀愁忧则心动，心动则五脏六腑皆摇，摇则宗脉感，宗脉感则液道开，液道开故泣涕出焉。液者，所以灌精濡空窍者也，故上液之道开则泣，泣不止则液竭，液竭则精不灌，精不灌则目无所见矣，故命曰夺精。补天柱经挟项。

《灵枢·决气》："谷入气满，淖泽注于骨，骨属屈伸，泄泽，补益脑髓，皮肤润泽，是谓液。"

［注释］

[1] 宗脉之所聚：手足六阳脉及手少阴、足厥阴等脉皆凑于目。

黄帝曰：人之太息[1]者，何气使然？岐伯曰：忧思则心系[2]急，心系急则气道约[3]，约则不利，故太息以伸出之。补手少阴、心主、足少阳留之也。

［注释］

[1] 太息：叹气。　[2] 心系：心之脉络。　[3] 约：紧缩。

黄帝曰：人之涎下者，何气使然？岐伯曰：饮食者，皆入于胃，胃中有热则虫动[1]，虫动则胃缓，胃缓则廉泉[2]开，故涎下。补足少阴。

［注释］

[1] 虫动：蠕动。　[2] 廉泉：杨上善注："廉泉，舌下孔，通涎道也。"

黄帝曰：人之耳中鸣者，何气使然？岐伯曰：耳者，宗脉之所聚[1]也，故胃中空则宗脉虚，虚则下，溜脉有所竭[2]者，故耳鸣。补客主人[3]、手大指爪甲上与肉交者[4]也。

[注释]

[1] 宗脉之所聚：杨上善注："人耳有手足少阳、太阳及手阳明等五络脉皆入耳中，故曰宗脉所聚也。" [2] 溜脉有所竭：杨上善注："溜脉，入耳之脉溜行之者也。有竭不通，虚故耳鸣也。" [3] 客主人：足少阳胆经穴名，一名上关。 [4] 手大指爪甲上与肉交者：少商穴。

黄帝曰：人之自啮舌[1]者，何气使然？岐伯曰：此厥逆走上，脉气辈至也。少阴气至则啮舌，少阳气至则啮颊，阳明气至则啮唇矣。视主病者则补之。

[注释]

[1] 啮（niè）舌：咬舌。

凡此十二邪者，皆奇邪之走空窍者也。故邪之所在，皆为不足。故上气不足，脑为之不满，耳为之苦鸣，头为之苦倾，目为之瞑；中气不足，溲便为之变，肠为之苦鸣；下气不足，则乃为痿厥心悗。补足外踝下[1]留之。

[注释]

[1] 足外踝下：昆仑穴。

黄帝内经灵枢卷第十一

师传第二十九

黄帝曰：余闻先师，有所心藏，弗着于方。余愿闻而藏之，则而行之，上以治民，下以治身，使百姓无病，上下和亲，德泽下流，子孙无忧，传于后世，无有终时，可得闻乎？岐伯曰：远乎哉问也！夫治民与自治，治彼与治此，治小与治大，治国与治家，未有逆而能治之也，夫惟顺而已矣。顺者，非独阴阳脉论气之逆顺也，百姓人民皆欲顺其志也。

黄帝曰：顺之奈何？岐伯曰：入国问俗，入家问讳，上堂问礼，临病人问所便[1]。

俗、讳、礼、便，欲知人事也。

［注释］

[1] 便：宜也。

黄帝曰：便病人奈何？岐伯曰：夫中热消瘅[1]则

便寒；寒中之属则便热。胃中热则消谷[2]，令人悬心善饥，脐以上皮热；肠中热则出黄如糜[3]，脐以下皮寒。胃中寒，则腹胀；肠中寒，则肠鸣飧泄[4]。胃中寒、肠中热则胀而且泄；胃中热、肠中寒则疾饥，小腹痛胀。

［注释］

[1] 中热消瘅（dān）：中热则多饮、多尿、多食及消瘦，类消渴。 [2] 消谷：多食善饥。 [3] 出黄如糜（mí）：泄出如糜粥。 [4] 飧（sūn）泄：完谷不化之泄泻。

黄帝曰：胃欲寒饮，肠欲热饮，两者相逆，便之奈何？且夫王公大人，血食[1]之君，骄恣从欲[2]，轻人[3]，而无能禁之，禁之则逆其志，顺之则加其病，便之奈何？治之何先？岐伯曰：人之情，莫不恶死而乐生，告之以其败[4]，语之以其善，导之以其所便，开之以其所苦，虽有无道之人，恶有不听者乎？

［注释］

[1] 血食：肉食。 [2] 骄恣从欲：骄傲任性。 [3] 轻人：轻谩他人。 [4] 败：害。

黄帝曰：治之奈何？岐伯曰：春夏先治其标，后治其本；秋冬先治其本，后治其标。

黄帝曰：便其相逆者[1]奈何？岐伯曰：便此者，食饮衣服，亦欲适寒温。寒无凄怆，暑无出汗[2]。食饮者，热无灼灼[3]，寒无沧沧[4]。寒温中适，故气将持[5]，乃不致邪僻[6]也。

［注释］

[1] 其相逆者：即此上“胃欲寒饮，肠欲热饮”。　[2] 寒无凄怆（chuàng），暑无出汗：天气寒冷勿使伤寒，暑勿大汗令人伤气。　[3] 灼灼（zhuó zhuó）：过热。　[4] 沧沧（cāng cāng）：过寒。　[5] 将持：内守。　[6] 邪僻：邪气。

黄帝曰：《本脏》[1]以身形肢节䐃肉，候五脏六腑之小大焉。今夫王公大人，临朝即位之君而问焉，谁可扪循之而后答乎？岐伯曰：身形肢节者，脏腑之盖[2]也，非面部之阅也。

［注释］

[1]《本脏》：《灵枢·本脏》篇。　[2] 盖：外候。

黄帝曰：五脏之气，阅于面者，余已知之矣，以肢节知而阅之，奈何？岐伯曰：五脏六腑者，肺为之盖[1]，巨肩陷咽[2]，候见其外。黄帝曰：善。岐伯曰：五脏六腑，心为之主，缺盆[3]为之道，骷骨[4]有余，以候髑骬[5]。黄帝曰：善。岐伯曰：肝者主为将[6]，使之候外，欲知坚固，视目小大。黄帝曰：善。岐伯曰：脾者主为卫[7]，使之迎粮[8]，视唇舌好恶，以知吉凶。黄帝曰：善。岐伯曰：肾者主为外[9]，使之远听，视耳好恶，以知其性。

[注释]

[1] 肺为之盖：肺在上为盖。 [2] 巨肩陷咽：肩之大小，咽之高下。 [3] 缺盆：锁骨上方凹陷部。 [4] 骺（guā）骨：肩骨。 [5] 髑骬（hé yú）：胸前骨，俗称蔽心骨。 [6] 将：肝为将军之官，故使之候外。 [7] 脾者主为卫：脾为营卫生化之源，故为卫。 [8] 迎粮：脾主化谷，故使之迎粮。 [9] 肾者主为外：肾主耳，故主远听。

黄帝曰：善。愿闻六腑之候。岐伯曰：六腑者，胃为之海，广骸[1]，大颈，张胸，五谷乃容。鼻隧[2]以长，以候大肠。唇厚，人中长，以候小肠。目下果[3]大，其胆乃横。鼻孔在外，膀胱漏泄。鼻柱中央起[4]，三焦乃约[5]。此所以候六腑者也。上下三等[6]，脏安且良矣。

[注释]

[1] 骸（hái）：脸颊。 [2] 鼻隧：鼻道。 [3] 下果：下眼胞。果，《甲乙》作“裹”。 [4] 鼻柱中央起：鼻梁高而直。 [5] 约：好也。 [6] 上下三等：天地人三部脉相等。

[点评]

篇首一段治国与治病的道理，即所谓“上医医国”。治理国家与治病共同的道理在于“未有逆而能治之也，夫惟顺而已矣”。什么是顺呢？就是除了脏腑经脉阴阳之气的逆顺，还要顺应百姓人民的情志。篇中论“便病人”的原则与方法，以及身形肢节候五脏六腑的诊法，基于《灵枢·本脏》篇脏腑与身形相应的原理，与《灵枢·五阅五使》篇察面部五官以阅五脏的诊法互为补充。

决气第三十

精、气、津、液、血、脉六气，实为一气，虽各有部主，然皆以五谷与胃为其化源。

先天之精。

卫气行于脉外，温分肉，肥腠理，司开合。

清者为津，润泽皮肤腠理。

浊者为液，润关节，补益脑髓。

水谷之气变化为血，行于脉中，以营五脏六腑。

黄帝曰：余闻人有精、气、津、液、血、脉，余意以为一气耳，今乃辨为六名，余不知其所以然。岐伯曰：两神相抟[1]，合而成形，常先身生，是谓精。何谓气？岐伯曰：上焦开发，宣五谷味，熏肤充身泽毛，若雾露之溉，是谓气。何谓津？岐伯曰：腠理发泄，汗出溱溱[2]，是谓津。何谓液？岐伯曰：谷入气满，淖泽[3]注于骨，骨属[4]屈伸，泄泽，补益脑髓，皮肤润泽，是谓液。何谓血？岐伯曰：中焦受气[5]取汁，变化而赤，是谓血。何谓脉？岐伯曰：壅遏营气，令无所避[6]，是谓脉。

[注释]

[1]两神相抟：父母媾精。[2]溱（zhēn）溱：汗出貌。[3]淖（nào）泽：润泽。[4]骨属：关节。[5]受气：水谷之气。[6]避：离散。

黄帝曰：六气者，有余不足，气之多少，脑髓之虚实，血脉之清浊，何以知之？岐伯曰：精脱者，耳聋；气脱者，目不明；津脱者，腠理开，汗大泄；液脱者，骨属屈伸不利，色夭，脑髓消，胫酸，耳数鸣；血脱者，色白，夭然不泽；脉脱者[1]，其脉空虚，此其候也。

[注释]

[1] 脉脱者：此三字原脱，据《甲乙》补。

黄帝曰：六气者，贵贱[1]何如？岐伯曰：六气者，各有部主[2]也，其贵贱善恶，可为常主[3]，然五谷与胃为大海[4]也。

[注释]

[1] 贵贱：主次。　[2] 各有部主：各有所主。　[3] 常主：如肾主精，肺主气等。　[4] 五谷与胃为大海：胃为水谷之海。

海论第三十三

黄帝问于岐伯曰：余闻刺法于夫子，夫子之所言，不离于营卫血气。夫十二经脉者，内属于脏腑，外络于肢节，夫子乃合之于四海乎？岐伯答曰：人亦有四海、十二经水。经水者，皆注于海。海有东西南北，命曰四海。黄帝曰：以人应之奈何？岐伯曰：人有髓海，有血海，有气海，有水谷之海，凡此四者，以应四海也。黄帝曰：远乎哉！夫子之合人天地四海也，愿闻应之奈何？岐伯答曰：必先明知阴阳、表里、荥输所在，四海定矣。

黄帝曰：定之奈何？岐伯曰：胃者，水谷之海，其输上在气街[1]，下至三里。冲脉者，为十二经之海，其输上在于大杼，下出于巨虚之上下廉[2]。膻中者，为气之海，其输上在于柱骨之上下[3]，前在于人迎。脑为髓之海，其输上在于其盖[4]，下在风府。

此以胃、冲脉、膻中、脑四者，以定四海之腧。十二经之海，当对应血海。

［注释］

[1] 气街：气冲穴。　[2] 巨虚之上下廉：上巨虚、下巨虚穴。　[3] 柱骨之上下：柱骨即颈椎，上指哑门穴，下指大椎穴。　[4] 上在于其盖：百会穴。

黄帝曰：凡此四海者，何利何害？何生何败？岐伯曰：得顺者生，得逆者败。知调者利，不知调者害。

黄帝曰：四海之逆顺奈何？岐伯曰：气海有余者，气满胸中，急[1]息面赤；气海不足，则气少不足以言。血海有余，则常想其身大，怫然[2]不知其所病；血海不足，亦常想其身小，狭然[3]不知其所病。水谷之海有余，则腹满；水谷之海不足，则饥不受谷食。髓海有余，则轻劲多力，自过其度[4]；髓海不足，则脑转耳鸣，胫酸眩冒，目无所见，懈怠安卧。

狂躁型、抑郁型精神病的表现。“不知其所病”者，言病人不自知有病。治在冲脉之腧。

［注释］

[1] 急：原作“悗（mèn）”：据《太素》改。　[2] 怫然：怫，读为“勃”，勃然怒貌。　[3] 狭然：畏缩貌。　[4] 自过其度：精力过度。

黄帝曰：余已闻逆顺，调之奈何？岐伯曰：审守其输，而调其虚实，无犯其害，顺者得复，逆者必败。黄帝曰：善。

[点评]

本篇以髓海、血海、气海、水谷之海阐述相关疾病的病理，十分形象。其中血海的有余不足，相当于今之精神分裂症。“不知其所病”，今称无自知力，仍是诊断精神病的主要指标。重要的是，本篇提示我们对这种难治的疾病可从血海论治。

五乱第三十四

黄帝曰：经脉十二者，别为五行，分为四时，何失而乱？何得而治？岐伯曰：五行有序，四时有分，相顺则治，相逆则乱。

黄帝曰：何谓相顺？岐伯曰：经脉十二者，以应十二月。十二月者，分为四时。四时者，春秋冬夏，其气各异，营卫相随，阴阳已和，清浊不相干，如是则顺之而治。

黄帝曰：何谓逆而乱？岐伯曰：清气在阴，浊气在阳，营气顺脉，卫气逆行，清浊相干，乱于胸中，是谓大悗[1]。故气乱于心，则烦心密嘿[2]，俯首静伏；乱于肺，则俯仰喘喝[3]，接手以呼；乱于肠胃，则为霍乱[4]；乱于臂胫，则为四厥[5]；乱于头，则为厥逆，头重眩仆[6]。

[注释]

[1] 悗（mèn）：烦闷。 [2] 密嘿（mò）：默默。 [3] 喘喝（hè）：喘粗。 [4] 霍乱：呕吐泄泻。 [5] 四厥：四肢逆冷。 [6] 眩仆：

眩晕仆倒。

黄帝曰：五乱者，刺之有道[1]乎？岐伯曰：有道以来，有道以去[2]，审知其道，是谓身宝。

[**注释**]

[1] 道：道路。 [2] 有道以来，有道以去：邪气来的道路，邪气去的道路。

黄帝曰：善。愿闻其道。岐伯曰：气在于心者，取之手少阴、心主之输。气在于肺者，取之手太阴荥、足少阴输。气在于肠胃者，取之足太阴、阳明；不下者，取之三里。气在于头者，取之天柱、大杼；不知，取足太阳荥输。气在于臂足，取之先去血脉，后取其阳明、少阳之荥输。

黄帝曰：补泻奈何？岐伯曰：徐入徐出，谓之导气；补泻无形，谓之同精[1]。是非有余不足[2]也，乱气之相逆也。黄帝曰：允[3]乎哉道！明乎哉论！请著之玉版，命曰治乱也。

[**注释**]

[1] 同精：通于精。 [2] 是非有余不足：非泻有余、补不足。 [3] 允：信也。

［点评］

本篇论述了“气乱于心”“乱于肺”“乱于肠胃”“乱于臂胫”“乱于头”五乱病的证治。由此提出了“有道以来，有道以去，审知其道，是谓身宝”的理论问题，非常重要。针刺必须知道邪气来路与去路，才可以用针。这种思想，在西汉天回医简的《脉书下经》中就有论及。如“凡石疽者，先石其气之所道来，以捐其热”。又“胀之所道生，常起此五脏九窍之所道相使，胃独为本”。

胀论第三十五

黄帝曰：脉之应于寸口，如何而胀？岐伯曰：其脉大坚以涩者，胀也。黄帝曰：何以知脏腑之胀也？岐伯曰：阴[1]为脏，阳[2]为腑。

［注释］

[1] 阴：阴脉，指涩脉。　[2] 阳：阳脉，指大坚之脉。

黄帝曰：夫气之令人胀也，在于血脉之中耶？脏腑之内乎？岐伯曰：二者皆存焉，然非胀之舍[1]也。黄帝曰：愿闻胀之舍。岐伯曰：夫胀者，皆在于脏腑之外，排[2]脏腑而郭[3]胸胁，胀皮肤，故命曰胀。

［注释］

[1] 舍（shè）：所在。　[2] 排：排挤。　[3] 郭：扩充。

黄帝曰：脏腑之在胸胁腹裹之内也，若匣匮之藏禁器[1]也，各有次舍[2]，异名而同处，一域之中，其气各异，愿闻其故。黄帝曰：未解其意，再问。岐伯曰：夫胸腹，脏腑之郭[3]也。膻中者，心主[4]之宫城也。胃者，太仓[5]也。咽喉小肠者，传送[6]也。胃之五窍[7]者，闾里[8]门户也。廉泉玉英[9]者，津液之道也。故五脏六腑者，各有畔界，其病各有形状。营气循脉，卫气[10]逆，为脉胀；卫气并脉循分[11]，为肤胀。三里而泻，近者一下，远者三下，无问虚实，工在疾泻。

取三里而泻之，新病者一泻而已，久病者三泻而已，无论虚实，要在疾泻。

[注释]

[1] 禁器：御用之器。　[2] 次舍（shè）：居之有序。　[3] 郭：同"廓"。　[4] 心主：心为君主之官。　[5] 太仓：皇家粮仓。　[6] 传送：传送水谷之道路。送，《太素》《甲乙》作"道"。　[7] 五窍：杨上善注作：咽、胃、大肠、小肠、膀胱。"胃之"二字疑衍，五窍当为耳、目、鼻、口、舌。　[8] 闾（lǘ）里：乡里。　[9] 廉泉玉英：廉泉穴、玉英穴。　[10] 卫气：疑涉下衍。　[11] 并脉循分：行于脉外，循分肉之间。

黄帝曰：愿闻胀形。岐伯曰：夫心胀者，烦心短气，卧不安。肺胀者，虚满而喘咳。肝胀者，胁下满而痛引小腹。脾胀者，善哕[1]，四肢烦悗[2]，体重不能胜衣[3]，卧不安。肾胀者，腹满引背央央[4]然，腰髀[5]痛。六腑胀：胃胀者，腹满，胃脘痛，鼻闻焦臭，妨于食[6]，大便难。大肠胀者，肠鸣而痛濯濯[7]，冬日重感于寒，则飧泄[8]不化。小肠胀者，少腹䐜胀，引腰而痛。膀胱胀者，少腹满而气癃[9]。三焦胀者，气满于皮肤中，轻轻然[10]而不坚。胆胀者，胁下痛胀，口中苦，善太息。凡此诸胀者，其道在一，明知逆顺，针数[11]不失。泻虚补实，神去其室，致邪失正，真不可定，粗之所败，谓之夭命。补虚泻实，神归其室，久塞其空，谓之良工。

粗工犯虚虚实实之戒，致正气散失，经气不定。

［注释］

[1]哕（yuě）：呃气。 [2]悗（mèn）：同“闷”。 [3]不能胜衣：不能穿衣。 [4]央央：同“怏怏”。 [5]髀（bì）：股骨。 [6]妨于食：厌食。 [7]濯（zhuó）濯：水声。 [8]飧（sūn）泄不化：完谷不化的泄泻。 [9]气癃：膀胱气闭，小便不通。 [10]轻轻然：读为“彭彭然”。《太素》《甲乙》并作“殼殼”，又《灵枢·水胀》篇作“鼟鼟”，皆义存于声。 [11]针数：真数之义，言气穴所在。《素问·气穴论》：“世言真数开人意，今余所访问者真数，发蒙解惑，未足以论也。”

黄帝曰：胀者焉生？何因而有[1]？岐伯曰：卫气之在身也，常然并脉循分肉，行有逆顺，阴阳相随，乃得天和，五脏更始，四时有序，五谷乃化。然后厥气在下，营卫留止，寒气逆上，真邪相攻，两气相抟，乃合为胀也。黄帝曰：善。何以解惑？岐伯曰：合之于真[2]，三合[3]而得。帝曰：善。

［注释］

[1] 有：此下《甲乙》有“名”字。　[2] 真：真数。　[3] 三合：反复参合。

黄帝问于岐伯曰：《胀论》言无问虚实，工在疾泻，近者一下，远者三下。今有其三而不下者，其过焉在？岐伯对曰：此言陷于肉肓[1]而中气穴者也。不中气穴，则气内闭；针不陷肓，则气不行，上越中肉，则卫气相乱，阴阳相逐。其于胀也，当泻不泻，气故不下，三而不下，必更其道[2]。气下乃止，不下复始，可以万全，乌有殆者乎？其于胀也，必审其诊，当泻则泻，当补则补，如鼓应桴，恶有不下者乎？

［注释］

[1] 肉肓：皮下肉上之膜。 [2] 必更其道：必须改变针刺方法。

［点评］

本篇系统论述了五脏六腑胀病的病因、病机、证候、治则治法，旁涉脉胀、肤胀的病机。胀病是临床常见的疾病，按病因证候可分为气胀和水胀两大类。本篇所论述的主要是气胀病，“厥气在下，营卫留止，寒气逆上，真邪相攻，两气相抟，乃合为胀也。”《灵枢》另有《水胀》篇专论水胀。

黄帝内经灵枢卷第十二

五癃津液别第三十六

黄帝问于岐伯曰：水谷入于口，输于肠胃，其液别为五。天寒衣薄则为溺与气，天热衣厚则为汗，悲哀气并则为泣，中热胃缓则为唾。邪气内逆，则气为之闭塞而不行，不行则为水胀。余知其然也，不知其何由生，愿闻其道。

岐伯曰：水谷皆入于口，其味有五，各注其海[1]，津液各走其道[2]。故三焦出气[3]，以温肌肉，充皮肤，为其津；其留[4]而不行者，为液；天暑衣厚则腠理开，故汗出；寒留于分肉之间，聚沫则为痛；天寒则腠理闭，气涩[5]不行，水下留于膀胱，则为溺与气。

[注释]

[1] 各注其海：杨上善注："五味走于五脏四海。" [2] 津液各走其道：杨上善注："目为泣道，腠理为汗道，廉泉为涎道，鼻为涕道，口为唾道也。" [3] 三焦出气：上焦如雾，中焦如沤，下焦如渎。 [4] 留：原作"流"，据《甲乙》《太素》改。 [5] 涩：原作"湿"，据《甲乙》《太素》改。

五脏六腑，心为之主，耳为之听，目为之候，肺为之相，肝为之将，脾为之卫，肾为之主外[1]。故五脏六腑之津液，尽上渗于目，心悲气并则心系急，心系急则肺举，肺举则液上溢。夫心系与肺，不能常举，乍上乍下，故咳[2]而泣出矣。

参见《素问·灵兰秘典论》《素问·刺禁》。

[注释]

[1] 肾为之主外：《太素》作"肾为之主水"。 [2] 咳：《太素》作"呿"。杨上善注："呿者，泣出之时，引气张口也。"

中热则胃中消谷，消谷则虫上下作[1]，肠胃充郭[2]故胃缓，胃缓则气逆，故唾出。

[注释]

[1] 虫上下作：虫动之义。《灵枢·五味》："胃柔则缓，缓则虫动，虫动则令人悗心。" [2] 郭：同"廓"。

五谷之津液，和合而为膏者，内渗入于骨空，补肾主藏精，精不足故腰背痛而胫酸，腰为肾之府也。

益脑髓，而下流于阴股[1]。阴阳不和则使[2]，液溢而下流于阴，髓液皆减而下，下过度则虚，虚故腰背痛而胫酸。

[注释]

[1] 下流于阴股：杨上善注："谷之津液和合为膏，渗入头骨空中，补益于脑；渗入诸骨空中，补益于髓；下流阴中，补益于精。" [2] 阴阳不和则使：男女不和即行房事。

水谷入胃，津液各走其道，或化为溺、汗、泣、唾，或补益脑髓与生殖之精，此则为顺；若阴阳气道不通，津液不化，则逆而为胀。

阴阳气道不通，四海闭塞，三焦不泻，津液不化，水谷并行肠胃之中，别于回肠，留于下焦，不得渗膀胱，则下焦胀，水溢则为水胀。此津液五别之逆顺也。

五阅五使第三十七

黄帝问于岐伯曰：余闻刺有五官五阅[1]，以观五气[2]。五气者，五脏之使也，五时之副[3]也。愿闻其五使当安出？岐伯曰：五官者，五脏之阅也。黄帝曰：愿闻其所出，令可为常。岐伯曰：脉出于气口，色见于明堂[4]，五色更出，以应五时，各如其常，经气入脏，必当治里。

[注释]

[1] 五阅：五脏外见于五官之气象。　[2] 五气：指五脏之气。　[3] 副：配合。　[4] 明堂：《灵枢·五色》："明堂者，鼻也。"

帝曰：善。五色独决于明堂乎？岐伯曰：五官已辨，阙庭[1]必张，乃立明堂。明堂广大，蕃蔽[2]见外，方壁高基[3]，引垂[4]居外，五色乃治，平博广大，寿中百岁。见此者，刺之必已，如是之人者，血气有余，

参见《灵枢·五色》篇。

肌肉坚致，故可苦以针。

［注释］

[1] 阙庭：两眉间以上部位。 [2] 蕃蔽：两颊至耳门部位。 [3] 方壁高基：鼻方而高。 [4] 引垂：指耳垂。

黄帝曰：愿闻五官。岐伯曰：鼻者，肺之官也；目者，肝之官也；口唇者，脾之官也；舌者，心之官也；耳者，肾之官也。黄帝曰：以官何候？岐伯曰：以候五脏。故肺病者，喘息鼻张；肝病者，眦青；脾病者，唇黄；心病者，舌卷短，颧赤；肾病者，颧与颜黑。

黄帝曰：五脉安出，五色安见，其常色殆[1]者如何？岐伯曰：五官不辨，阙庭不张，小其明堂，蕃蔽不见，又埤[2]其墙，墙下无基，垂角去外，如是者，虽平常殆，况加疾哉。

［注释］

[1] 常色殆：色虽正常，但易发生危殆。 [2] 埤（bēi）：同“卑”。

黄帝曰：五色之见于明堂，以观五脏之气，左右高下，各有形乎？岐伯曰：腑脏之在中也，各以次舍，左右上下，各如其度也。

[点评]

本篇论述五脏与五官、五色内外相应的关系。“五官者，五脏之阅也”“五阅以观五气”，及“五气为五脏之使”，故名“五阅五使”。篇中不仅阐释五色外候的望诊内容，并与“脉”或“五脉”并举，行文必“脉”在“色”前，重视脉诊与色脉合参，这是扁鹊医学的重要特点。

逆顺肥瘦第三十八

先生所讲的针道，应验如一箭中的，无坚不克。

先生的学问从哪里得来的？是通过观察事物、用心思考得来的吗？

黄帝问于岐伯曰：余闻针道于夫子，众多毕悉矣。夫子之道应若失[1]，而据[2]未有坚然者也。夫子之问学熟乎，将审察于物而心生之乎？岐伯曰：圣人之为道者，上合于天，下合于地，中合于人事，必有明法，以起度数，法式检押[3]，乃后可传焉。故匠人不能释尺寸而意短长，废绳墨而起平水[4]也，工人不能置规而为圆，去矩而为方。知用此者，因[5]自然之物，易用之教，逆顺之常也。

[注释]

[1] 失：同“矢”。 [2] 据：矢之的。 [3] 法式检押：法度规矩。 [4] 平水：《太素》作“水平”。 [5] 因：原作“固”，据《太素》改。

因势利导。此比喻针刺须守腧穴，而经气可通。

黄帝曰：愿闻自然奈何？岐伯曰：临深决水，不用功力，而水可竭也；循掘[1]决冲，而经可通也。此言气之滑涩，血之清浊，行之逆顺也。

［注释］

[1] 掘：读为“窟”，洞穴，此指腧穴。

黄帝曰：愿闻人之白黑肥瘦少[1]长，各有数乎？岐伯曰：年质壮大，血气充盈，肤革坚固，因加以邪，刺此者，深而留之，此肥人也。广肩腋，项肉薄，厚皮而黑色，唇临临然[2]，其血黑以浊，其气涩以迟，其为人也，贪于取与，刺此者，深而留之，多益其数也。

［注释］

[1] 少：原作“小”，据《甲乙》《太素》改。　[2] 临临然：肥厚貌。

黄帝曰：刺瘦人奈何？岐伯曰：瘦人者，皮薄色少，肉廉廉然[1]，薄唇轻言，其血清气滑，易脱于气，易损于血，刺此者，浅而疾之。

［注释］

[1] 廉廉然：瘦薄貌。

黄帝曰：刺常人奈何？岐伯曰：视其白黑，各为调之，其端正敦厚者，其血气和调，刺此者，无失常数也。

黄帝曰：刺壮士[1]奈何？岐伯曰：刺壮士者[2]，骨坚肉缓，节监监然[3]。此人重则气涩血浊，刺此者，深而留之，多益其数；劲[4]则气滑血清，刺此者，浅而疾之。

［注释］

[1] 壮士：此下原有“真骨者”三字，文义不属，并与上下文例不一，郭霭春先生谓涉下衍，兹删。 [2] 者：原作“真”，按郭霭春先生说，为“者”字之误，今从其说改。 [3] 监监然：坚劲貌。《甲乙》作“验验然”，皆义存于声。 [4] 劲：轻劲。

黄帝曰：刺婴儿奈何？岐伯曰：婴儿者，其肉脆，血少气弱，刺此者，以毫刺[1]，浅刺而疾发针，日再可也。

［注释］

[1] 毫刺：《甲乙》《太素》作“毫针”。

黄帝曰：临深决水奈何？岐伯曰：血清气滑[1]，疾泻之，则气竭焉。黄帝曰：循掘决冲奈何？岐伯曰：血浊气涩，疾泻之，则经可通也。

［注释］

[1] 滑：原作“浊”，义晦。据《太素》改。并与下“涩”字相对。

黄帝曰：脉行之逆顺，奈何？岐伯曰：手之三阴，从脏走手；手之三阳，从手走头；足之三阳，从头走足；足之三阴，从足走腹。

黄帝曰：少阴之脉独下行，何也？岐伯曰：不然。夫冲脉者，五脏六腑之海也，五脏六腑皆禀焉。其上者，出于颃颡[1]，渗诸阳，灌诸精；其下者，注少阴之大络，出于气街[2]，循阴股内廉，入腘中，伏行骭骨[3]内，下至内踝之后属而别；其下者，并于少阴之经，渗三阴；其前者，伏行出跗属[4]，下循跗，入大指间，渗诸络而温肌肉。故别络结则跗上不动，不动则厥，厥则寒矣。

[注释]

[1]颃颡(háng sǎng)：鼻咽部。参见《灵枢·经脉》篇。 [2]气街：腹股沟动脉处。参见《灵枢·卫气》篇。 [3]骭骨：即胫骨。 [4]跗属：踝关节。

黄帝曰：何以明之？岐伯曰：以言导之，切而验之，其非必动，然后乃可明逆顺之行也。

黄帝曰：窘乎哉！圣人之为道也。明于日月，微于毫厘，其非夫子，孰能道之也。

[点评]

本篇论述了针道逆顺之理，阐释对于不同年龄、不同体质人的针刺方法，并对十二经脉循行逆顺作了说明，着重讨论了冲脉的生理和病理。篇中讨论冲脉独详。“五脏六腑之海”的提法，与《灵枢·海论》《灵枢·动输》中“十二经之海”，名虽有别，而实指不异，均说明了冲脉在人体脏腑经络系统中的重要作用。《灵枢·脉度》、《灵枢·五十营》所提到的二十八脉，未涉及冲脉，说明“奇经八脉”有一个逐步形成的过程。

阴阳清浊第四十

黄帝曰：余闻十二经脉，以应十二经水者。其五色各异，清浊不同，人之血气若一，应之奈何？岐伯曰：人之血气，苟能若一，则天下为一矣，恶有乱者乎？

黄帝曰：余问一人，非问天下之众。岐伯曰：夫一人者，亦有乱气，天下之众，亦有乱人，其合为一耳。

黄帝曰：愿闻人气之清浊。岐伯曰：受谷者浊，受气者清。清者注阴，浊者注阳。浊而清者，上出于咽；清而浊者，则下行。清浊相干，命曰乱气。

胃受谷气而下行，肺受清气而上行，以升降而分清浊。即此下“气之大别，清者上注于肺，浊者下走于胃”。

黄帝曰：夫阴清而阳浊，浊者有清，清者有浊，清浊别之奈何？岐伯曰：气之大别，清者上注于肺，浊者下走于胃。胃之清气，上出于口；肺之浊气，下注于经，内积于海。

膻中为气之海。《灵枢·五味》：“其大气之抟而不行者，积于胸中，命曰气海，出于肺，循喉咽，故呼则出，吸则入。”

黄帝曰：诸阳皆浊，何阳独[1]甚乎？岐伯曰：手太阳独受阳之浊，手太阴独受阴之清。其清者上走空窍[2]，其浊者下行诸经。诸阴皆清，足太阴独受其浊。

[注释]

[1] 独：原作“浊”，据《甲乙》《太素》改。 [2] 空窍：上七窍。

黄帝曰：治之奈何？岐伯曰：清者其气滑，浊者其气涩，此气之常也。故刺阴者，深而留之；刺阳者，浅而疾之。清浊相干，以数调之也。

《太素》作“故刺阳者，深而留之；刺阴者，浅而疾之”。刺阳，即刺浊；刺阴，即刺清。浊者气涩，故深而留之；清者气滑，故浅而疾之。《太素》义长。

黄帝内经灵枢卷第十三

病传第四十二

黄帝曰：余受九针于夫子，而私览于诸方，或有导引行气、乔摩[1]、灸、熨、刺、焫[2]、饮药之一者，可独守耶，将尽行之乎？岐伯曰：诸方者，众人之方也，非一人之所尽行也。

此诸方法，不离三世医学。即导引医学、经脉医学、汤液医学。异法方宜，来源不同，故诸方乃大众之方。

［注释］

[1] 乔摩：即按摩。《甲乙》作“按摩”。 [2] 焫（ruò）：艾灸。

黄帝曰：此乃所谓守一勿失，万物毕者也[1]。今余已闻阴阳之要，虚实之理，倾移之过[2]，可治之属[3]，愿闻病之变化，淫传绝败而不可治者，可得闻乎？岐伯曰：要乎哉问！道，昭乎其如旦醒，窘乎其如夜瞑，能被而服之[4]，神与俱成，毕将服之，神自得之，生神之理，可著于竹帛，不可传于子孙。

非其人勿授也。

[注释]

[1] 此乃所谓守一勿失，万物毕者也：《庄子·天地》："《记》曰：通于一而万事毕，无心得而鬼神服。" [2] 倾移之过：《灵枢·终始》："故阴阳不相移，虚实不相倾，取之其经。" [3] 可治之属：《史记·扁鹊仓公列传》："传黄帝、扁鹊之脉书，五色诊病，知人死生，决嫌疑，定可治，及药论，甚精。"《素问·五脏别论》："病不许治者，病必不治，治之无功矣。" [4] 被而服之：信而奉行之。

黄帝曰：何谓旦醒？岐伯曰：明于阴阳，如惑之解，如醉之醒。黄帝曰：何谓夜瞑？岐伯曰：瘖[1]乎其无声，漠[2]乎其无形，折毛发理[3]，正气横倾，淫邪泮衍[4]，血脉传溜，大气[5]入脏，腹痛下淫，可以致死，不可以致生。

[注释]

[1] 瘖（yīn）：喑哑。 [2] 漠：广漠。 [3] 折毛发理：毛发憔悴。 [4] 泮衍：蔓延。 [5] 大气：邪气。

《素问·标本病传论》作"心病先心痛，一日而咳，三日胁支痛，五日闭塞不通，身痛体重，三日不已，死"。

黄帝曰：大气入脏，奈何？岐伯曰：病先发于心，一日而之肺，三日而之肝，五日而之脾，三日不已，死。冬夜半，夏日中。病先发于肺，三日而之肝，一日而之脾，五日而之胃，十日不已，死。冬日入，夏日出。病先发于肝，三日而之脾，五日而之胃，三日而之肾，三日不已，死。冬日入，夏蚤食。病先发于脾，一日而之胃，二日而之肾，三日而之膂、膀胱，十日不已，死。冬人定，夏晏食。病先发于胃，五日而之肾，三日而之膂、膀胱，五日而上之心，二日不已，死。冬夜半，夏日昳。病先发于肾，三日而之膂、膀胱，三日而上之心，三日而之小肠，三日不已，死。冬大晨，夏晏[1]晡。病先发于膀胱，五日而之肾，一日而之小肠，一日而之心，二日不已，死。冬鸡鸣，夏下晡。诸病以次相传，如是者，皆有死期，不可刺也；间一脏及二三四脏者[2]，乃可刺也。

［注释］

[1] 晏：原作“早”，据《素问·标本病传论》《甲乙》改。　[2] 间一脏及二三四脏者：《素问·标本病传论》作“间一脏止，及至三四脏者”。

［点评］

“病传”之义，与天回医简《脉书下经》所谓“凡病久则变化，化则同，同则难辨”，其内涵应是一致的。本篇中所说“诸病以次相传，如是者，皆有死期，不可刺也；间一脏及二三四脏者，乃可刺也”，其大义为预知死期者不可以刺，间脏者未知死期，可以刺之。本篇部分内容可与《素问·标本病传论》及《脉经》互相参看。

顺气一日分为四时第四十四

黄帝曰：夫百病之所始生者，必起于燥湿、寒暑、风雨、阴阳、喜怒、饮食、居处，气合而有形，得脏而有名[1]，余知其然也。夫百病者，多以旦慧、昼安、夕加、夜甚，何也？岐伯曰：四时之气使然。

得阳气而稍安。
一日分为四时。

[注释]

[1] 气合而有形，得脏而有名：正邪相合而有病形，入舍于脏腑而有病名。《灵枢·周痹》："此痛安生？何因而有名？"

黄帝曰：愿闻四时之气。岐伯曰：春生、夏长、秋收、冬藏，是气之常也，人亦应之。以一日分为四时，朝则为春，日中为夏，日入为秋，夜半为冬。朝则人气[1]始生，病气衰，故旦慧；日中人气长，长则胜邪，故安；夕则人气始衰，邪气始生，故加；夜半人气入脏，邪气独居于身，故甚也。

[注释]

[1] 人气：阳气。《素问·阴阳应象大论》："阳生阴长，阳杀

阴藏。”

黄帝曰：其时有反者，何也？岐伯曰：是不应四时之气，脏独主其病者，是必以脏气之所不胜时者甚，以其所胜时者起也。

反四时之气。

黄帝曰：治之奈何？岐伯曰：顺天之时，而病可与期。顺者为工，逆者为粗。

黄帝曰：善。余闻刺有五变，以主五输，愿闻其数。岐伯曰：人有五脏，五脏有五变[1]，五变有五输[2]，故五五二十五输，以应五时。

［注释］

[1] 五变：指下文所述五脏与色、时、日、音、味五者之间的对应关系。　[2] 五输：指井、荥、输、经、合五输穴，分别与脏、色、时、音、味五变，以及春、夏、长夏、秋、冬五时对应。

黄帝曰：愿闻五变。岐伯曰：肝为牡脏，其色青，其时春，其日甲乙[1]，其音角，其味酸。心为牡脏，其色赤，其时夏，其日丙丁，其音徵，其味苦。脾为牝脏，其色黄，其时长夏，其日戊己，其音宫，其味甘。肺为牝脏，其色白，其音商，其时秋，其日庚辛，其味辛。肾为牝脏，其色黑，其时冬，其日壬癸，其音羽，其味咸。是为五变。

［注释］

[1] 其日甲乙：此四字原在“其味酸”后，据《甲乙》移。并与此下四脏文例合。

黄帝曰：以主五输，奈何？岐伯曰[1]：脏主冬，冬刺井[2]；色主春，春刺荥[3]；时主夏，夏刺输[4]；音主长夏，长夏刺经[5]；味主秋，秋刺合[6]。是谓五变，以主五输。

［注释］

[1] 岐伯曰：此三字原脱，据《太素》补。 [2] 脏主冬，冬刺井：杨上善注：“冬时万物收藏，故五脏主冬也。井，为木也。木，春也。春时万物始生，如井中泉水。冬时万物始萌，如井水深，未出而刺之者，刺井微也。” [3] 色主春，春刺荥：杨上善注：“春时万物初生鲜华，故五色主春。荥，火也。火，夏也。夏时万物荥长，如水流溢。春时万物始生，未荥而刺之者，亦刺荥微也。” [4] 时主夏，夏刺输：杨上善注：“夏时万物荣华，四时之胜，故五时主夏。输，土也。土，长夏也。长夏之时，万物盛极，如水致聚。夏时荣未盛极而刺之者，亦刺输微也。” [5] 音主长夏，长夏刺经：杨上善注：“长夏万物荣盛，音律和四时之序，故五音主于长夏。经，金也。金，秋也。秋时万物将衰。长夏之时，万物盛而未衰而刺之者，亦刺经微也。” [6] 味主秋，秋刺合：杨上善注：“秋时万物皆熟，众味并盛，故五味主秋也。合，水也。水，冬也。冬时万物收藏，如水之入海。秋时万物收而未藏而刺之者，亦刺合微也。”

黄帝曰：诸原[1]安合，以致六输？岐伯曰：原独不应五时，以经合之[2]，以应其数，故六六三十六输。

［注释］

[1] 原：原穴。　[2] 以经合之：五脏的原穴合于五输穴中的经穴，六腑于五输穴之外别有原穴，六六三十六输，故不应五时。

黄帝曰：何谓脏主冬，时主夏，音主长夏，味主秋，色主春？愿闻其数。岐伯曰：病在脏者，取之井；病变于色者，取之荥；病时间时甚者，取之输；病变于音者，取之经，经满而血者；病在胃及以饮食不节得病者，取之于合，故命曰味主合。是谓五变也。

外揣第四十五

黄帝曰：余闻《九针》九篇，余亲受其调[1]，颇得其意。夫九针者，始于一而终于九，然未得其要道也。夫九针者，小之则无内，大之则无外，深不可为下，高不可为盖，恍惚无穷，流溢无极。余知其合于天道、人事、四时之变也，然余愿杂之毫毛，浑束为一，可乎？岐伯曰：明乎哉问也！非独针道焉，夫治国亦然。

巨细靡遗，执简驭繁。参见《灵枢·禁服》篇所解。

［注释］

[1] 亲受其调：受，原作“授”，据《太素》改。调，教也。

如果不是凭借“道”，如何能将小与大、浅与深这些相互矛盾的东西统一起来呢？《庄子·齐物论》：“故为是举莛与楹、厉与西施、恢恑憰怪，道通为一。”

黄帝曰：余愿闻针道，非国事也。岐伯曰：夫治国者，夫惟道焉。非道，何可小大浅深，杂合而为一乎？

黄帝曰：愿卒闻之。岐伯曰：日与月焉，水与镜焉，鼓与响焉。夫日月之明，不失其影；水镜之察，不失其形；鼓响之应，不后其声。动摇则应和，尽得其情。

黄帝曰：窘乎哉！昭昭之明不可蔽。其不可蔽，不失阴阳也。合而察之，切而验之，见而得之，若清水明镜之不失其形也。五音不彰，五色不明，五脏波荡，若是则内外相袭[1]，若鼓之应桴，响之应声，影之似形。故远者司外揣内[2]，近者司内揣外，是谓阴阳之极，天地之盖，请藏之灵兰之室[3]，弗敢使泄也。

《管子·心术上》："君子之处也，若无知，言至虚也。其应物也，若偶之，言时适也。若影之象形，响之应声也。"《史记·乐书》："凡音由于人心，天之与人有以相通，如影之象形，响之应声。"此盖古人习用之比喻。

阴阳之理推到极致，天地也在其笼罩之下。

［注释］

[1] 内外相袭：内外相互影响。　[2] 司外揣内：司，通"伺"，候察。揣，推测。义为察病人外在的表现，可以测知体内的病变。　[3] 灵兰之室：灵台和兰室，黄帝藏书的地方。

黄帝内经灵枢卷第十四

五变第四十六

黄帝问于少俞曰：余闻百疾之始期也，必生于风雨寒暑，循毫毛而入腠理，或复还，或留止，或为风肿汗出，或为消瘅，或为寒热，或为留痹，或为积聚。奇邪淫溢，不可胜数，愿闻其故。夫同时得病，或病此，或病彼，意者天之为人生风乎，何其异也？少俞曰：夫天之生风者，非以私百姓也，其行公平正直，犯者得之，避者得无殆，非求人而人自犯之。

百病始生，当以次相传，不以次者，或复还，或留止，故谓之奇病。

不善避虚邪贼风。

黄帝曰：一时遇风，同时得病，其病各异，愿闻其故。少俞曰：善乎哉问！请论以比匠人。匠人磨斧斤，砺刀削，斫材木。木之阴阳，尚有坚脆，坚者不入，脆者皮弛，至其交节，而缺斤斧焉。夫一木之中，坚脆不同，坚者则刚，脆者易伤，况其材木之不同，皮之厚薄，汁之多少，而各异耶。夫木之蚤花先生叶者，遇春霜烈风，则花落而叶萎；久曝大旱，则脆木

木节坚硬，易伤刀斧。

薄皮者，枝条汁少而叶萎；久阴淫雨，则薄皮多汁者，皮溃而漉；卒风暴起，则刚脆之木，枝折杌伤；秋霜疾风，则刚脆之木，根摇而叶落。凡此五者，各有所伤，况于人乎？

黄帝曰：以人应木，奈何？少俞答曰：木之所伤也，皆伤其枝，枝之刚脆而坚，未成伤也。人之有常病也，亦因其骨节皮肤腠理之不坚固者，邪之所舍也，故常为病也。

人时常得病，是因为骨节、皮肤、腠理、肌肉不坚所致。所以，诊病常须观察“形之盛衰”，以知病之所在。

黄帝曰：人之善病风厥漉汗[1]者，何以候之？少俞答曰：肉不坚，腠理疏，则善病风。黄帝曰：何以候肉之不坚也？少俞答曰：䐃肉不坚而无分理，理者粗理，粗理而皮不致者，腠理疏。此言其浑然者。

人之善病消瘅者，何以候之？少俞答曰：五脏皆柔弱者，善病消瘅。黄帝曰：何以知五脏之柔弱也？少俞答曰：夫柔弱者，必有刚强，刚强多怒，柔者易伤也。黄帝曰：何以候柔弱之与刚强？少俞答曰：此人薄皮肤，而目坚固以深者，长衡[2]直扬，其心刚，刚则多怒，怒则气上逆，胸中畜积，血气逆留，髋皮充肌[3]，血脉不行，转而为热，热则消肌肤，故为消瘅。此言其人暴刚而肌肉弱者也。

黄帝曰：人之善病寒热者，何以候之？少俞答曰：小骨弱肉者，善病寒热。黄帝曰：何以候骨之小大，肉之坚脆，色之不一也？少俞答曰：颧骨者，骨之本也。颧大则骨大，颧小则骨小。皮肤薄而其肉弱无䐃，其臂懦懦然，其地色炲然[4]，不与其天同色，污然[5]独异，此其候也。然后臂薄者，其髓不满，故善病寒热也。

［注释］

[1] 风厥漉汗：因伤风而腠理疏泄，汗出不止。 [2] 衡：原作“冲”，据《甲乙》及此后《灵枢·论勇》篇改。“衡”，即眉目之间。 [3] 臕皮充肌：《甲乙》作“腹皮充胀”。扩皮充肌之义。 [4] 地色炲然：炲，同“炭”。下颌发黑。 [5] 污然：同上“炲然”义。

黄帝曰：何以候人之善病痹者？少俞答曰：粗理而肉不坚者，善病痹。黄帝曰：痹之高下有处乎？少俞答曰：欲知其高下者，各视其部[1]。

黄帝曰：人之善病肠中积聚者，何以候之？少俞答曰：皮肤薄而不泽，肉不坚而淖泽，如此则肠胃恶，恶则邪气留止，积聚乃作[2]。脾胃之间，寒温不次，邪气稍至，蓄积留止，大聚乃起。

黄帝曰：余闻病形，已知之矣，愿闻其时。少俞答曰：先立其年，以知其时。时高则起，时下则殆，虽不陷下，当年有冲通[3]，其病必起。是谓因形而生病，五变之纪[4]也。

知岁时之太过与不及。当其时，大肉不陷下则愈，陷下则亡。即《素问·玉机真脏论》“大骨枯槁，大肉陷下”之义。参见《灵枢·岁露》篇。

[注释]

[1] 各视其部:《甲乙》作“视其三部”。谓观察发病部位骨骼、肌肉的高下。 [2] 作: 原作“伤”，据《甲乙》改。 [3] 冲通: 遭遇岁时不正之气。 [4] 五变之纪: 即此上风厥、寒热、消瘅、痹、肠中积聚五种病变。

[点评]

本篇为黄帝与少俞的问对。风雨寒暑外邪侵袭身体，“犯者得之，避者得无殆”，这是《黄帝内经》中预防疾病的重要理念。“一时遇风，同时得病，其病各异”，是“风为百病之长”的另一说解，也是后世“异病同治”“同病异治”治则的理论基础。

本脏第四十七

黄帝问于岐伯曰：人之血气精神者，所以奉生而周于性命者也。经脉者，所以行血气而营阴阳，濡筋骨，利关节者也。卫气者，所以温分肉，充皮肤，肥腠理，司开[1]合者也。志意者，所以御精神，收魂魄，适寒温，和喜怒者也。是故血和则经脉流行，营覆阴阳，筋骨劲强，关节滑利[2]矣。卫气和则分肉解利，皮肤调柔，腠理致密矣。志意和则精神专直[3]，魂魄不散，悔怒不起，五脏不受邪矣。寒温和则六腑化谷，风痹不作，经脉通利，肢节得安矣。此人之常平也。五脏者，所以藏精神血气魂魄者也。六腑者，所以化水谷而行津液者也。此人之所以具受于天也，无愚智贤不肖，无以相倚也。然有其独尽天寿，而无邪僻之病，百年不衰，虽犯风雨，卒寒大暑，犹弗能害也；有其不离屏蔽室内，无怵惕之恐，然犹不免于病，何也？愿闻其故。

[注释]

[1] 开：原作“关”，据《素问・生气通天论》《素问・阴阳应

象大论》王注引《灵枢》文改。　[2] 滑利：原作“清利”，据《太素》改。　[3] 专直：专注。

岐伯对曰：窘乎哉问也！五脏者，所以参天地，副阴阳，而连四时，化五节者也。五脏者，固有小大、高下、坚脆、端正、偏倾者；六腑者，亦有小大、长短、厚薄、结直、缓急。凡此二十五者，各不同，或善或恶，或吉或凶，请言其方。

心小则安，邪弗能伤，易伤以忧；心大则忧不能伤，易伤于邪。心高则满于肺中，悗而善忘，难开以言；心下则脏外，易伤于寒，易恐以言。心坚则脏安守固；心脆则善病消瘅热中。心端正则和利难伤；心偏倾则操持不一，无守司也。

肺小则少饮，不病喘喝；肺大则多饮，善病胸痹、喉痹、逆气。肺高则上气肩息咳；肺下则逼贲迫肝，善胁下痛。肺坚则不病咳上气；肺脆则苦病消瘅易伤于热，喘息鼻衄[1]。肺端正则和利难伤；肺偏倾则胸偏痛也。

肝小则脏安，无胁下之病；肝大则逼胃迫咽，迫咽则苦膈中，且胁下痛。肝高则上支贲，加胁下急[2]，为息贲；肝下则逼胃，胁下空，胁下空则易受邪。肝坚则脏安难伤；肝脆则善病消瘅易伤。肝端正则和利难伤；肝偏倾则胁下偏痛也。

脾小则脏安，难伤于邪也；脾大则苦凑眇而痛，不能疾行。脾高则眇引季胁而痛；脾下则下加于大肠，下加于大肠则脏苦受邪。脾坚则脏安难伤；脾脆则善病消瘅易伤。脾端正则和利难伤；脾偏倾则善满善胀也。

肾小则脏安难伤；肾大则耳聋或鸣，汁出[3]，善病腰痛，不可以俯仰，易伤以邪。肾高则苦背膂痛，不可以俯仰；肾下则腰尻痛，不可以俯仰，背急缀，耳脓血出或生肉塞[4]，为狐疝。肾坚则不病腰背痛；肾脆则苦病消瘅易伤。肾端正则和利难伤；肾偏倾则苦腰尻偏痛也。凡此二十五变者，人之所以苦常病。

[注释]

[1] 于热，喘息鼻衄：此六字原脱，据《甲乙》校语补。 [2] 加胁下急：原作"切胁悗"，据《甲乙》《千金》改。 [3] 耳聋或鸣，汁出：此六字原脱，据《甲乙》校语及《千金》补。 [4] 背急缀，耳脓血出或生肉塞：此十一字原脱，据《甲乙》校语补。

黄帝曰：何以知其然也？岐伯曰：赤色小理者心小，粗理者心大。无䯏骬者心高，䯏骬小短举者心下。䯏骬长者心坚，䯏骬弱小以薄者心脆。䯏骬直下不举者心端正，䯏骬倚一方者心偏倾也。

白色小理者肺小，粗理者肺大。巨肩反膺陷喉者肺高，合腋张胁者肺下。好肩背厚者肺坚，肩背薄者肺脆。好肩膺者肺端正，膺偏竦者肺偏倾也。

青色小理者肝小，粗理者肝大。广胸反骹[1]者肝高，合胁兔骹者肝下。胸胁好者肝坚，胁骨弱者肝脆。膺腹好相得者肝端正，胁骨偏举者肝偏倾也。

黄色小理者脾小，粗理者脾大。揭唇者脾高，唇下纵者脾下。唇坚者脾坚，唇大而不坚者脾脆。唇上下好者脾端正，唇偏举者脾偏倾也。

黑色小理者肾小，粗理者肾大。耳高者肾高，耳后陷者肾下。耳坚者肾坚，耳薄不坚者肾脆。耳好前居牙车者肾端正，耳偏高者肾偏倾也。凡此诸变者，持则安，减则病也。

[注释]

[1] 骹（qiāo）：胸骨。

帝曰：善。然非余之所问也。愿闻人之有不可病者，至尽天寿，虽有深忧大恐，怵惕之志，犹不能感也，甚寒大热，不能伤也；其有不离屏蔽室内，又无怵惕之恐，然不免于病者，何也？愿闻其故。岐伯曰：五脏六腑，邪之舍也，请言其故。五脏皆小者，少病，苦燋心，大愁忧；五脏皆大者，缓于事，难使以忧。五脏皆高者，好高举措；五脏皆下者，好出人下。五脏皆坚者，无病；五脏皆脆者，不离于病。五脏皆端正者，和利得人；五脏皆偏倾者，邪心而善盗，不可不公正而言语无信。

以为人平，反复言语也。

黄帝曰：愿闻六腑之应。岐伯答曰：肺合大肠，大肠者，皮其应；心合小肠，小肠者，脉其应；肝合胆，胆者，筋其应；脾合胃，胃者，肉其应；肾合三焦膀胱，三焦膀胱者，腠理毫毛其应。

黄帝曰：应之奈何？岐伯曰：肺应皮。皮厚者大肠厚，皮薄者大肠薄。皮缓腹裹大者大肠缓而长，皮急者大肠急而短。皮滑者大肠直，皮肉不相离者大肠结。心应脉。皮厚者脉厚，脉厚者小肠厚；皮薄者脉薄，脉薄者小肠薄。皮缓者脉缓，脉缓者小肠大而长；皮薄而脉冲小者，小肠小而短。诸阳经脉皆多纡屈者，小肠结。脾应肉。肉䐃坚大者胃厚，肉䐃么者胃薄。肉䐃小而么者胃不坚；肉䐃不称身者胃下，胃下者下管约不利。肉䐃不坚者胃缓，肉䐃无小裹累者胃急，肉䐃多少裹累者胃结，胃结者上管约不利也。肝应爪。爪厚色黄者胆厚，爪薄色红者胆薄。爪坚色青者胆急，爪濡色赤者胆缓。爪直色白无纹[1]者胆直，爪恶色黑多纹者胆结也。肾应骨。密理厚皮者三焦膀胱厚，粗理薄皮者三焦膀胱薄。疏腠理者三焦膀胱缓，皮急而无毫毛者三焦膀胱急。毫毛美而粗者三焦膀胱直，稀毫毛者三焦膀胱结也。

黄帝曰：厚薄美恶皆有形，愿闻其所病。岐伯答曰：视其外应，以知其内脏，则知所病矣。

［注释］

[1] 纹：原作“约”，据此下文例改。

［点评］

五脏有小大、高下、坚脆、端正、偏倾之不同，六腑有小大、长短、厚薄、结直、缓急之异。脏腑不同，病理则异。其中肺与肩膺胸喉，肝与胁，脾与唇，肾与耳，以及皮与肺、大肠，脉与心、小肠，肉与脾胃，爪、筋与肝胆，腠理毫毛和三焦毫毛的表里相应关系，至今仍是指导临床的重要理论。

黄帝内经灵枢卷第十五

禁服第四十八

雷公问于黄帝曰：细子[1]得受业，通于《九针》六十篇，旦暮勤服之，近者编绝，久者简垢，然尚讽诵弗置，未尽解于意矣。《外揣》言浑束为一，未知所谓也。夫大则无外，小则无内，大小无极，高下无度，束之奈何？士之才力，或有厚薄，智虑褊浅[2]，不能博大深奥，自强[3]于学若细子，细子恐其散于后世，绝于子孙，敢问约之奈何？黄帝曰：善乎哉问也！此先师之所禁，坐[4]私传之也，割臂歃血之盟也，子若欲得之，何不斋乎？雷公再拜而起曰：请闻命。于是也乃斋宿三日而请曰：敢问今日正阳[5]，细子愿以受盟。黄帝乃与俱入斋室，割臂歃血。黄帝亲祝曰：今日正阳，歃血传方，有敢背此言者，反受其殃。雷公再拜曰：细子受之。黄帝乃左握其手，右授之书，曰：慎之慎之，吾为子言之。

此上《灵枢·外揣》篇说："黄帝曰：余闻《九针》九篇，余亲受其调，颇得其意。"此乃变为六十篇矣，今所习者有八十一篇。

仓公受学，"读解验之"之义。

［注释］

[1] 细子：犹“小子”，自谦辞。　[2] 褊（biǎn）浅：思虑不周。　[3] 强：勤勉。　[4] 坐：仅也。　[5] 正阳：正午。

凡刺之理，经脉为始，营其所行，知其度量，内刺五脏，外刺六腑，审察卫气，为百病母，调其虚实，虚实乃止，泻其血络，血尽不殆矣。雷公曰：此皆细子之所以通，未知其所约也。

黄帝曰：夫约方者，犹约囊也，囊满而弗约，则输泄；方成弗约，则神弗与俱[1]。雷公曰：愿为下材者，勿满而约之。黄帝曰：未满而知约之以为工，不可以为天下师。

［注释］

[1] 神弗与俱：原作“神与弗俱”，据《太素》改。

雷公曰：愿闻为工。黄帝曰：寸口主中，人迎主外，两者相应，俱往俱来，若引绳大小齐等[1]。春夏人迎微大，秋冬寸口微大，如是者名曰平人。

［注释］

[1] 若引绳大小齐等：杨上善注：“寸口、人迎两者，上下阴阳虽异，同为一气，出则二脉俱往，入则二脉俱来。是二人共引一绳，彼牵而去，其绳并去；此引而来，其绳并来。寸口人迎，因呼吸牵脉往来，其动是同，故曰齐等也。”

《灵枢·经脉》篇说：“《禁服》之言，凡刺之理，经脉为始，营其所行，制其度量，内次五脏，外别六腑，愿尽闻其道。”此《禁服》当作《禁脉》。

所谓“约方”，如口袋满了如果不束紧，里面的东西就会泄漏出来；方法学成了，如果不加归纳提炼，临证就不能运用自如。

一知半解、自以为是之谓。

人迎大一倍于寸口，病在足少阳；一倍而躁，在手少阳。人迎二倍，病在足太阳；二倍而躁，病在手太阳。人迎三倍，病在足阳明；三倍而躁，病在手阳明。盛则为热，虚则为寒，紧则为痛痹，代则乍甚乍间。盛则泻之，虚则补之，紧痛则取之分肉，代则取血络且饮药[1]，陷下则灸之[2]，不盛不虚，以经取之，名曰经刺[3]。人迎四倍者，且大且数，名曰溢阳，溢阳为外格，死不治。必审按其本末，察其寒热，以验其脏腑之病。

［注释］

[1] 代则取血络且饮药：杨上善注："邪在血络，致令脉代，可刺去邪血，饮汤实之。" [2] 陷下则灸之：杨上善注："谓其诸脉血气不满，陷下不见，是中寒，故须灸之。" [3] 不盛不虚，以经取之，名曰经刺：正邪之中人也微，取其经可也，故曰经刺。

寸口大于人迎一倍，病在足厥阴；一倍而躁，在手心主。寸口二倍，病在足少阴；二倍而躁，在手少阴。寸口三倍，病在足太阴；三倍而躁，在手太阴。盛则胀满、寒中、食不化；虚则热中、出糜、少气、溺色变；紧则痛痹；代则乍痛乍止。盛则泻之，虚则补之，紧则先刺而后灸之，代则取血络而后调之，陷下则徒灸之。陷下者，脉血结于中，中有著血，血寒，故宜灸之。不盛不虚，以经取之。寸口四倍者，

先泻而补之。

寒则热之。

名曰内关，内关者，且大且数，死不治。必审察其本末之寒温，以验其脏腑之病，通其营输，乃可传于《大数》。

《大数》曰：盛则徒泻之，虚则徒补之，紧则灸刺且饮药，陷下则徒灸之，不盛不虚，以经取之。所谓经治者，饮药，亦用[1]灸刺。脉急则引[2]，脉大以弱，则欲安静，用力无劳也。

人迎四倍，且大且数；寸口四倍，且大且数，故名《大数》，犹言病人之限数，决死生也。今天回医简有《刺数》。

［注释］

[1] 用：原作“曰”，据《甲乙》改。　[2] 脉急则引：杨上善注：“寸口脉急，可以针导引令和也。”

五色第四十九

雷公问于黄帝曰：五色独决于明堂乎？小子未知其所谓也。黄帝曰：明堂者鼻也，阙者眉间也，庭者颜也，蕃者颊侧也，蔽者耳门也，其间欲方大，去之十步，皆见于外，如是者，寿必中百岁。

参见《灵枢·五阅五使》篇。

雷公曰：五官之辨奈何？黄帝曰：明堂骨高以起，平以直，五脏次于中央，六腑挟其两侧，首面上于阙庭，王宫在于下极，五脏安于胸中，真色以致，病色不见，明堂润泽以清，五官恶得无辨乎？雷公曰：其不辨者，可得闻乎？黄帝曰：五色之见也，各出其色部。部骨陷者，必不免于病矣。其色部乘袭者，虽病甚，不死矣。

雷公曰：官五色[1]奈何？黄帝曰：青黑为痛，黄赤为热，白为寒，是谓五官。

[注释]

[1] 官五色：诊五官之五色。

雷公曰：病之益甚，与其方衰，如何？黄帝曰：

外内皆在焉。切其脉口，滑小紧以沉者，病益甚，在中；人迎气大紧以浮者，其病益甚，在外。其脉口浮滑者，病日进；人迎沉而滑者，病日损。其脉口滑以沉者，病日进，在内；其人迎脉滑盛以浮者，其病日进，在外。脉之浮沉及人迎与寸口气小大等者，病难已。病之在脏，沉而大者，易已，小为逆；病在腑，浮而大者，其病易已。人迎盛坚者，伤于寒；气口[1]盛坚者，伤于食。

［注释］

[1] 气口：《甲乙》《太素》作“脉口”。

雷公曰：以色言病之间甚，奈何？黄帝曰：其色粗以明者为间[1]，沉夭者为甚，其色上行者病益甚，其色下行如云彻散者病方已。五色各有脏部，有外部，有内部也。色从外部走内部者，其病从外走内；其色从内走外者，其病从内走外。病生于内者，先治其阴，后治其阳，反者益甚；其病生于阳者，先治其外，后治其内，反者益甚。其脉滑大以代而长者，病从外来，目有所见，志有所恶。此阳气之并也，可变而已。

［注释］

[1] 者为间：此三原脱，据《甲乙》补。并与下“为甚”相对为文。

雷公曰：小子闻：风者，百病之始也；厥逆者，寒湿之起也。别之奈何？黄帝曰：常候阙中，薄泽[1]为风，冲浊[2]为痹，在地为厥[3]。此其常也，各以其色言其病。

[注释]

[1] 薄泽：颜色浅薄。 [2] 冲浊：混浊。冲，深也。 [3] 在地为厥：地，下颌部位。风病属阳，故其色浮泽；痹病属阴，故其色沉浊；厥病为由下逆上，故色见于地阁。

雷公曰：人不病卒死，何以知之？黄帝曰：大气入于脏腑者，不病而卒死矣。雷公曰：病小愈而卒死者，何以知之？黄帝曰：赤色出两颧，大如母指者，病虽小愈，必卒死。黑色出于庭，大如母指，必不病而卒死。雷公再拜曰：善哉！其死有期乎？黄帝曰：察色以言其时。

雷公曰：善乎！愿卒闻之。黄帝曰：庭者，首面也；阙上者，咽喉也；阙中者，肺也；下极者，心也；直下[1]者，肝也；肝左者，胆也；下者，脾也；方上[2]者，胃也；中央[3]者，大肠也；挟大肠者，肾也；当肾者，脐也；面王[4]以上者，小肠也；面王以下者，膀胱子处[5]也；颧者，肩也；颧后者，臂也；臂下者，手也；目内眦上者，膺乳也；挟绳而上者[6]，背也；循牙车[7]以下者，股也；中央者，膝也；膝以下者，胫也；当胫以下者，足也；巨分[8]者，股里也；巨屈[9]者，膝膑也。此五脏六腑肢节之部也，各有部分。有部分，用阴和阳，用阳和阴，审[10]明部分，万举万当。能别左右，是谓大道[11]。男女异位[12]，故曰阴阳。审察泽夭，谓之良工。

［注释］

[1] 直下：鼻柱以下。　[2] 方上：即“旁上”，指脾之旁稍上的位置。　[3] 中央：面部侧面的中央，当颧骨以下的位置。[4] 面王：鼻准。　[5] 子处：指子宫。　[6] 挟绳而上者：张灿玾说，“绳”疑为“蕃”之误。指近耳门而直上之处。　[7] 牙车：颊车。　[8] 巨分：口角。　[9] 巨屈：颊下曲骨。　[10] 审：原作“当”，据《甲乙》改。　[11] 道：《甲乙》作“通”，与上下文协韵。　[12] 男女异位：《素问·玉版论要》：“色见上下左右，各在其要。上为逆，下为从。女子右为逆，左为从；男子左为逆，右为从。”

沉浊为内，浮泽为外，黄赤为风，青黑为痛，白为寒，黄而膏润为脓，赤甚者为血，痛甚为挛，寒甚为皮不仁。五色各见其部，察其浮沉，以知浅深；察其泽夭，以观成败；察其散抟，以知远近；视色上下，以知病处；积神于心，以知往今。故相气不微，不知是非，属意勿去，乃知新故。色明不粗，沉夭为甚；不明不泽，其病不甚。其色散，驹驹然[1]未有聚；其病散而气痛，聚未成也。

[注释]

[1] 驹驹然：散貌。

肾乘心[1]，心先病，肾为应。色皆如是。男子色在于面王，为小腹痛，下为卵痛，其圜直为茎痛[2]，高为本，下为首，狐疝㿉阴[3]之属也。女子在于面王，为膀胱子处之病，散为痛，抟为聚，方员左右，各如其色形，其随而下至胝为淫[4]。有润如膏状，为暴食不洁。左为左，右为右，其色有邪，聚散而不端，面色所指者也。色者，青、黑、赤、白、黄，皆端满有别乡[5]。别乡赤者，其色亦赤[6]大如榆荚，在面王为不月[7]。其色上锐，首空[8]上向，下锐下向，在左右如法。以五色命脏，青为肝，赤为心，白为肺，黄为脾，黑为肾。肝合筋，心合脉，肺合皮[9]，脾合肉，肾合骨也。

[注释]

[1] 肾乘心：肾之病色见于心所主的部位，为肾气乘心。 [2] 圜直为茎痛：圜直，鼻唇沟。茎，阴茎。 [3] 狐疝㿉阴：疝气。 [4] 其随而下至胝为淫：病色从鼻准下至唇，为带下淫浊等病。 [5] 别乡：别向。气色另有所向。 [6] 赤：原脱，据《甲乙》补。 [7] 月：原作“日”，据《甲乙》改。 [8] 首空：按张灿玾说，“首空”二字衍文，与下“下锐下向”相对。 [9] 皮：原作“脾”，字误，据《甲乙》改。

论勇第五十

黄帝问于少俞曰：有人于此，并行并立，其年之长少等也，衣之厚薄均也，卒然遇烈风暴雨，或病或不病，或皆病，或皆不病，其故何也？少俞曰：帝问何急[1]？黄帝曰：愿尽闻之。少俞曰：春温[2]风，夏阳风，秋凉风，冬寒风。凡此四时之风者，其所病各不同形。

[注释]

[1] 何急：何者为先。 [2] 温：原作“青”，义晦，据《甲乙》改。

黄帝曰：四时之风，病人如何？少俞曰：黄色薄皮弱肉者，不胜春之虚风；白色薄皮弱肉者，不胜夏之虚风；青色薄皮弱肉者，不胜秋之虚风；赤色薄皮弱肉，不胜冬之虚风也。黄帝曰：黑色不病乎？少俞曰：黑色而皮厚肉坚，固不伤于四时之风。其皮薄而肉不坚，色不一者，长夏至而有虚风者，病矣。其皮厚而肌肉坚者，长夏至而有虚风，不病矣。其皮厚

黄色薄皮弱肉者，主脾虚，春天木来克土，故不能胜。下皆仿此。

而肌肉坚者，必重感于寒，外内皆然[1]，乃病。黄帝曰：善。

［注释］

[1] 外内皆然：外内受邪。

黄帝曰：夫人之忍痛与不忍痛者，非勇怯之分也。夫勇士之不忍痛者，见难则前，见痛则止；夫怯士之忍痛者，闻难则恐，遇痛不动。夫勇士之忍痛者，见难不恐，遇痛不动；夫怯士之不忍痛者，见难与痛，目转面盻[1]，恐不能言，失气惊，颜色变化，乍死乍生。余见其然也，不知其何由，愿闻其故。少俞曰：夫忍痛与不忍痛者，皮肤之薄厚，肌肉之坚脆缓急之分也，非勇怯之谓也。

［注释］

[1] 目转面盻：面，当作“而”。盻，同“盼”，目睛转动。

黄帝曰：愿闻勇怯之所由然。少俞曰：勇士者，目深以固，长衡[1]直扬，三焦理横，其心端直，其肝大以坚，其胆满以傍[2]，怒则气盛而胸张，肝举而胆横，眦裂而目扬，毛起而面苍，此勇士之由然[3]者也。黄帝曰：愿闻怯士之所由然。少俞曰：怯士者，目大而不减[4]，阴阳相失，其焦理纵，髑骬短而小，肝系缓，其胆不满而纵[5]，肠胃挺，胁下空，虽方大怒，气不能满其胸，肝肺虽举，气衰复下，故不能久怒，此怯士之所由然者也。

［注释］

[1]衡：眉目之间。[2]傍：膨也。[3]由然：所以然。[4]减：按孙鼎宜说通“瞅”，目陷也。　[5]纵：弛缓。

黄帝曰：怯士之得酒，怒不避勇士者，何脏使然？少俞曰：酒者，水谷之精，熟谷之液也。其气慓悍，其入于胃中，则胃胀，气上逆，满于胸中，肝浮胆横。当是之时，固比于勇士，气衰则悔。与勇士同类，不知避之，名曰酒悖[1]也。

［注释］

[1]悖：同“勃”。

背腧第五十一

黄帝问于岐伯曰：愿闻五脏之腧，出于背者。岐伯曰：胸中大腧在杼骨之端[1]，肺腧在三椎[2]之间，心腧在五椎之间，膈腧在七椎之间，肝腧在九椎之间，脾腧在十一椎之间，肾腧在十四椎之间，皆挟脊相去三寸所，则欲得而验之，按其处，应在中而痛解[3]，乃其腧也。灸之则可，刺之则不[4]可。气盛则泻之，虚则补之。以火补者，毋吹其火，须自灭也。以火泻者，疾吹其火，傅[5]其艾，须其火灭也。

[注释]

[1] 杼（zhù）骨之端：大杼穴。 [2] 椎：原作“焦”，义晦，据《甲乙》《太素》改。下“椎”字同。 [3] 痛解：痛如刀解。 [4] 不：《太素》无。 [5] 傅：原作“传”，义晦，据《太素》改。《甲乙》作“拊”。读为扑。

[点评]

背腧在天回汉墓中出土的经穴漆人背部脊两旁见有明显的大腧点位，脊中处从上至下依次刻有“心”

"肺""肝""胃""肾"五字。从天回医简《发理》的一部分残简看，已有"六输"的说法，所对应的脏有心、肺、肝。本篇内容可能是沿袭了扁鹊医经的传训诂之作。

黄帝内经灵枢卷第十六

卫气第五十二

黄帝曰：五脏者，所以藏精神魂魄者也。六腑者，所以受水谷而行化物者也。其气内干[1]五脏，而外络肢节。其浮气之不循经者，为卫气。其精气之行于经者，为营气。阴阳相随，外内相贯，如环之无端，亭亭淳淳[2]乎，孰能穷之。然其分别阴阳，皆有标本虚实所离[3]之处。能别阴阳十二经者，知病之所生。候虚实之所在者，能得病之高下。知六腑[4]之气街者，能解结契绍于门户[5]。能知虚实[6]之坚软者，知补泻之所在。能知六经标本者，可以无惑于天下。

［注释］

[1] 干：《甲乙》作“循”，《太素》作“入于”。 [2] 亭亭淳淳：流行不息貌。 [3] 离：附丽。 [4] 六腑：《甲乙》作“六经”。 [5] 能解结契绍于门户：“能”下原有“知”字，据《太素》

删。契，同“挈”。契绍，义或为挈领。门户，气街。　[6] 实：原作“石”，据《甲乙》《太素》改。

岐伯曰：博哉圣帝之论！臣请尽意悉言之。足太阳之本，在跟以上五寸中[1]，标在两络命门。命门者，目也。足少阳之本，在窍阴之间，标在窗笼之前。窗笼者，耳也。足少阴之本，在内踝下上三寸中[2]，标在背腧与舌下两脉也。足厥阴之本，在行间上五寸所[3]，标在背腧也。足阳明之本，在厉兑，标在人迎颊挟颃颡[4]也。足太阴之本，在中封前上四寸之中[5]，标在背腧与舌本也。手太阳之本，在外踝之后[6]，标在命门之上一寸[7]也。手少阳之本，在小指次指之间上二寸[8]，标在耳后上角下外眦[9]也。手阳明之本，在肘骨中[10]，上至别阳[11]，标在颜下合钳上[12]也。手太阴之本，在寸口之中[13]，标在腋内动脉[14]也。手少阴之本，在锐骨之端[15]，标在背腧也。手心主之本，在掌后两筋之间二寸中[16]，标在腋下下三寸[17]也。

[注释]

[1] 跟以上五寸中：马莳注：“即附阳穴。”杨上善注：“当承筋下。”　[2] 内踝下上三寸中：下上三寸，《太素》作“下二寸”；按丹波元简当作“上二寸”，当复溜、交信二穴。　[3] 行间上五寸所：当中封穴。　[4] 人迎颊挟颃颡：《太素》作“人迎颊下，上侠颃颡”，《甲乙》作“人迎上颊颃颡”。　[5] 中封前上四寸之中：当

三阴交穴。 [6] 外踝之后：当养老穴。 [7] 命门之上一寸：当睛明穴上一寸处。一寸，《太素》作“三寸”。 [8] 小指次指之间上二寸：当液门穴。二寸，《甲乙》作“三寸”。 [9] 耳后上角下外眦：耳后上角，当角孙穴；下外眦，当丝竹空穴。 [10] 肘骨中：当曲池穴。 [11] 别阳：杨上善注：“手阳明脉起大指次指之端，循指上廉至肘外廉骨中，上至背臑。背臑手阳明络，名曰别阳。” [12] 颜下合钳上：颜，《太素》作“频”。杨上善注：“频下一寸，人迎后，扶突上，名为钳。钳，颈铁也，当此铁处，名为钳上。” [13] 寸口之中：当太渊穴。 [14] 腋内动脉：当天府穴。“脉”字原脱，据《甲乙》《太素》补。 [15] 锐骨之端：当神门穴。 [16] 掌后两筋之间二寸中：当内关穴。 [17] 腋下下三寸：当天池穴。

凡候此者，下虚则厥，下盛则热，上虚则眩，上盛则热痛。故实[1]者绝而止之，虚者引而起之。

[注释]

[1] 实：原作“石”，据《甲乙》《太素》改。

请言气街：胸气有街，腹气有街，头气有街，胫气有街。故气在头者，止之于脑[1]。气在胸者，止之膺与背腧[2]。气在腹者，止之背腧与冲脉于脐左右之动脉[3]者。气在胫者，止之于气街[4]，与承山踝上以下。取此者用毫针，必先按而在久，应于手，乃刺而予之[5]。所治者，头痛眩仆，腹痛中满暴胀，及有新积。痛可移者，易已也；积不痛，难已也。

[注释]

[1] 止之于脑：指百会穴。 [2] 膺与背腧：胸与肺俞穴。 [3] 背腧与冲脉于脐左右之动脉：背腧，脾俞穴；冲脉于脐左右之动脉，指肓俞穴、天枢穴。 [4] 气街：足阳明经的气冲穴，当腹股沟动脉搏动处。 [5] 必先按而在久，应于手，乃刺而予之：杨上善注："刺气街法也，皆须按之良久，或手下痛，或手下脉动应手知已，然后予行补泻之。"

天年第五十四

两神相抟，合而成形，常先身生，是为精。人之先天禀赋，以父母为基为盾。此互为其文。

黄帝问于岐伯曰：愿闻人之始生，何气筑为基？何立而为楯[1]？何失而死？何得而生？岐伯曰：以母为基，以父为楯。失神者死，得神者生也。黄帝曰：何者为神？岐伯曰：血气已和，荣卫已通，五脏已成，神气舍心，魂魄毕具，乃成为人。

［注释］

[1] 楯（dùn）：同"盾"。

黄帝曰：人之寿夭各不同，或夭寿，或卒死，或病久，愿闻其道。岐伯曰：五脏坚固，血脉和调，肌肉解利[1]，皮肤致密，营卫之行，不失其常，呼吸微徐，气以度行[2]，六腑化谷，津液布扬，各如其常，故能长久。

［注释］

[1] 解利：滑利。 [2] 气以度行：人一吸脉行三寸，一呼脉行三寸，呼吸定息，脉行六寸。

黄帝曰：人之寿百岁而死，何以致之？岐伯曰：使道隧以长[1]，基墙高以方[2]，通调营卫，三部三里[3]，起骨[4]高肉满，百岁乃得终。

［注释］

[1] 使道隧以长：鼻唇沟深而长。 [2] 基墙高以方：明堂高大方正。 [3] 三部三里：杨上善注作“三焦”与膝下“三里”。 [4] 起骨：杨上善注：“起骨，谓是明堂之骨。”即鼻梁骨。

黄帝曰：其气之盛衰，以至其死，可得闻乎？岐伯曰：人生十岁，五脏始定，血气已通，其气在下，故好走[1]。二十岁，血气始盛，肌肉方长，故好趋[2]。三十岁，五脏大定，肌肉坚固，血脉盛满，故好步[3]。四十岁，五脏六腑，十二经脉，皆大盛以平定，腠理始疏，荣华颓落，发颇斑白，平盛不摇[4]，故好坐。五十岁，肝气始衰，肝叶始薄，胆汁始减[5]，目始不明。六十岁，心气始衰，善忧悲，血气懈惰，故好卧。七十岁，脾气虚，皮肤枯。八十岁，肺气衰，魄离[6]，故言善误。九十岁，肾气焦，四脏[7]经脉空虚。百岁，五脏皆虚，神气皆去，形骸独居而终矣。

《史记·扁鹊仓公列传》引《脉法》说：“年二十脉气当趋，年三十当疾步，年四十当安坐，年五十当安卧，年六十已上气当大董。”其大意如出一源。

［注释］

[1] 好走：善走。 [2] 好趋：善跑。 [3] 好步：缓行。 [4] 平盛不摇：身形平稳。 [5] 减：原作灭，据《甲乙》《太素》改。 [6] 魄离：肺藏魄，肺气衰则魄离。 [7] 四脏：《太素》作“脏

枯”;《甲乙》作“脏乃萎枯”四字。

黄帝曰：其不能终寿而死者，何如？岐伯曰：其五脏皆不坚，使道不长，空外以张[1]，喘息暴疾[2]，又卑基墙[3]，薄脉少血，其肉不实[4]，数中风寒，血气虚，脉不通，真邪相攻，乱而相引[5]，故中寿而尽[6]也。

[注释]

[1] 空外以张：鼻孔向外张开。 [2] 喘息暴疾：呼吸气促喘急。 [3] 卑基墙：鼻根低陷。 [4] 实：原作“石”，据《太素》改。 [5] 乱而相引：正邪交争，如引绳般互为进退。 [6] 中寿而尽：中年而夭。

逆顺第五十五

黄帝问于伯高曰：余闻气有逆顺，脉有盛衰，刺有大约，可得闻乎？伯高曰：气之逆顺者，所以应天地、阴阳、四时、五行也。脉之盛衰者，所以候血气之虚实有余不足。刺之大约者，必明知病之可刺，与其未可刺，与其已不可刺也。

黄帝曰：候之奈何？伯高曰：《兵法》曰：无迎逢逢[1]之气，无击堂堂[2]之阵。《刺法》曰：无刺熇熇[3]之热，无刺漉漉[4]之汗，无刺浑浑[5]之脉，无刺病与脉相逆者。

［注释］

[1] 逢逢（péng）：同“蓬蓬”，盛大貌。 [2] 堂堂：严整貌。 [3] 熇熇（hè）：热盛貌。 [4] 漉漉（lù）：汗大泄貌。 [5] 浑浑：混乱貌。

黄帝曰：候其可刺，奈何？伯高曰：上工，刺其未生者也。其次，刺其未盛者也。其次，刺其已衰者上工刺其未盛之时，不刺方盛之时。今引申为未病先防，已病早治之义。

也。下工，刺其方袭[1]者也，与其形之盛者也，与其病之与脉相逆者也。故曰：方其盛也，勿敢毁伤，刺其已衰，事必大昌。故曰：上工治未病，不治已病。此之谓也。

[注释]

[1] 袭：病方盛时。

[点评]

篇中再说“上工治未病，不治已病”，原本是一种针刺原则，今则成为一种基本的医疗养生思想。

五味第五十六

黄帝曰：愿闻谷气有五味，其入五脏，分别奈何？伯高曰：胃者，五脏六腑之海也。水谷皆入于胃，五脏六腑皆禀气于胃。五味各走其所喜，谷味酸，先走肝；谷味苦，先走心；谷味甘，先走脾；谷味辛，先走肺；谷味咸，先走肾。谷气津液已行，营卫大通[1]，乃化糟粕，以次传下。

今所谓药食同源。

[注释]

[1] 营卫大通：杨上善注："水谷化为津液，清气犹如雾露，名营卫，行脉内外，无所滞碍，故曰大通。"

黄帝曰：营卫之行奈何？伯高曰：谷始入于胃，其精微者，先出于胃之两焦，以溉五脏，别出两行[1]，营卫之道。其大气[2]之抟而不行者，积于胸中，命曰气海，出于肺，循喉咽[3]，故呼则出，吸则入。天地之精气，其大数常出三入一[4]，故谷不入，半日则气衰，一日则气少矣。

《灵枢·邪客》："五谷入于胃也，其糟粕、津液、宗气分为三隧，故宗气积于胸中，出于喉咙，以贯心肺，而行呼吸焉。"

[注释]

[1] 别出两行:《甲乙》作“别出两焦，行于”六字。 [2] 大气：宗气。 [3] 喉咽：《甲乙》《太素》并作“喉咙”。 [4] 出三入一：杨上善注：“天之精气，则气海中气也。气海之中，谷之精气，随呼吸出入也。人之呼也，谷之精气，三分出已；及其吸也，一分还入。即须资食，充其肠胃之虚，以接不还之气。”

黄帝曰：谷之五味，可得闻乎？伯高曰：请尽言之。五谷：秔[1]米甘，麻酸，大豆咸，麦苦，黄黍辛。五果：枣甘，李酸，栗咸，杏苦，桃辛。五畜：牛甘，犬酸，猪咸，羊苦，鸡辛。五菜：葵[2]甘，韭酸，藿[3]咸，薤[4]苦，葱辛。五色：黄色宜甘，青色宜酸，黑色宜咸，赤色宜苦，白色宜辛。凡此五者，各有所宜。

[注释]

[1] 秔（jīng）:《甲乙》《太素》及《素问·脏气法时论》皆作“粳”。 [2] 葵：冬葵。 [3] 藿：豆叶。 [4] 薤：蒜类。

所言五宜[1]者：脾病者，宜食秔米饭、牛肉、枣、葵；心病者，宜食麦、羊肉、杏、薤；肾病者，宜食大豆黄卷[2]、猪肉、栗、藿；肝病者，宜食麻、犬肉、李、韭；肺病者，宜食黄黍、鸡肉、桃、葱。

[注释]

[1] 五宜：原作“五色”，据《太素》改。 [2] 大豆黄卷：大

豆发芽后晒干而成。

五禁：肝病禁辛，心病禁咸，脾病禁酸，肾病禁甘，肺病禁苦。

肝色青，宜食甘，秔米饭、牛肉、枣、葵皆甘。心色赤，宜食酸，犬肉、麻[1]、李、韭皆酸。脾色黄，宜食咸，大豆、豕肉、栗、藿皆咸。肺色白，宜食苦，麦、羊肉、杏、薤皆苦。肾色黑，宜食辛，黄黍、鸡肉、桃、葱皆辛。

［注释］

[1] 麻：《素问·脏气法时论》作“小豆”。

黄帝内经灵枢卷第十七

水胀第五十七

黄帝问于岐伯曰：水与肤胀、鼓胀、肠覃、石瘕、石水，何以别之？岐伯答曰：水始起也，目窠[1]上微肿，如新卧起之状，其颈脉动[2]，时咳，阴股间寒，足胫瘇[3]，腹乃大，其水已成矣。以手按其腹，随手而起，如裹水[4]之状，此其候也。

［注释］

[1] 目窠：眼睑。 [2] 颈脉动：人迎脉动。《素问·平人气象论》："颈脉动，喘疾咳，曰水。" [3] 足胫瘇（zhǒng）：瘇，同"肿"。《素问·平人气象论》："足胫肿曰水。" [4] 如裹水：如囊盛水。

黄帝曰：肤胀，何以候之？岐伯曰：肤胀者，寒气客于皮肤之间，鼟鼟[1]然不坚，腹大，身尽肿，皮厚，按其腹，窅[2]而不起，腹色不变，此其候也。

［注释］

[1] 鼟鼟（kōng）：叩之如鼓，膨膨有声。《甲乙》《太素》并作“殻殻”。《灵枢·胀论》作“轻轻”，并义存于声。　[2] 窅（yǎo）：陷下。

鼓胀何如？岐伯曰：腹胀，身皆大，大与肤胀等也，色苍黄，腹筋[1]起，此其候也。

［注释］

[1] 腹筋：腹壁经脉突露。《太素》作“腹脉”。

《灵枢·经脉》篇说：“人始生，先成精，精成而脑髓生，骨为干，脉为营，筋为刚，肉为墙，皮肤坚而毛发长，谷入于胃，脉道以通，血气乃行。”有神舍于五脏，乃成为人。

肠覃[1]何如？岐伯曰：寒气客于肠外，与卫气相搏，气不得荣，因有所系，癖而内著[2]，恶气[3]乃起，瘜肉乃生。其始生也，大如鸡卵，稍以益大，至其成，如怀子之状，久者离岁[4]，按之则坚，推之则移，月事以时下[5]，此其候也。

［注释］

[1] 肠覃（xùn）：覃，同“蕈”。肠息肉。　[2] 癖而内著：癖，积聚。内著，附着于内。　[3] 恶气：秽浊之气。　[4] 离岁：经年。　[5] 月事以时下：月经仍能按时来潮。

石瘕[1]何如？岐伯曰：石瘕生于胞中，寒气客于子门，子门闭塞，气不得通，恶血当泻不泻，衃[2]以留止，日以益大，状如怀子，月事不以时下。皆生于女子，可导而下[3]。

［注释］

[1] 石瘕：胞宫积聚。 [2] 衃（pēi）：败血。 [3] 可导而下：刺而去之。一说用坐药。

黄帝曰：肤胀、鼓胀可刺邪？岐伯曰：先泻其胀[1]之血络，后调其经，刺去其血络也。

［注释］

[1] 先泻其胀：《甲乙》《太素》并作“先刺其腹”。

贼风第五十八

黄帝曰：夫子言贼风[1]邪气之伤人也，令人病焉，今有其不离屏蔽，不出室穴之中，卒然病者，非不离[2]贼风邪气，其故何也？岐伯曰：此皆尝有所伤于湿气，藏于血脉之中，分肉之间，久留而不去；若[3]有所堕坠，恶血在内而不去。卒然喜怒不节，饮食不适，寒温不时，腠理闭而不通，其[4]开而遇风寒，则血气凝结，与故邪相袭[5]，则为寒痹。其有热则汗出，汗出则受风，虽不遇贼风邪气，必有因加而发[6]焉。

［注释］

[1] 贼风：不正之风。又名“虚风”，《灵枢·九宫八风》：“风从其冲后来为虚风，伤人者也，主杀主害者。” [2] 不离：《太素》作“必离”。离，通“罹”。 [3] 若：或也。 [4] 其：或也。 [5] 袭：重合。 [6] 因加而发：新感与故邪相加。

黄帝曰：今夫子之所言者，皆病人之所自知也。其毋所遇邪气，又毋怵惕之[1]志，卒然而病者，其故何也？唯有因鬼神之事乎？岐伯曰：此亦有故邪留而未发，因而志有所恶，及有所慕，血气内乱，两气相抟。其所从来者微，视之不见，听而不闻，故似鬼神。

[注释]

[1] 之：此下原有“所”字，据《甲乙》《太素》删。

黄帝曰：其祝[1]而已者，其故何也？岐伯曰：先巫[2]者，因知百病之胜[3]，先知其病之所从生者，可祝而已也。

[注释]

[1] 祝：祝由。 [2] 先巫：上古巫医。 [3] 知百病之胜：知百病之所胜与所不胜之时。

[点评]

本篇讨论了未遭贼风邪气而“卒发似有鬼神”一类疾病。此往往是有故疾而未发，非鬼神之力，即使是上古的巫医也不信鬼神，因知其所胜与所不胜，故可祝由而已。可见祝由亦非鬼神之力，信“子不语怪力乱神”，医亦不诬。

卫气失常第五十九

黄帝曰：卫气之留于腹中，搐积[1]不行，苑蕴[2]不得常所，使人肢[3]胁胃中满，喘呼逆息者，何以去之。伯高曰：其气积于胸中者，上取之；积于腹中者，下取之；上下皆满者，傍取之。

［注释］

[1]搐积：畜积。[2]苑蕴：迟滞。[3]肢：同“支”。《甲乙》作“榰（zhī）”，与“支”同。

黄帝曰：取之奈何？伯高对曰：积于上，泻人迎[1]、天突、喉中；积于下者，泻三里与气街[2]；上下皆满者，上下取之，与季胁之下一寸[3]；重者，鸡足取之[4]。诊视其脉大而弦急，及绝不至者，及腹皮急甚者，不可刺也。黄帝曰：善。

［注释］

[1]人迎：原作“大迎”，据元本、明赵府本改。[2]气街：气冲穴。[3]季胁之下一寸：章门穴。[4]鸡足取之：指上、下、

傍同时取穴，如鸡足之状。

黄帝问于伯高曰：何以知皮肉、气血、筋骨之病也？伯高曰：色起两眉薄泽者，病在皮[1]。唇色青、黄、赤、白、黑者，病在肌肉[2]。营气濡然者，病在血气[3]。目色青、黄、赤、白、黑者，病在筋[4]。耳焦枯受尘垢，病在骨[5]。

[注释]

[1] 色起两眉薄泽者，病在皮：两眉间为阙中，候肺，肺合皮，故知病在皮。 [2] 唇色青、黄、赤、白、黑者，病在肌肉：口唇者，脾之官，脾合肉，故知病在肌肉。 [3] 营气濡然者，病在血气：营气行于脉中，心合脉，故知病在血气。濡然，迟滞貌。 [4] 目色青、黄、赤、白、黑者，病在筋：目者，肝之官，肝合筋，故知病在筋。 [5] 耳焦枯受尘垢，病在骨：耳者，肾之官，肾合骨，故知病在骨。

黄帝曰：病形何如？取之奈何？伯高曰：夫百病变化，不可胜数，然皮有部[1]，肉有柱[2]，血气有输，骨有属[3]。黄帝曰：愿闻其故。伯高曰：皮之部，输于四末。肉之柱，在臂胫诸阳分肉之间，与足少阴分间[4]。血气之输，输于诸络，气血留居，则盛而起。筋部无阴无阳，无左无右，候病所在。骨之属者，骨空之所以受液[5]而益脑髓者也。

“臂胫诸阳”与“足少阴”并举，或与卫气运行相关。《灵枢·邪客》：“卫气者，出其悍气之慓疾，而先行于四末、分肉、皮肤之间，而不休者也，昼日行于阳，夜行于阴，其入于阴也常从足少阴之分间，行于五脏六腑。”

［注释］

[1] 皮有部：即“皮有分部”。《素问·皮部论》：“皮者，脉之部也。” [2] 肉有柱：肌肉隆起部，同下文“䐃肉”。 [3] 骨有属：骨有连接部，指骨关节。 [4] 分间：分肉之间。 [5] 受液：原作“受益”，涉下误。据《甲乙》改。《灵枢·决气》：“谷入气满，淖泽注于骨，骨属屈伸，泄泽，补益脑髓，皮肤润泽，是谓液。”

黄帝曰：取之奈何？伯高曰：夫病变化，浮沉深浅，不可胜穷，各在其处。病间者浅之，甚者深之；间者少[1]之，甚者众之。随变而调气，故曰上工。

［注释］

[1] 少：原作“小”。据《甲乙》改。

黄帝问于伯高曰：人之肥瘦大小寒温，有老壮少小，别之奈何？伯高对曰：人年五十已上为老，二十[1]已上为壮，十八[2]已上为少，六岁已上为小。

［注释］

[1] 二十：《甲乙》作“三十”。《千金要方》卷五第一引《小品方》亦作“三十”。 [2] 十八：《千金要方》卷五第一引《小品方》作“十六”。

黄帝曰：何以度之其肥瘦？伯高曰：人有脂[1]、有膏、有肉。黄帝曰：别此奈何？伯高曰：䐃肉坚，皮满者，脂；䐃肉不坚，皮缓者，膏；皮肉不相离者，肉。

[注释]

[1] 脂：原作“肥”，据《甲乙》改。并同下“脂者其肉坚”。

黄帝曰：身之寒温，何如？伯高曰：膏者其肉淖[1]，而粗理者身寒，细理者身热；脂者其肉坚，细理者热，粗理者寒。

[注释]

[1] 淖（nào）：柔软。

黄帝曰：其肥瘦大小，奈何？伯高曰：膏者，多气而皮纵缓，故能纵腹垂腴[1]；肉者，身体容大；脂者，其身收小。

[注释]

[1] 纵腹垂腴（yú）：腹皮下垂。

黄帝曰：三者之气血多少，何如？伯高曰：膏者多气，多气者热，热者耐寒；肉者多血则充形，充形则平；脂者，其血清，气滑少，故不能大。此别于众人者也。

即上“脂者，其身收小”之义。

黄帝曰：众人奈何？伯高曰：众人皮肉脂膏不能相加也，血与气不能相多，故其形不小不大，各自称其身，命曰众人。

黄帝曰：善。治之奈何？伯高曰：必先别其三形，血之多少，气之清浊，而后调之，治无失常经。是故膏人，纵腹垂腴；肉人者，上下容大；脂人者，虽脂不能大也。

玉版第六十

黄帝曰：余以小针[1]为细物[2]也，夫子乃言上合之于天，下合之于地，中合之于人，余以为过针之意[3]矣，愿闻其故。岐伯曰：何物大于针[4]乎？夫大于针者，唯五兵[5]者焉。五兵者，死之备也，非生之具。且夫人者，天地之镇塞[6]也，其不可不参乎！夫治民者，亦唯针焉。夫针之与五兵，其孰小乎？

言过其实之义。

［注释］

[1] 小针：通言针也。 [2] 细物：与兵相较，针为细物。 [3] 过针之意：把针的意义讲得太过了。 [4] 针：原作“天”，据《太素》改。 [5] 五兵：指弓、殳、矛、戈、戟五种兵器。 [6] 镇塞：人在于天地间也。元本、明赵府本无“塞”字。

黄帝曰：病之生时，有喜怒不测，饮食不节，阴气不足，阳气有余，营气不行，乃发为痈疽。阴阳不通，两热相搏，乃化为脓，小针能取之乎？岐伯曰：圣人不能使化者，为之邪不可留也。故两军相当，旗帜相望，白刃陈于中野者，此非一日之谋也；能使其民，令行禁止，士卒无白刃之难者，非一日之教也，须臾之得也。夫至使身被痈疽之病，脓血之聚者，不亦离道远乎？夫痈疽之生，脓血之成也，不从天下，不从地出，积微之所生也。故圣人自治于未有形也，愚者遭其已成也。

《盐铁论·大论》："扁鹊攻于腠理，绝邪气，故痈疽不得成形。圣人从事于未然，故乱原无由生。是以砭石藏而不施，法令设而不用。断已然，凿已发者，凡人也。治未形，睹未萌者，君子也。"说扁鹊攻痈疽于未形，比于圣人治乱于未然。

黄帝曰：其已形，不予遭，脓已成，不予见[1]，为之奈何？岐伯曰：脓已成，十死一生，故圣人弗使已成，而明为良方，著之竹帛，使能者踵[2]而传之后世，无有终时者，为其不予遭也。

［注释］

[1] 其已形，不予遭，脓已成，不予见：痈已成形化脓，而人仍未察觉。《甲乙》无"不予遭""不予见"六字，乃解经之语。　[2] 踵：追随。

黄帝曰：其已有脓血而后遭乎？不道[1]乎？以小针治乎？岐伯曰：以小治小者其功小，以大治大者其功大，以小治大者多害[2]，故其已成脓血者，其唯砭石铍锋之所取也。

［注释］

[1] 道：同"导"。　[2] 以大治大者其功大，以小治大者多害：原作"以大治大者多害"，据《甲乙》改并补。张家山《脉书》："痈肿有脓，称其小大而为之砭"。

黄帝曰：多害者其不可全乎？岐伯曰：其在逆顺[1]焉。黄帝曰：愿闻逆顺。岐伯曰：以为伤者，其白眼青黑，眼小，是一逆也；内药而呕者，是二逆也；腹痛渴甚，是三逆也；肩项中不便，是四逆也；音嘶色脱，是五逆也。除此五者为顺矣。

五逆之证，《脉经·诊百病死生诀》说："诊人心腹积聚……其脉大，腹大胀，四肢逆冷，其人脉形长者，死。腹胀满，便血，脉大时绝，极下血，脉小疾者，死。……咳嗽，羸瘦，脉形坚大者，死。咳，脱形，发热，脉小坚急者，死；肌瘦，下脱形，热不去者，死。咳而呕，腹胀且泄，其脉弦急欲绝者，死。吐血，衄血，脉滑小弱者，生；实大者，死。"其义当出于一源。

[注释]

[1] 逆顺：杨上善注："逆者多伤至死，顺者出脓得生也。"

黄帝曰：诸病皆有逆顺，可得闻乎？岐伯曰：腹胀，身热，脉小[1]，是一逆也；腹鸣而满，四肢清，泄，其脉大，是二逆也；衄而不止，脉大，是三逆也；咳且溲血脱形，其脉小劲，是四逆也；咳，脱形身热，脉小以疾，是谓五逆也。如是者，不过十五日而死矣。其腹大胀，四末清，脱形，泄甚，是一逆也；腹胀便血，其脉大，时绝，是二逆也；咳，溲血，形肉脱，脉搏，是三逆也；呕血，胸满引背，脉小而疾，是四逆也；咳呕腹胀，且飧泄，其脉绝，是五逆也。如是者，不及一时而死矣。工不察此者而刺之，是谓逆治。

[注释]

[1] 小：原作"大"，据《甲乙》校语改。

黄帝曰：夫子之言针甚骏[1]，以配天地，上数天文，下度地纪，内别五脏，外次六腑，经脉二十八会，尽有周纪，能杀生人，不能起死者，子能反[2]之乎？岐伯曰：能杀生人，不能起死者也。黄帝曰：余闻之则为不仁，然愿闻其道，弗行于人。岐伯曰：是明道也，其必然也，其如刀剑之可以杀人，如饮酒使人醉也，虽勿诊，犹可知矣。黄帝曰：愿卒闻之。岐伯曰：人之所受气者，谷也。谷之所注者，胃也。胃者，水谷气血之海也。海之所行云气者，天下也。胃之所出气血者，经隧也。经隧者，五脏六腑之大络也，迎而夺之[3]而已矣。

[注释]

[1] 骏：重大。以针比于五兵，用之不当，可以杀生人，不可不慎。　[2] 反：改变。　[3] 迎而夺之：《灵枢·小针解》："迎而夺之者，泻也。"

黄帝曰：上下有数乎？岐伯曰：迎之五里，中道而止[1]，五至而已，五往而脏之气尽矣，故五五二十五，而竭其输矣[2]。此所谓夺其天气者也，非[3]能绝其命而倾其寿者也。黄帝曰：愿卒闻之。岐伯曰：窥门而刺之者，死于家中；入门而刺之者，死于堂上。黄帝曰：善乎方，明哉道，请著之玉版，以为重宝，传之后世，以为刺禁，令民勿敢犯也。

言误刺死之速也。

[注释]

[1] 迎之五里，中道而止：刺五里以泻之，气行中道即止。《灵枢 · 本输》："阴尺动脉在五里，五腧之禁也。"《灵枢 · 小针解》："夺阴者死，言取尺之五里五往者也。" [2] 五至而已……而竭其输矣：一脏之气五至而已，若连续五次泄夺之，则一脏之气尽，若连续泄夺二十五次，则五脏之气都会耗竭。 [3] 非：义晦，疑衍。

五禁第六十一

黄帝问于岐伯曰：余闻刺有五禁，何谓五禁？岐伯曰：禁其不可刺也。黄帝曰：余闻刺有五夺。岐伯曰：无泻其不可夺者也。黄帝曰：余闻刺有五过。岐伯曰：补泻无过其度。黄帝曰：余闻刺有五逆。岐伯曰：病与脉相逆，命曰五逆。黄帝曰：余闻刺有九宜。岐伯曰：明知《九针》之论，是谓九宜[1]。

《九针》九篇，论九针治病之所宜。

[注释]

[1] 九宜：此所问有“五禁”“五夺”“五过”“五逆”“九宜”，此下仅见“五禁”“五夺”“五逆”之论，恐有脱失。

黄帝曰：何谓五禁？愿闻其不可刺之时。岐伯曰：甲乙日自乘[1]，无刺头，无发蒙[2]于耳内。丙丁日自乘，无振埃[3]于肩喉廉泉。戊己日自乘四季，无刺腹去爪[4]泻水。庚辛日自乘，无刺关节于股膝。壬癸日自乘，无刺足胫。是谓五禁。

［注释］

[1] 自乘：自胜。 [2] 发蒙：刺法名。《灵枢·刺节真邪》："发蒙者，刺腑输，去腑病也。" [3] 振埃：刺法名。《灵枢·刺节真邪》："振埃者，刺外经，去阳病也。" [4] 去爪：刺法名。《灵枢·刺节真邪》："去爪者，刺关节肢络也。"

黄帝曰：何谓五夺？岐伯曰：形肉已夺，是一夺也；大夺血之后，是二夺也；大汗出之后，是三夺也；大泄之后，是四夺也；新产及大血之后，是五夺也。此皆不可泻。

《灵枢·热病》篇："热病已得汗而脉尚躁盛，此阴脉之极也，死；其得汗而脉静者，生。热病者脉尚盛躁而不得汗者，此阳脉之极也，死；脉盛躁得汗静者，生。"

黄帝曰：何谓五逆？岐伯曰：热病脉静，汗已出，脉盛躁，是一逆也；病泄，脉洪大，是二逆也；著痹不移，䐃肉破，身热，脉偏绝，是三逆也；淫而夺形，身热，色夭然白，及后下血衃，血衃笃重，是谓四逆也；寒热夺形，脉坚抟，是谓五逆也。

黄帝内经灵枢卷第十八

动输第六十二

黄帝曰：经脉十二，而手太阴、足少阴、阳明独动不休，何也？岐伯曰：足阳明胃脉也。胃为五脏六腑之海，其清气上注于肺，肺气从太阴而行之，其行也，以息往来，故人一呼脉再动，一吸脉亦再动，呼吸不已，故动而不止。

黄帝曰：气之过于寸口也，上出[1]焉息？下入焉伏？何道从还？不知其极。岐伯曰：气之离脏也，卒然如弓弩之发，如水之下岸，上于鱼以反衰，其余气衰散以逆上，故其行微。

黄帝曰：足之阳明，何因而动？岐伯曰：胃气上注于肺，其悍气上冲头者，循咽，上走空窍，循眼系，入络脑，出顑[2]，下客主人，循牙车，合阳明，并下人迎，此胃气别走于阳明者也。故阴阳上下，其动也若一。故阳病而阳脉小者为逆，阴病而阴脉大者为逆。故阴阳俱静俱动，若引绳相倾者病。

［注释］

[1] 出：原作“十”，据《甲乙》改。 [2] 颇：同“颔”。

黄帝曰：足少阴，何因而动？岐伯曰：冲脉者，十二经之海也，与少阴之大络，起于肾下，出于气街，循阴股内廉，邪入腘中，循胫骨内廉，并少阴之经，下入内踝之后，入足下；其别者，邪入踝，出属跗上，入大指之间，注诸络，以温足胫，此脉之常动者也。

黄帝曰：营卫之行也，上下相贯，如环之无端，今有其卒然遇邪气，及逢大寒，手足懈惰，其脉阴阳之道，相输之会，行相失也，气何由还？岐伯曰：夫四末阴阳之会者，此气之大络也。四街[1]者，气之径路也。故络绝则径通，四末解则气从合，相输如环。黄帝曰：善。此所谓如环无端，莫知其纪，终而复始，此之谓也。

［注释］

[1] 四街：胸、腹、头、胻，脉气之道。

五味论第六十三

黄帝问于少俞曰：五味入于口也，各有所走，各有所病。酸走筋，多食之，令人癃；咸走血，多食之，令人渴；辛走气，多食之，令人洞心；苦走骨，多食之，令人变呕；甘走肉，多食之，令人悗心。余知其然也，不知其何由，愿闻其故。少俞答曰：酸入于胃，其气涩以收，上之两焦，弗能出入也。不出即留于胃中，胃中和温，则下注膀胱。膀胱之胞薄以懦[1]，得酸则缩绻，约而不通，水道不行，故癃。阴者，积筋之所终聚也，故酸入而走筋矣。

[注释]

[1] 懦：软。《甲乙》作“耎”。

黄帝曰：咸走血，多食之，令人渴，何也？少俞曰：咸入于胃，其气上走中焦，注于诸脉，则血气走之。血与咸相得则凝，凝则胃中汁注之，注之则胃中竭，竭则咽路焦，故舌本干而善渴。血脉者，中焦之道也，故咸入而走血矣。

辛入汗出，汗为心之液，故病洞心。

黄帝曰：辛走气，多食之，令人洞心，何也？少俞曰：辛入于胃，其气走于上焦，上焦者，受气而营诸阳者也。姜韭之气熏之，营卫之气不时受之，久留心下，故洞心。辛与气俱行，故辛入而与汗俱出。

黄帝曰：苦走骨，多食之，令人变呕，何也？少俞曰：苦入于胃，五谷之气，皆不能胜苦，苦入下脘，三焦之道皆闭而不通，故变呕。齿者，骨之所终也，故苦入而走骨，故入而复出，知其走骨也。

黄帝曰：甘走肉，多食之，令人悗心，何也？少俞曰：甘入于胃，其气弱小，不能上至于上焦，而与谷留于胃中，甘[1]者令人柔润者也。胃柔则缓，缓则虫动[2]，虫动则令人悗心。其气外通于肉，故甘走肉。

［注释］

[1] 甘：原无，据《甲乙》《太素》补。 [2] 虫动：杨上善注云："虫动者，谷虫动也。"

［点评］

酸、苦、甘、辛、咸，分别走筋、骨、肉、气、血，此不同于与五脏相配的筋、脉、肌、皮、骨。《针灸甲乙经》将本篇与《灵枢·五味》合为一篇，其中五行与五味的配属分别为木酸、火苦、土甘、金辛、水咸，这是后世较为成型的今文五行配属关系。但宋臣注文及《素问》别本有"木辛""火酸""肺苦"等，五味与五脏尚有不同的配属关系，这与汉代今古文两种五行体系的背景相关。

阴阳二十五人第六十四

黄帝曰：余闻阴阳之人，何如？伯高曰：天地之间，六合之内，不离于五，人亦应之。故五五二十五人之形，而阴阳之人不与焉。其态又不合于众者五，余已知之矣。愿闻二十五人之形，血气之所生，别而以候，从外知内，何如？岐伯曰：悉乎哉问也！此先师之秘也，虽伯高犹不能明之也。黄帝避席遵循而却曰：余闻之，得其人弗教，是谓重失；得而泄之，天将厌之。余愿得而明之，金柜藏之，不敢扬之。岐伯曰：先立五形金木水火土，别其五色，异其五声[1]，而二十五人具矣。

［注释］

[1] 五声：原作“五形之人”，据《甲乙》改。

黄帝曰：愿卒闻之。岐伯曰：慎之慎之，臣请言之。

木形之人，比于上角[1]，似于苍帝[2]。其为人苍

张景岳说：“上角，厥阴者，总言木形之全也。后云大角、左角、钛角、判角，少阳者，分言木形详也。兹于上角而分左右，左右而又分上下，正以明阴阳之中复有阴阳也。”

色，小头，长面，大肩平背，直身，小手足，有才，好[3]劳心，少力，多忧劳于事。能[4]春夏不能秋冬，感而病生，足厥阴佗佗然。大角之人，比于左足少阳，少阳之上遗遗然。左角一曰少角之人，比于右足少阳，少阳之下随随然。钛角一曰右角之人，比于右足少阳，少阳之上推推然。判角之人，比于左足少阳，少阳之下栝栝然。

[注释]

[1] 上角：角为五音之一，在五行属木。此下徵、宫、商、羽，分属心、脾、肺、肾四脏。上、大、钛、左、判，是木形之人的分类。[2] 苍帝：传说中的东方之帝。[3] 好：原在“有才”之前，据《甲乙》乙正。[4] 能：读为“耐”。

火形之人，比于上徵，似于赤帝。其为人赤色，广朋[1]，锐面小头，好肩背髀腹，小手足，行安地，疾心，行摇，肩背肉满，有气轻财，少信多虑，见事明了，好颜急心，不寿暴死。能春夏不能秋冬，秋冬感而病生，手少阴核核然。质徵之人一曰质之人，一曰太徵，比于左手太阳，太阳之上肌肌然。少徵之人，比于右手太阳，太阳之下慆慆然。右徵之人，比于右手太阳，太阳之上鲛鲛然一曰熊熊然。质判一曰质徵之人，比于左手太阳，太阳之下支支颐颐然。

土形之人，比于上宫，似于上古黄帝。其为人黄色，圆面，大头，美肩背，大腹，美股胫，小手足，多肉，上下相称，行安地，举足浮，安心，好利人，不喜权势，善附人也。能秋冬不能春夏，春夏感而病生，足太阴敦敦然。太宫之人，比于左足阳明，阳明之上婉婉然。加宫之人一曰众之人，比于左足阳明，阳明之下坎坎然。少宫之人，比于右足阳明，阳明之上枢枢然。左宫之人一曰众之人，一曰阳明之上，比于右足阳明，阳明之下兀兀然。

金形之人，比于上商，似于白帝。其为人方面，白色，小头，小肩背，小腹，小手足，如骨发踵外，骨轻，身清廉，急心，静悍，善为吏。能秋冬不能春夏，春夏感而病生，手太阴敦敦然。钛商之人，比于左手阳明，阳明之上廉廉然。右商之人，比于左手阳明，阳明之下脱脱然。左商之人，比于右手阳明，阳明之上监监然。少商之人，比于右手阳明，阳明之下严严然。

［注释］

[1] 胂（shèn）：同“胂”，夹脊肉。

水形之人，比于上羽，似于黑帝。其为人黑色，面不平，大头，广颐，小肩，大腹，动[1]手足，发行摇身，下尻长，背延延然，不敬畏，善欺绐[2]人，戮死。能秋冬不能春夏，春夏感而病生，足少阴污污然。大羽之人，比于右足太阳，太阳之上颊颊然。少羽之人，比于左足太阳，太阳之下纡纡然。众之为人一曰加之人，比于右足太阳，太阳之下洁洁然。桎之为人，比于左足太阳，太阳之上安安然。是故五形之人二十五变者，众之所以相欺者是也。

［注释］

[1] 动：《甲乙》作“小”。 [2] 欺绐：欺骗。

黄帝曰：得其形，不得其色，何如？岐伯曰：形胜色，色胜形者，至其胜时年加，感则病行，失则忧矣。形色相得者，富贵大乐。黄帝曰：其形色相胜之时，年加可知乎？岐伯曰：凡人之[1]大忌，常加九岁。七岁，十六岁，二十五岁，三十四岁，四十三岁，五十二岁，六十一岁，皆人之大忌，不可不自安也，感则病行，失则忧矣。当此之时，无为奸事，是谓年忌。

［注释］

[1] 凡人之：原作“凡年忌下上之人”，据《甲乙》改。

黄帝曰：夫子之言，脉之上下，血气之候，以知形气，奈何？岐伯曰：足阳明之上，血气盛则髯美长；血少气多则髯短；故气少血多[1]则髯少；血气皆少则无髯，两吻多画。足阳明之下，血气盛则下毛美长至胸；血多气少则下毛美短至脐，行则善高举足，足指少肉，足善寒；血少气多则肉而善瘃[2]；血气皆少则无毛，有则稀而枯悴，善痿厥足痹。

[注释]

[1] 气少血多：《甲乙》作"气多血少"。　[2] 瘃（zhú）：冻伤。

足少阳之上，气血盛则通髯美长；血多气少则通髯美短；血少气多则少髯；血气皆少则无髯，感于寒湿则善痹，骨痛爪枯也。足少阳之下，血气盛则胫毛美长，外踝肥；血多气少则胫毛美短，外踝皮坚而厚；血少气多则胻毛少，外踝皮薄而软；血气皆少则无毛，外踝瘦无肉。

足太阳之上，血气盛则美眉，眉有毫毛；血多气少则恶眉，面多小理；血少气多则面多肉；血气和则美色。足太阳[1]之下，血气盛则跟肉满，踵坚；气少血多则瘦，跟空；血气皆少则喜转筋，踵下痛。

[注释]

[1] 阳：原作"阴"，字误，兹改。

手阳明之上，血气盛则髭美；血少气多则髭恶；

血气皆少则无髭。手阳明之下，血气盛则腋下毛美，手鱼肉以温；气血皆少则手瘦以寒。

手少阳之上，血气盛则眉美以长，耳色美；血气皆少则耳焦恶色。手少阳之下，血气盛则手卷[1]多肉以温；血气皆少则寒以瘦；气少血多则瘦以多脉。

［注释］

[1] 卷：《甲乙》作“拳”。

手太阳之上，血气盛则多须，面多肉以平；血气皆少则面瘦恶色。手太阳之下，血气盛则掌肉充满；血气皆少则掌瘦以寒。

黄帝曰：二十五人者，刺之有约乎？岐伯曰：美眉者，足太阳之脉气血多；恶眉者，血气少；其肥而泽者，血气有余；肥而不泽者，气有余，血不足；瘦而无泽者，气血俱不足。审察其形气有余不足而调之，可以知逆顺矣。

黄帝曰：刺其诸阴阳，奈何？岐伯曰：按其寸口人迎，以调阴阳，切循其经络之凝涩，结而不通者，此于身皆为痛痹，甚则不行，故凝涩。凝涩者，致气以温之，血和乃止。其结络者，脉结血不行，决之乃行。故曰：气有余于上者，导而下之；气不足于上者，推而休之；其稽留不至者，因而迎之。必明于经隧，乃能持之。寒与热争者，导而行之；其宛陈血不结者，

即而取之。必先明知二十五人，别血气之所在，左右上下，刺约毕也。

［点评］

人以天地之气生，四时之法成，故生命各有先天禀赋的不同。本篇继《灵枢·天年》《灵枢·寿夭刚柔》篇，又将人分为阴阳二十五种类型，此下还有《灵枢·五音五味》《灵枢·通天》篇，构成了中医体质理论的核心内容。以五行、五音类别人的体质，其核心在于五脏。如《素问·五脏生成》说："五脏之象，可以类推；五脏相音，可以意识；五色微诊，可以目察。"观察人的声音，可以知脏腑精气的有余不足。辨别不同类型的人，以知其气血之多少，这是针刺应遵守的原则。

黄帝内经灵枢卷第十九

百病始生第六十六

黄帝问于岐伯曰：夫百病之始生也，皆生于风雨寒暑，清湿喜怒。喜怒不节则伤脏，风雨则伤上，清湿[1]则伤下。三部之气，所伤异类，愿闻其会。岐伯曰：三部之气各不同，或起于阴，或起于阳，请言其方。喜怒不节则伤脏，脏伤则病起于阴也；清湿袭虚，则病起于下；风雨袭虚，则病起于上，是谓三部。至于其淫泆，不可胜数。

黄帝曰：余固不能数，故问先师，愿卒闻其道。岐伯曰：风雨寒热，不得虚，邪不能独伤人。卒然逢疾风暴雨而不病者，盖无虚，故邪不能独伤人。此必因虚邪之风，与其身形，两虚相得[2]，乃客其形。两实相逢，众人肉坚[3]。其中于虚邪也，因于天时，与其身形，参以虚实，大病乃成，气有定舍，因处为名，上下中外，分为三贞[4]。

［注释］

[1] 清湿：寒湿。　[2] 两虚相得：得，《甲乙》作“搏”。《灵枢·九宫八风》有“三虚相抟，则为暴病卒死”。　[3] 众人肉坚：《甲乙》作“中人肉间”。　[4] 三贞：《甲乙》作“三真”。三部之义。

是故虚邪之中人也，始于皮肤，皮肤缓则腠理开，开则邪从毛发入，入则抵深，深则毛发立，毛发立则淅然，故皮肤痛。留而不去，则传舍于络，在络之时，痛于肌肉，其痛之时息，大经乃代。留而不去，传舍于经，在经之时，洒淅喜惊。留而不去，传舍于输，在输之时，六经不通，四肢节痛[1]，腰脊乃强。留而不去，传舍于伏冲之脉，在伏冲之时，体重身痛。留而不去，传舍于肠胃，在肠胃之时，贲响腹胀，多寒则肠鸣飧泄，食不化，多热则溏出糜。留而不去，传舍于肠胃之外、募原之间，留着于脉，稽留而不去，息而成积。或着孙脉[2]，或着络脉，或着经脉，或着输脉，或着于伏冲之脉，或着于膂筋，或着于肠胃之募原，上连于缓筋，邪气淫泆，不可胜论。

黄帝曰：愿尽闻其所由然。岐伯曰：其着孙络之脉而成积者，其积往来上下，臂手孙络之居也，浮而缓，不能句积[3]而止之，故往来移行肠胃之间，水凑渗注灌，濯濯有音，有寒则䐜，䐜满雷引，故时切痛。其着于阳明之经，则挟脐而居，饱食则益大，饥则益小。其着于缓筋也，似阳明之积，饱食则痛，饥则安。

其着于肠胃之募原也，痛而外连于缓筋，饱食则安，饥则痛。其着于伏冲之脉者，揣之[4]应手而动，发手则热气下于两股，如汤沃之状[5]。其着于膂筋，在肠后者，饥则积见，饱则积不见，按之不得。其着于输之脉者，闭塞不通，津液不下，孔窍干壅，此邪气之从外入内，从上下也。

［注释］

[1] 四肢节痛：原作“四肢则肢节痛”，据《太素》删。《甲乙》作“四节即痛”。 [2] 孙脉：毛脉。 [3] 句积：读为“勾稽”，邪气稽留。 [4] 揣之：按之。 [5] 汤沃之状：热水流过的感觉。

黄帝曰：积之始生，至其已成，奈何？岐伯曰：积之始生，得寒乃生，厥乃成积也。黄帝曰：其成积奈何？岐伯曰：厥气生足悗，悗生胫寒，胫寒则血脉凝涩，血脉凝涩则寒气上入于肠胃，入于肠胃则䐜胀，䐜胀则肠外之汁沫迫聚不得散，日以成积。卒然多食饮则脉满，起居不节，用力过度，则络脉伤。阳络伤则血外溢，血外溢则衄血；阴络伤则血内溢，血内溢则后血[1]。肠胃之络伤，则血溢于肠外，肠外有寒，汁沫与血相抟，则并合凝聚不得散而积成矣。卒然外中于寒，若内伤于忧怒，则气上逆，气上逆则六输不通，温气[2]不行，凝结蕴里而不散，津液涩渗，著而不去，而积皆成矣。

黄帝曰：其生于阴者，奈何？岐伯曰：忧思伤心；重寒伤肺；忿怒伤肝；醉以入房，汗出当风则伤脾；用[3]力过度，若入房汗出浴水，则伤肾。此内外三部之所生病者也。

黄帝曰：善。治之奈何？岐伯答曰：察其所痛，以知其应，有余不足，当补则补，当泻则泻，毋逆天时，是谓至治。

[注释]

[1] 后血：便血。　[2] 温气：脉气。　[3] 用：原作“思”，字误，据《甲乙》改。

[点评]

本篇换一角度提出致病的“三部之气”，即“喜怒”“风雨”“清湿”。“喜怒”代表情志因素，包括怒、喜、忧、思、悲、恐、惊等，情志伤人则伤及脏腑，病起于阴。“风雨”“清湿”代表自然界的外邪，包括风、寒、暑、湿、燥、火等，外邪伤人，病起于阳。“虚邪”中人始于皮肤，次第传舍入于孙脉、络脉、经脉、输脉、伏冲之脉、膂筋、肠胃之募原，最终成积。积是久病不治之后而成的痼疾，预后凶险，难以去除。须当防患于未然，避免“两虚相得”而致病。“察其所痛，以知其应”，是经脉医学的切循经脉的诊法。“有余不足，当补则补，当泻则泻”，则是经脉医学中的治疗总则。

行针第六十七

黄帝问于岐伯曰：余闻九针于夫子，而行之于百姓，百姓之血气各不同形，或神动而气先针行，或气与针相逢，或针已出气独行，或数刺乃知，或发针而气逆，或数刺病益剧。凡此六者，各不同形，愿闻其方。

岐伯曰：重阳之人，其神易动，其气易往也。黄帝曰：何谓重阳之人？岐伯曰：重阳之人，熇熇高高[1]，言语善疾，举足善高，心肺之脏气有余，阳气滑盛而扬，故神动而气先行。

［**注释**］

[1] 熇熇（hè）高高：气盛貌。《甲乙》作“矫矫蒿蒿”。

黄帝曰：重阳之人而神不先行者，何也？岐伯曰：此人颇有阴者也。黄帝曰：何以知其颇有阴也？岐伯曰：多阳者多喜，多阴者多怒，数怒者易解，故曰颇有阴，其阴阳之离合难，故其神不能先行也。

黄帝曰：其气与针相逢，奈何？岐伯曰：阴阳和调而血气淖泽滑利，故针入而气出，疾而相逢也。

黄帝曰：针已出而气独行者，何气使然？岐伯曰：其阴气多而阳气少，阴气沉而阳气浮。沉[1]者内藏，故针已出，气乃随其后，故独行也。

[注释]

[1] 沉：原脱，据《太素》补。

黄帝曰：数刺乃知者，何气使然？岐伯曰：此人之多阴而少阳，其气沉而气往难，故数刺乃知也。

黄帝曰：针入而气逆者，何气使然？岐伯曰：其气逆与其数刺病益甚者，非阴阳之气，浮沉之势也，此皆粗之所败，工之所失，其形气无过焉。

[点评]

本篇论述了针刺治疗过程中的六种行针反应。其中“气先针行”“气与针相逢”“针已出气独行”“数刺乃知”的反应是基于患者体质不同而致的不同针感，这种体质上的差异由自身阴阳气血的特异性而定。至于“发针而气逆”“数刺病益剧”则与病患体质无关，而是庸医误治之后的反应，为“粗之所败”。这六种行针反应的描述，对于临证施针有着重要的指导与警示作用。

黄帝内经灵枢卷第二十

寒热第七十

黄帝问于岐伯曰：寒热瘰疬在于颈腋者，皆何气使生？岐伯曰：此皆鼠瘘寒热之毒气也，留于脉而不去者也。

黄帝曰：去之奈何？岐伯曰：鼠瘘之本，皆在于脏，其末上出于颈腋之间，其浮于脉中，而未内着于肌肉，而外为脓血者，易去也。

黄帝曰：去之奈何？岐伯曰：请从其本引其末，可使衰去而绝其寒热。审按其道以予之，徐往徐来以去之，其小如麦者，一刺知，三刺而已。

黄帝曰：决其生死，奈何？岐伯曰：反其目视之[1]，其中有赤脉，从上下贯瞳子，见一脉，一岁死；见一脉半，一岁半死；见二脉，二岁死；见二脉半，二岁半死；见三脉，三岁而死。见赤脉不下贯瞳子，可治也。

[注释]

[1] 反其目视之：翻眼睑以查其脉。

[点评]

寒热，为古时病名，其症如张仲景柴胡汤证中“寒热往来”之状，《灵枢·寒热病》中有“皮寒热”“肌寒热”“骨寒热”等。本篇主论寒热瘰疬的病机及治法，并介绍了视目中赤脉判断瘰疬病预后的方法。经脉医学理论中，目为经脉汇聚之所，由目中的异常变化可以诊察病情。在《灵枢》篇章中多次出现“察其目”，如《灵枢·四时气》云：“睹其色，察其目，知其散复者。视其目色，以知病之存亡也。”强调了诊察目色对于掌握疾病预后的关键性。天回医简《脉书上经》中亦有“相目之阴阳”以候病气之见，可见诊察目色为上古医经理论的重要诊法。

邪客第七十一

黄帝问于伯高曰：夫邪气之客人也，或令人目不瞑不卧出[1]者，何气使然？伯高曰：五谷入于胃也，其糟粕、津液、宗气分为三隧，故宗气积于胸中，出于喉咙，以贯心肺，而行呼吸焉。营气者，泌其津液，注之于脉，化以为血，以荣四末，内注五脏六腑，以应刻数焉。卫气者，出其悍气之慓疾，而先行于四末、分肉、皮肤之间，而不休者也，昼日行于阳，夜行于阴，其入于阴也，常从足少阴之分间，行于五脏六腑，今厥气客于五脏六腑则卫气独卫其外，行于阳，不得入于阴。行于阳则阳气盛，阳气盛则阳跻满，不得入于阴，阴气虚，故目不得瞑。

［注释］

[1] 不卧出：不眠。

黄帝曰：善。治之奈何？伯高曰：补其不足，泻其有余，调其虚实，以通其道，而去其邪。饮以半夏汤一剂，阴阳已通，其卧立至。

黄帝曰：善。此所谓决渎壅塞，经络大通，阴阳得和者也。愿闻其方。伯高曰：其汤方以流水千里以外者八升，扬之万遍[1]，取其清五升煮之，炊以苇薪，大沸[2]，置秫米一升，治半夏五合，徐炊，令竭[3]为一升半，去其滓，饮汁一小杯，日三，稍益[4]，以知为度[5]。故其病新发者，覆杯则卧[6]，汗出则已矣；久者，三饮而已也。

[注释]

[1] 扬之万遍：搅动万次以上。　[2] 大沸：武火煮沸。　[3] 竭：浓缩。　[4] 稍益：逐渐增加。　[5] 以知为度：见药力为度。　[6] 覆杯则卧：服完药即躺下。

黄帝问于岐伯曰：余愿闻持针之数，内针之理，纵舍[1]之意，扞[2]皮开腠理，奈何？脉之屈折、出入之处，焉至而出？焉至而止？焉至而徐？焉至而疾？焉至而入？六府之输于身者，余愿尽闻其序，别离之处，离而入阴，别而入阳，此何道而从行？愿尽闻其方。岐伯曰：帝之所问，针道毕矣。

[注释]

[1] 纵舍：进退。　[2] 扞：保护。

黄帝曰：手少阴之脉独无腧，何也？岐伯曰：少阴，心脉也。心者，五脏六腑之大主也，精神之所舍也，其脏坚固，邪弗能客也，客之则心伤，心伤则神去，神去则死矣。故诸邪之在于心者，皆在于心之包络。包络者，心主之脉也，故独无腧焉。黄帝曰：少阴独无腧者，不病乎？岐伯曰：其外经病而脏不病，故独取其经于掌后锐骨之端。其余脉出入屈折，其行之徐疾，皆如手少阴心主之脉行也。故本腧者，皆因其气之虚实疾徐以取之，是谓因冲[1]而泻，因衰而补。如是者，邪气得去，真气坚固，是谓因天之序。

［注释］

[1] 冲：盛也。

黄帝曰：持针纵舍，奈何？岐伯曰：必先明知十二经脉之本末，皮肤之寒热，脉之盛衰滑涩。其脉滑而盛者，病日进；虚而细者，久以持[1]；大以涩者，为痛痹；阴阳如一者，病难治；察其本末尚热者，病尚在；其热以衰者，其病亦去矣。因持其尺[2]，察其肉之坚脆、大小、滑涩、寒温、燥湿。因视目之五色，以知五脏而决死生；视其血脉，察其五色，以知其寒热痛痹。

［注释］

[1] 久以持：久久不愈。　[2] 尺：尺肤，肘窝以下至腕关节前臂内侧肌肤。

黄帝曰：持针纵舍，余未得其意也。岐伯曰：持针之道，欲端以正，安以静，先知虚实，而行疾徐，左手执骨，右手循之，无与肉裹。泻欲端以正，补必闭肤，转针导气，邪气不得淫泆[1]，真气得居。黄帝曰：扞皮开腠理，奈何？岐伯曰：因其分肉，在别其肤，微内而徐端之，适神不散，邪气得去。

[**注释**]

[1] 淫泆：邪气侵淫。

黄帝问于岐伯曰：人有八虚[1]，各何以候？岐伯答曰：以候五脏。黄帝曰：候之奈何？岐伯曰：肺心有邪，其气留于两肘；肝有邪，其气流于两腋；脾有邪，其气留于两髀；肾有邪，其气留于两腘。凡此八虚者，皆机关之室，真气之所过，血络之所游，邪气恶血，固不得住留，住留则伤筋络骨节，机关不得屈伸，故拘挛[2]也。

[**注释**]

[1] 八虚：两肘、两腋、两髀、两腘。　[2] 拘挛：原作“病挛”，据《甲乙》改。

[**点评**]

本篇前文是黄帝与伯高问对，讨论“不瞑不卧”的病机及证治，并列半夏汤方药，兼论人身与天地相应；后文是黄帝与岐伯问对，讨论经脉屈折出入之处、手少阴独无腧之理、持针纵舍之意，以及“八虚”之候。

篇中提及“心主之脉”与“手少阴”之脉的关系，明确心主之脉为“心之包络”。《灵枢·经脉》心包经冠以厥阴之名，或许是在经脉循环无端体系建立之时。经脉的出入之所是脉与天气相通之处，亦是邪气流止积聚之处。除此之外，黄帝提出六府之输于身者在何的问题，篇中似乎没有答案。从出土文献来看，输与脉在人体中同样重要，选择在输或是在脉上进行针灸治疗，关系到经脉医学治则中的补与泻。此“六府之输”中的六府，当不是五脏六腑中的“六腑”。

篇末又论及一个重要概念——“八虚”。分别为：肺心之两肘，肝之两腋，脾之两髀，肾之两腘。这八个位置不仅是气血真气流注的“机关之室”，也是筋经的关键所在，若是邪气滞流于此，会导致关节不利的“拘挛”之症。

通天第七十二

黄帝问于少师曰：余尝闻人有阴阳，何谓阴人？何谓阳人？少师曰：天地之间，六合之内，不离于五，人亦应之，非徒一阴一阳而已也。而略言耳，口弗能遍明也。

六合谓东、西、南、北、上、下，其中万物，都是可以用五行来说明它们之间的关系。

黄帝曰：愿略闻其意。有贤人圣人，心能备而行之乎？少师曰：盖有太阴之人，少阴之人，太阳之人，少阳之人，阴阳和平之人。凡五人者，其态不同，其筋骨气血各不等。

此承《灵枢·阴阳二十五人》，再说人有五种类型。

黄帝曰：其不等者，可得闻乎？少师曰：太阴之人，贪而不仁，下齐湛湛，好内而恶出，心抑而不发，不务于时，动而后人，此太阴之人也。

少阴之人，小贪而贼心，见人有亡，常若有得，好伤好害，见人有荣，乃反愠怒，心疾[1]而无恩，此少阴之人也。

［注释］

[1] 疾：嫉妒。

太阳之人，居处于于[1]，好言大事，无能而虚说，志发于四野，举措不顾是非，为事如常自用，事虽败而常无悔，此太阳之人也。

［注释］

[1] 于于：自得貌。

少阳之人，諟谛好自贵，有小小官，则高自宣，好为外交而不内附，此少阳之人也。

阴阳和平之人，居处安静，无为惧惧，无为欣欣[1]，婉然从物，或与不争，与时变化，尊则谦谦，卑而不谄，是谓至治。古人善用针艾者，视人五态乃治之，盛者泻之，虚者补之。

［注释］

[1] 无为惧惧，无为欣欣：宠辱不惊。

黄帝曰：治人之五态，奈何？少师曰：太阴之人，多阴而无阳，其阴血浊，其卫气涩，阴阳不和，缓筋而厚皮，不之疾泻，不能移之。

少阴之人，多阴而少阳，小胃而大肠，六腑不调，其阳明脉小，而太阳脉大，必审而调之，其血易脱，其气易败也。

太阳之人，多阳而无阴[1]，必谨调之，无脱其阴，而泻其阳，阳重脱者阳狂，阴阳皆脱者，暴死不知人也。

[注释]

[1] 无阴：原作“少阴”，据《甲乙》改。

少阳之人，多阳而少阴，经小而络大，血在中而气在外，实阴而虚阳，独泻其络脉，则强气脱而疾，中气不足，病不起也。

阴阳和平之人，其阴阳之气和，血脉调。谨诊其阴阳，视其邪正，安其容仪，审有余不足。盛则泻之，虚则补之，不盛不虚，以经取之。此所以调阴阳，别五态之人者也。

黄帝曰：夫五态之人者，相与毋故，卒然新会，未知其行也，何以别之？少师答曰：众人之属，不知五态之人者，故五五二十五人，而五态之人不与焉。五态之人，尤不合于众者也。

黄帝曰：别五态之人，奈何？少师曰：太阴之人，其状黮黮然黑色，念然下意，临临然长大，䐃然未偻[1]，此太阴之人也。

[注释]

[1] 䐃然未偻：䐃，《甲乙》作“腘”。未，当作“末”。此承上言四肢长大貌。

少阴之人，其状清然窃然，固以阴贼，立而躁崄，行而似伏，此少阴之人也。

太阳之人，其状轩轩储储[1]，反身折腘[2]，此太阳之人也。

［注释］

[1] 轩轩储储：自得貌。 [2] 反身折腘：仰首挺胸。

少阳之人，其状立则好仰，行则好摇，其两臂两肘，则常出于背[1]，此少阳之人也。

［注释］

[1] 常出于背：喜欢背手而行。

阴阳和平之人，其状委委然，随随然，颙颙然[1]，愉愉然，暶暶然[2]，豆豆然[3]，众人皆曰君子。此阴阳和平之人也。

［注释］

[1] 颙颙（yóng）然：肃敬之貌。 [2] 暶暶（xuán）然：目善貌。 [3] 豆豆然：豆，疑为“岂”之坏字。岂岂然，意得貌。

［点评］

本篇以黄帝与少师问对开始，与《灵枢·阴阳二十五人》同，而臣子由伯高易作少师。少师对以“太阴之人，少阴之人，太阳之人，少阳之人，阴阳和平之人”五态之人。相比《灵枢·阴阳二十五人》中的五行之人，本篇主要讲述五态之人的心性、体态、行为、气血、筋骨皮肉等特异之处，并强调在治疗时，需谨慎辨别人之五态，因人施治。此篇应与《灵枢·阴阳二十五人》相参阅读，二篇论述五行及五态之人的内容为中医体质学说的核心思想与源头。

黄帝内经灵枢卷第二十一

官能第七十三

黄帝问于岐伯曰：余闻九针于夫子众多矣，不可胜数。余推而论之，以为一纪，余司诵之，子听其理，非则语余，请正其道，令可久传，后世无患，得其人乃传，非其人勿言。岐伯稽首再拜曰：请听圣王之道。

黄帝曰：用针之理，必知形气之所在。左右上下，阴阳表里，血气多少，行之逆顺，出入之合，诛伐有过。知解结，知补虚泻实，上下气门，明通于四海。审其所在，寒热淋露[1]，以输异处，审于调气，明于经隧，左右支络，尽知其会。寒与热争，能合而调之；虚与实邻，知决而通之；左右不调，把[2]而行之。明于逆顺，乃知可治。阴阳不奇，故知起时。审于本末，察其寒热，得邪所在，万刺不殆。知官九针，刺道毕矣。

太过则泻之。

人有气海、血海、水谷之海、髓海。

人有肥瘦大小，荥输位置也有差异。

［注释］

[1] 淋露：羸弱。　[2] 把：原作“犯”，据《太素》改。

明于五腧，徐疾所在，屈伸出入，皆有条理。言阴与阳[1]，合于五行，五脏六腑，亦有所藏，四时八风，尽有阴阳。各得其位，合于明堂，各处色部，五脏六腑。察其所痛，左右上下。知其寒温，何经所在。审皮肤[2]之寒温滑涩，知其所苦，膈有上下，知其气所在，先得其道，稀而疏之，稍深以留，故能徐入之。大热在上，推而下之；从下上者，引而去之；视前痛者，常先取之。大寒在外，留而补之；入于中者，从合泻之。针所不为，灸之所宜[3]。上气不足，推而扬之；下气不足，积而从之；阴阳皆虚，火自当之[4]。厥而寒甚，骨廉陷下，寒过于膝，下陵三里。阴络所过，得之留止。寒入于中，推而行之；经陷下者，火则当之；结络坚紧，火之所治。不知所苦，两跻之下，男阳女阴[5]，良工所禁，针论毕矣。

［注释］

[1] 阳：原作“五”，据《太素》改，并与下“行”“藏”“风”合韵。　[2] 皮肤：《太素》作“尺”。　[3] 针所不为，灸之所宜：杨上善注：“脉之陷下，是灸所宜，不可针也。”　[4] 火自当之：用灸也。　[5] 男阳女阴：原作“男阴女阳”，据《太素》《甲乙》改。按《灵枢・脉度》：“男子数其阳，女子数其阴，当数者为经，

不当数者为络也。”守山阁校本注：“故结络坚紧，而以火治之者，男子必取阴跻，女子必取阳跻，若误施之，是病在络，而反取其经，诛伐无过矣。”

用针之服，必有法则，上视天光，下司八正，以辟奇邪，而观百姓，审于虚实，无犯其邪。是得天之露，遇岁之虚[1]，救而不胜，反受其殃。故曰：必知天忌，乃言针意。法于往古，验于来今，观于窈冥[2]，通于无穷，粗之所不见，良工之所贵，莫知其形，若神髣髴[3]。

[注释]

[1] 得天之露，遇岁之虚：露，同“羸”。岁时之太过与不及。《灵枢·岁露》：“乘年之衰，逢月之空，失时之和。” [2] 窈冥：深邃莫测。 [3] 若神髣（páng）髴（huáng）：得其神也。

邪气之中人也，洒淅动形。正邪之中人也微，先见于色，不知于身，若在若无，若亡若存，有形无形，莫知其情。是故上工之取气，乃救其萌芽，下工守其已成，因败其形。是故工之用针也，知气之所在，而守其门户，明于调气，补泻所在，徐疾之意，所取之处。泻必用员[1]，切而转之，其气乃行，疾入徐出，邪气乃出，伸而迎之，摇大其穴，气出乃疾。补必用方[2]，外引其皮，令当其门，左引其枢，右推其肤，微旋而徐推之，必端以正，安以静，坚心无解，欲微以留，气下而疾出之，推其皮，盖其外门，真气乃存。用针之要，无忘其神。

［注释］

[1] 泻必用员：员，同“圆”。杨上善注：“员谓之规，法天而动，泻气者也。” [2] 补必用方：杨上善注：“方谓之矩，法地而静，补气者也。”

雷公问于黄帝曰：《针论》曰：得其人乃传，非其人勿言。何以知其可传？黄帝曰：各得其人，任之其能，故能明其事。雷公曰：愿闻官能奈何？黄帝曰：明目者，可使视色。聪耳者，可使听音。捷疾辞语者，可使传[1]论语。徐而安静，手巧而心审谛者，可使行针艾，理血气而调诸逆顺，察阴阳而兼诸方[2]。缓节柔筋而心和调者，可使导引行气。疾毒言语轻人者，可使唾痈咒[3]病。爪苦手毒，为事善伤者，可使按积抑痹[4]。各得其能，方乃可行，其名乃彰。不得其人，其功不成，其师无名。故曰：得其人乃言，非其人勿传，此之谓也。手毒者，可使试按龟，置龟于器下，而按其上，五十日而死矣；手甘者，复生如故也。

［注释］

[1] 传：《素问·金匮真言论》王注引《灵枢》无。 [2] 理血

气而调诸逆顺，察阴阳而兼诸方：此十五字与上下文义不属。[3] 咒：《太素》作“祝”。 [4] 按积抑痹：按跻去积聚顽痹。

[点评]

本篇所称“官能”，其义：一者必须要知道人的“形气之所在。左右上下，阴阳表里，血气多少，行之逆顺，出入之合”，以伐有过之脉；一者要“明于五腧，徐疾所在，屈伸出入，皆有条理”；一者要“各得其人，任之其能，故能明其事”。人有形气的不同，所以要“知官九针，刺道毕矣”；知五腧所在，补泻之法，即“良工所禁，针论毕矣”；用针要得其人而用，故“得其人乃言，非其人勿传”。

篇中“用针之服，必有法则，上视天光，下司八正”之义，应了《素问·八正神明论》的篇题，此乃汉人解经之例，传训诂之文。篇末一段问对，由黄帝与岐伯易为雷公与黄帝，承篇首“得其人乃传，非其人勿言”之语，并冠以“《针论》曰”，提示上文内容或出自《针论》。可知《灵枢》分篇之时，为足八十一篇之数，而将原始各篇拆散重辑，旧时体例已不可复见。本篇与《灵枢·九针十二原》首尾相应，所述当为经脉医学针法理论的核心。

论疾诊尺第七十四

黄帝问于岐伯曰：余欲无视色持脉，独调其尺，以言其病，从外知内，为之奈何？岐伯曰：审其尺之缓急、小大、滑涩，肉之坚脆，而病形定矣。

视人之目窠上微痈，如新卧起状，其颈脉动，时咳，按其手足上，窅[1]而不起者，风水肤胀也。

尺肤滑，其淖泽者，风也。尺肉弱者，解㑊，安卧脱肉者，寒热，不治[2]。尺肤涩者，风痹也。尺肤粗如枯鱼之鳞者，水泆饮[3]也。尺肤热甚，脉盛躁者，病温也，其脉盛而滑者，汗[4]且出也。尺肤寒甚，脉小者，泄，少气也。尺肤炬然，先热后寒者，寒热也。尺肤先寒，久持之而热者，亦寒热也。

［注释］

[1] 窅（yǎo）：陷也。　[2] 不治：此下原有“尺肤滑而泽脂者，风也”九字，涉上而衍。据《甲乙》《脉经》删。　[3] 泆饮：溢饮。　[4] 汗：原作“病”，据《太素》《甲乙》改。

肘所独热者，腰以上热；手所独热者，腰以下热。

肘前独热者，膺前热；肘后独热者，肩背热。臂中独热者，腰腹热；肘后廉以下三四寸热者，肠中有虫。掌中热者，腹中热；掌中寒者，腹中寒。鱼上白肉有青血脉者，胃中有寒。尺炬然热，人迎大者，当夺血。尺坚大，脉小甚，少气，悗有加，立死。

目眦[1]外决于面者，为锐眦；在内近鼻者，为内眦；上为外眦，下为内眦。

［注释］

[1] 目眦：此下至“下为内眦”二十六字，原在《灵枢·癫狂》篇首，今据《甲乙》移于此。

目赤色者病在心，白在肺，青在肝，黄在脾，黑在肾。黄色不可名者，病在胸中。

诊目痛，赤脉从上下者，太阳病；从下上者，阳明病；从外走内者，少阳病。

诊寒热，赤脉从上下至瞳子，见一脉，一岁死；见一脉半，一岁半死；见二脉，二岁死；见二脉半，二岁半死；见三脉，三岁死。

诊龋齿痛，按其阳明之脉[1]来，有过者独热，在左左热，在右右热，在上上热，在下下热。

［注释］

[1] 阳明之脉：原作“阳之”二字，据《甲乙》及《脉经》改。

诊血脉者，多赤多热，多青多痛，多黑为久痹，多赤、多黑、多青皆见者，寒热身痛。而色微黄，齿垢黄，爪甲上黄，黄疸也。安卧，小便黄赤，脉小而涩者，不嗜食。

人病，其寸口之脉与人迎之脉小大等，及其浮沉等者，病难已也。

女子手少阴脉动甚者，妊子。

婴儿病，其头毛皆逆上者，必死。耳间青脉起者，掣痛。大便赤瓣，飧泄，脉小者，手足寒，难已；飧泄，脉小，手足温，泄易已。

四时之变，寒暑之胜，重阴必阳，重阳必阴。故阴主寒，阳主热，故寒甚则热，热甚则寒。故曰：寒生热，热生寒，此阴阳之变也。故曰：冬伤于寒，春生瘅热；春伤于风，夏生飧泄肠澼；夏伤于暑，秋生痎疟；秋伤于湿，冬生咳嗽。是谓四时之序也。

［点评］

本篇着重阐述了“诊尺”的诊法。尺即尺肤，为肘与腕之间的前臂内侧肌肉。诊察尺肤的“缓急、小大、滑涩，肉之坚脆”可以判别病状及掌握疾病的预后。诊尺是一种较为古老的诊法，《素问·脉要精微论》中“尺内两傍，则季胁也，尺外以候肾，尺里以候腹”，也是指尺肤。篇中诊察目色的内容见《灵枢·寒热》。篇末“四时之序”的内容主旨在《素问·生气通天论》《素问·阴阳应象大论》中亦有论述。

刺节真邪第七十五

黄帝问于岐伯曰：余闻刺有五节，奈何？岐伯曰：固有五节：一曰振埃，二曰发蒙，三曰去爪，四曰彻衣，五曰解惑。黄帝曰：夫子言五节，余未知其意。岐伯曰：振埃者，刺外经[1]，去阳病也；发蒙者，刺府输，去府病也；去爪者，刺关节之支络也；彻衣者，尽刺诸阳之奇输也；解惑者，尽知调阴阳，补泻有余不足，相倾移也。

［注释］

[1] 外经：杨上善注："外经者，十二经脉入脏腑者，以为内经；行于四肢及皮肤者，以为外经也。"

黄帝曰：刺节言振埃，夫子乃言刺外经，去阳病，余不知其所谓也。愿卒闻之。岐伯曰：振埃者，阳气大逆，上满于胸中，愤瞋[1]肩息，大气逆上，喘喝坐伏[2]，病恶埃烟[3]，䭇[4]不得息，请言振埃，尚疾于振埃[5]。黄帝曰：善。取之何如？岐伯曰：取之天容。黄帝曰：其咳上气，穷诎胸痛者，取之奈何？岐伯曰：

取之廉泉。黄帝曰：取之有数乎？岐伯曰：取天容者，无过一里，取廉泉者，血变而止。帝曰：善哉。

[注释]

[1] 愤瞋：胸满。[2] 喘喝坐伏：喘呼有声，坐卧不安。[3] 埃烟：尘埃烟雾。[4] 餲：同"噎"。[5] 尚疾于振埃：杨上善注："刺之去病，疾于振埃，故曰振埃也。"

黄帝曰：刺节言发蒙，余不得其意。夫发蒙者，耳无所闻，目无所见，夫子乃言刺府输，去府病，何输使然？愿闻其故。岐伯曰：妙乎哉问也！此刺之大约，针之极也，神明之类也，口说书卷，犹不能及也，请言发蒙耳，尚疾于发蒙也。

黄帝曰：善。愿卒闻之。岐伯曰：刺此者，必于日中，刺其听宫[1]，中其眸子，声闻于耳，此其输也。黄帝曰：善。何谓声闻于耳？岐伯曰：刺已[2]，以手坚按其两鼻窍而疾偃[3]，其声必应于针也。

[注释]

[1] 听宫：手太阳脉、手少阳脉及足少阳脉三脉交会之处。《史记·扁鹊仓公列传》治虢国太子尸厥病所谓"三阳五会"。[2] 刺已：原作"刺邪"，据《甲乙》改。[3] 疾偃：疾止。

黄帝曰：善。此所谓弗见为之，而无目视，见而取之，神明相得者也。

黄帝曰：刺节言去爪，夫子乃言刺关节肢络，愿卒闻之。岐伯曰：腰脊者，身之大关节也；股胫者，人之所以趋翔也；茎垂[1]者，身中之机，阴精之候，津液之道也。故饮食不节，喜怒不时，津液内溢，乃下留于睾，水道不通，日大不休，俯仰不便，趋翔不能。此病荥然有水，不上不下，铍石所取，形不可匿，常[2]不得蔽，故命曰去爪。帝曰：善。

［注释］

[1] 茎垂：阴茎与睾丸。 [2] 常：衣裳。《甲乙》作“裳”。

黄帝曰：刺节言彻衣，夫子乃言尽刺诸阳之奇输，未有常处也。愿卒闻之。岐伯曰：是阳气有余，而阴气不足。阴气不足则内热，阳气有余则外热，两[1]热相抟，热于怀炭，外畏绵帛，衣不可近身，又不可近席。腠理闭塞，则汗不出，舌焦唇槁，腊干嗌燥，饮食[2]不让美恶。

［注释］

[1] 两：原作“内”，据《甲乙》改。 [2] 干嗌燥，饮食：此五字，《太素》《甲乙》作“嗌干欲饮”。

黄帝曰：善。取之奈何？岐伯曰：取之于其天府、大杼三痏，又刺中膂，以去其热，补足手太阴，以去其汗，热去汗稀[1]，疾于彻衣。黄帝曰：善。

［注释］

[1] 稀：《甲乙》作“晞”。晞，干燥。

黄帝曰：刺节言解惑，夫子乃言尽知调阴阳，补泻有余不足，相倾移也，惑何以解之？岐伯曰：大风在身，血脉偏虚，虚者不足，实者有余，轻重不得，倾侧宛伏，不知东西，不知南北，乍上乍下，乍反乍复，颠倒无常，甚于迷惑。

黄帝曰：善。取之奈何？岐伯曰：泻其有余，补其不足，阴阳平复。用针若此，疾于解惑。黄帝曰：善。请藏之灵兰之室，不敢妄出也。

黄帝曰：余闻刺有五邪，何谓五邪？岐伯曰：病有持痈者，有容大者，有狭小者，有热者，有寒者，是谓五邪。黄帝曰：刺五邪，奈何？岐伯曰：凡刺五邪之方，不过五章[1]，瘅[2]热消灭，肿聚散亡，寒痹益温，小者益阳，大者必去，请道其方。

［注释］

[1] 五章：即下文“刺痈邪”“刺大邪”“刺小邪”“刺热邪”“刺寒邪”之义。　[2] 瘅：原作“痹”，据《太素》改。

凡刺痈邪无迎陇，易俗移性不得脓，诡[1]道更行去其乡，不安处所乃散亡。诸阴阳过痈者，取之其输泻之。

凡刺大邪曰[2]以小，泄夺[3]有余乃益虚。剽其道，针干其邪肌肉亲，视之毋有反其真。刺诸阳分肉间。

凡刺小邪曰以大，补其不足乃无害。视其所在迎之界，远近尽至不[4]得外，侵而行之乃自费。刺分肉间。

凡刺热邪越而苍，出游不归乃无病，为开道乎辟门户，使邪得出病乃已。

凡刺寒邪曰以温，徐往徐来[5]致其神，门户已闭气不分，虚实得调真气存[6]。

［注释］

[1] 诡：原作“脆”，据《太素》改。 [2] 曰：原作“日”，据《甲乙》改。下同。 [3] 夺：此下原有“其”字，据《太素》删。 [4] 不：此上原有“其”字，据《太素》《甲乙》删。 [5] 徐来：《太素》《甲乙》并作“疾出”。《太素》杨注：“徐往而入，得温气已，去疾而出针，以致神气为意也。” [6] 存：此下原有“也”字，据《太素》《甲乙》删。

黄帝曰：官针奈何？岐伯曰：刺痈者用铍针，刺大者用锋针，刺小者用员利针，刺热者用鑱针，刺寒者用毫针也。

此承上言五个“凡刺”所用之针具。

请言解论：与天地相应，与四时相副，人参天地，故可为解。下有渐洳[1]，上生苇蒲，此所以知形气之多少也。阴阳者，寒暑也。热则滋而在上，根荄[2]少汁。人气在外，皮肤缓，腠理开，血气减，汗大泄，肉淖泽。寒则地冻水冰，人气在中，皮肤致，腠理闭，汗不出，血气强，肉坚涩。当是之时，善行水者，不能往冰；善穿地者，不能凿冻；善用针者，亦不能取四逆[3]。血脉凝结，坚抟不往来者，亦未可即柔。故行水者必待天温冰释，穿地者必待[4]冻解，而水可行，地可穿也。人脉犹是也。治厥者必先熨，调和其经，掌与腋、肘与脚、项与脊以调之，火气已通，血脉乃行，然后视其病。脉淖泽者[5]，刺而平之；坚紧[6]者，破而散之，气下乃止，此所谓以解结者也。

[注释]

[1] 渐洳：低湿。　[2] 根荄：木株曰根，草根曰荄。　[3] 逆：原作“厥”，据《甲乙》改。四逆，即四肢。　[4] 穿地者必待：此五字原脱，据《甲乙》补。　[5] 淖泽者：张介宾注：“淖泽者，卫气浮也。”　[6] 坚紧：张介宾注：“坚紧者，邪气实也。”

用针之类，在于调气。气积于胃，以通营卫，各行其道。宗气留于海，其下者注于气街，其上者走于息道。故厥在于足，宗气不下，脉中之血，凝而留止，弗之火调[1]，弗能取之。用针者，必先察其经络之实虚，切而循之，按而弹之，视其应动者，乃后取而下此十二经脉诊法。张家山《脉书》："相脉之道，左□□□□□案之，右手直踝而箪之"。《素问·三部九候论》："以左手足上，上去踝五寸按之，庶右手足当踝而弹之，其应过五寸以上，蠕蠕然者，不病。"不动而动、动而太过或不及者，皆为病脉。

之。六经调者，谓之不病，虽病，谓之自已也。一经上实下虚而不通者，此必有横络盛，加于大经，令之不通，视而泻之，通而决之[2]，此所谓解结也。

上寒下热，先刺其项太阳，久留之，已刺则熨项与肩胛，令热下合乃止，此所谓推而上之者也。上热下寒，视其虚脉而陷下于经络者取之，气下乃止，此所谓引而下之者也。大热遍身，狂而妄见、妄闻、妄言，视足阳明及大络取之，虚者补之，血实者泻之。因令偃卧，居其头前，以两手四指挟按颈动脉，久持之，卷而切推之，下至缺盆中，而复上如前，热去乃止，此所谓推而散之者也。

［注释］

[1]弗之火调：不用火调。 [2]通而决之：此四字原脱，据《甲乙》补。

黄帝曰：有一脉生数十病者，或痛、或痈、或热、或寒、或痒、或痹、或不仁，变化无穷，其故何也？岐伯曰：此皆邪气之所生也。

黄帝曰：余闻气者，有真气，有正气，有邪气。何谓真气？岐伯曰：真气者，所受于天[1]，与谷气并而充身也。正气者，正风也，从一方来，非实风又非虚风也。邪气者，虚风[2]也，虚风之贼伤人也，其中人也深，不能自去。正风者，其中人也浅，合而自去，其气来柔弱，不能胜真气，故自去。

虚邪之中人也，洒淅动形，起毫毛而发腠理。其入深，内抟于骨，则为骨痹。抟于筋，则为筋挛。抟于脉中，则为血闭不通，则为痈。抟于肉，与卫气相抟，阳胜者则为热，阴胜者则为寒，寒则真气去，去则虚，虚则寒。抟于皮肤之间，其气外发，腠理开，毫毛摇，气往来行，则为痒。留而不去，则痹。卫气不行，则为不仁。虚邪偏客于身半，其入深，内居荣卫，荣卫稍衰，则真气去，邪气独留，发为偏枯。其邪气浅者，脉偏痛。

[注释]

[1] 天：呼吸之天气。　[2] 虚风：虚邪贼风。

虚邪之入于身也深，寒与热相抟，久留而内着，寒胜其热，则骨疼肉枯，热胜其寒，则烂肉腐肌为脓，内伤骨，内伤骨为骨蚀。有所疾前筋，筋屈不得伸，邪气居其间而不反，发为筋溜[1]。有所结，气归之，卫气留之，不得反，津液久留，合而为肠溜，久者数岁乃成，以手按之柔。有所结，气归之，津液留之，邪气中之，凝结日以易甚，连以聚居，为昔瘤，以手按之坚。已有所结，深中骨，气因于骨，骨与气并，日以益大，则为骨疽。有所结，中于肉，宗气归[2]之，邪留而不去，有热则化而为脓，无热则为肉疽。凡此数气者，其发无常处，而有常名也。

[**注释**]

[1] 溜：《甲乙》作“瘤”，下同。 [2] 归：原作“人”，据明赵府本改。

[**点评**]

本篇所论大致有三方面的内容：一为五节刺，二为五邪刺，三为论真气、正气、邪气三气。其中“五节刺”中的“振埃”“发蒙”“去爪”“彻衣”“解惑”是以治疗具体病症为例阐述的五种针刺之法。其治则分别为篇首所说的“刺外经，去阳病”“刺府输，去府病”“刺关节之支络”去爪病、“尽刺诸阳之奇输”去热病、“尽知调阴阳，补泻有余不足”。五邪刺分别为刺痈邪、刺大邪、刺小邪、刺热邪、刺寒邪，每种刺法分别配以铍针、锋针、员利针、镵针、毫针。《灵枢·九针论》中此五种针形相应之病症与五邪刺之症大抵相同。而五邪刺文末“有一脉生数十病”一句，对于解释《灵枢·经脉》中“所生病”有提示作用。

黄帝内经灵枢卷第二十二

九宫八风第七十七

合八风虚实邪正

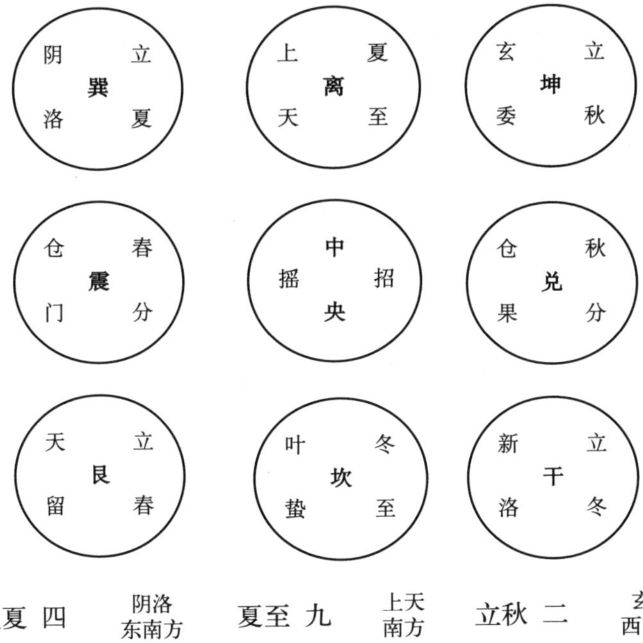

立夏	四	阴洛 东南方	夏至	九	上天 南方	立秋	二	玄委 西南方
春分	三	仓门 东方	招摇	五	中央	秋分	七	仓果 西方
立春	八	天留 东北方	冬至	一	叶蛰 北方	立冬	六	新洛 西北方

太一常以冬至之日[1]，居叶蛰之宫四十六日[2]，明日居天留四十六日，明日居仓门四十六日，明日居阴洛四十五日，明日居上天[3]四十六日，明日居玄委四十六日，明日居仓果四十六日，明日居新洛四十五日，明日复居叶蛰之宫，曰冬至矣。

[注释]

[1] 太一常以冬至之日：太一，北极。北极居中不动，而斗运于外。斗杓旋指十二辰，以建时节。斗杓所指之辰，谓之月建，即气令所王之方，如冬至月建在正北，故云太一居叶蛰之宫。 [2] 居叶蛰之宫四十六日：周岁为三百六十六日，分属八宫，每宫四十六日，惟阴洛、新洛两宫，止四十五日。“叶蛰”为北方坎宫，主冬至、大寒、小寒三节气。 [3] 上天：原作“天宫”，据《太素》及上述“九宫八风”图改。

太一日游，以冬至之日，居叶蛰之宫，从其宫数所在，日从一处，至九日，复反于一，常如是无已，终而复始。

太一移日，天必应之以风雨，以其日风雨则吉，岁美民安少病矣。先之则多雨，后之则多旱。

太一在冬至之日有变，占在君；太一在春分之日有变，占在相；太一在中宫之日有变，占在吏；太一在秋分之日有变，占在将；太一在夏至之日有变，占在百姓。所谓有变者，太一居五宫之日，疾风折树木，扬沙石。各以其所主[1]占贵贱[2]，因视风所从来而占之。风从其所居之乡[3]来为实风，主生长养万物；风从其冲后来为虚风，伤人者也，主杀主害者。谨候虚风而避之，故圣人日避虚邪之道，如避矢石然，邪弗能害，此之谓也。

［注释］

[1] 主：《太素》作“生”。　[2] 贵贱：即此上君、相、吏、将、百姓。　[3] 所居之乡：张介宾注：“所居者，太一所居之乡也。”

是故太一入徙，立于中宫，乃朝八风，以占吉凶也。风从南方来，名曰大弱风，其伤人也，内舍于心，外在于脉，其气主为热。风从西南方来，名曰谋风，其伤人也，内舍于脾，外在于肌，其气主为弱。风从西方来，名曰刚风，其伤人也，内舍于肺，外在于皮肤，其气主为燥。风从西北方来，名曰折风，其伤人也，内舍于小肠，外在于手太阳之脉，脉绝则溢，脉闭则结不通，善暴死。风从北方来，名曰大刚风，其伤人也，内舍于肾，外在于骨与肩背之膂筋，其气主为寒。风从东北方来，名曰凶风，其伤人也，内舍于大肠，外在于两胁腋骨下及肢节。风从东方来，名曰婴儿风，其伤人也，内舍于肝，外在于筋纽，其气主为身湿。风从东南方来，名曰弱风，其伤人也，内舍于胃，外在于肌肉，其气主体重。

凡此八风皆从其虚之乡来，乃能病人，三虚相抟[1]，则为暴病卒死。两实一虚，病则为淋露寒热。犯其雨湿之地，则为痿。故圣人避风，如避矢石焉。其有三虚而偏中于邪风，则为击仆偏枯矣。

[**注释**]

[1] 三虚相抟：杨上善注："三虚，谓年虚、月虚、时虚。"

[**点评**]

本篇无问对形式。古人对四方的概念认识由来已久，甲骨文有"四方风"的记载。本篇所论九宫八风与八卦相关，四时与九宫相应，体现古人独特的时空观念。其目的是为"谨候虚风而避之"，避之则外邪不能致病。天回医简中亦有八风的论述，可见这种天人合一理念由来已久。

黄帝内经灵枢卷第二十三

岁露论第七十九

黄帝问于少师曰：余闻四时八风之中人也，故有寒暑，寒则皮肤急而腠理闭，暑则皮肤缓而腠理开，贼风邪气因得以入乎？将必须八正虚邪，乃能伤人乎？少师答曰：不然。贼风邪气之中人也，不得以时。然必因其开也，其入深，其内极也疾[1]，其病人也卒暴；因其闭也，其入浅以留，其病人也徐以迟。

［注释］

[1] 其内极也疾：原作“其内极病”，据《甲乙》改。邪气内陷而急疾。

黄帝曰：有寒温和适，腠理不开，然有卒病者，其故何也？少师答曰：帝弗知邪入乎？虽平居，其腠理开闭缓急，固常有时也。

黄帝曰：可得闻乎？少师曰：人与天地相参也，与日月相应也。故月满则海水西盛[1]，人血气积，肌肉充，皮肤致，毛发坚，腠理郄，烟垢著。当是之时，虽遇贼风，其入浅不深。至其月郭空，则海水东盛，人气血虚，其卫气去，形独居，肌肉减，皮肤纵[2]，腠理开，毛发残，膲理薄，烟垢落。当是之时，遇贼风则其入深，其病人也卒暴。

［注释］

[1] 月满则海水西盛：杨上善注："东海阳也，西海阴也……月为阴精主水，故月满西海盛也。" [2] 纵：《甲乙》《太素》皆作"缓"。

黄帝曰：其有卒然暴死暴病者，何也？少师答曰：得三虚者，其死暴疾也；得三实者，邪不能伤人也。

黄帝曰：愿闻三虚。少师曰：乘年之衰，逢月之空，失时之和，因为贼风所伤，是谓三虚。故论不知三虚，工反为粗。

帝曰：愿闻三实。少师曰：逢年之盛，遇月之满，得时之和，虽有贼风邪气，不能危之也，命曰三实[1]。

黄帝曰：善乎哉论！明乎哉道！请藏之金匮，然此一夫之论也。

[注释]

[1] 命曰三实：此四字原在此下“藏之金匮”下，与文义不属，兹移。

[点评]

篇名“岁露”，即年份不好之义，即篇中所论“三虚”“三实”之义。露，羸劣。《素问·生气通天论》说：“因于露风，乃生寒热。”露风，岁时不正之风。

黄帝内经灵枢卷第二十四

大惑论第八十

台高则清冷。

黄帝问于岐伯曰：余尝上于清泠之台，中阶而顾，匍匐而前则惑。余私异之，窃内怪之，独瞑独视，安心定气，久而不解。独转[1]独眩，披发长跪，俯而视之，后久之不已也。卒然自止，何气使然？

［注释］

[1] 转：原作“博”，据《太素》改。

岐伯对曰：五脏六腑之精气，皆上注于目而为之精。精之窠为眼，骨之精为瞳子，筋之精为黑眼，血之精为络，其窠气之精为白眼，肌肉之精为约束[1]，裹撷筋骨血气之精而与脉并为系，上属于脑，后出于项中。故邪中于项，因逢其身之虚，其入深，则随眼系以入于脑，入于脑则脑转，脑转则引目系急，目系急则目眩以转矣。邪中其精，其精所中不相比也，则精散，精散则视歧，视歧见两物。目者，五脏六腑之精也，营卫魂魄之所常营也，神气之所生也。故神劳则魂魄散，志意乱，是故瞳子黑眼法于阴，白眼赤脉法于阳也。故阴阳合揣[2]而精明也。目者，心之使也。心者，神之舍也。故神分[3]精乱而不抟[4]，卒然见非常之处，精神魂魄，散不相得，故曰惑也。

[注释]

[1] 约束：眼睑开合。　[2] 揣：抟也。原作“传”，据《甲乙》改。　[3] 分：原脱，据《太素》补，并与史崧《音释》同。　[4] 抟：原作“转”，义晦，兹改。与下“散不相得”相对。

黄帝曰：余疑其然。余每之东苑，未曾不惑，去之则复，余唯独为东苑劳神乎？何其异也？岐伯曰：不然也。心有所喜，神有所恶，卒然相感，则精气乱，视误，故惑，神移乃复。是故间者为迷，甚者为惑。

[点评]

本篇以黄帝登高台而发病为引，论述了人卒然惑乱眩晕的机理。五脏六腑之精气“皆上注于目而为之精”，与《素问·五脏生成》“诸脉者皆属于目”之义同。文中强调“精散则视歧”“神分精乱而不抟”“精神魂魄，散不相得”，是导致心神惑乱的原因。所以，《素问·生气通天论》说：“故圣人抟精神，服天气而通神明。”保持精气团聚，神魂不散，才能使人清醒，不至于迷惑，故篇题为“大惑论”。

痈疽第八十一

黄帝曰：余闻肠胃受谷，上焦出气，以温分肉，而养骨节，通腠理。中焦出气如露，上注溪谷，而渗孙脉[1]，津液和调，变化而赤为血，血和则孙脉先满溢，乃注于络脉，皆盈，乃注于经脉。阴阳已张[2]，因息乃行[3]。行有经纪，周有道理，与天合同，不得休止。切而调之，从虚去实[4]，泻则不足，疾则气减，留则先后。从实去虚[5]，补则有余。血气已调，形气乃持。余已知血气之平与不平，未知痈疽之所从生，成败之时，死生之期有远近，何以度之，可得闻乎？

勿犯虚虚实实之戒。

[注释]

[1] 孙脉：孙络，又称毛脉。 [2] 阴阳已张：营卫之气充盈。 [3] 因息乃行：因呼吸而行，即“人一呼脉行三寸，一吸脉行三寸”之义。 [4] 从虚去实：补虚泻实。 [5] 从实去虚：泻实补虚。

岐伯曰：经脉流行不止，与天同度，与地合纪。

故天宿失度，日月薄蚀；地经失纪，水道流溢，草蓿不成，五谷不殖，径路不通，民不往来，巷聚邑居，则别离异处。血气犹然，请言其故。夫血脉营卫，周流不休，上应星宿，下应经数。寒邪客于经络之中，则血泣[1]，血泣则不通，不通则卫气归之，不得复反，故痈肿。寒气化为热，热胜则腐肉，肉腐则为脓，脓不泻则烂筋，筋烂则伤骨，骨伤则髓消，不当骨空[2]，不得泄泻[3]，血枯空虚，则筋骨肌肉不相荣，经脉败漏，熏于五脏，脏伤故死矣。

[注释]

[1]泣：同“涩”。 [2]不当骨空：髓消不能填充骨空。 [3]不得泄泻：同“泄泽”。不能补益脑髓。

主要参考文献

黄帝内经　人民卫生出版社 2013 年影印本（其中《黄帝内经素问》影印明代顾从德翻刻宋本，《灵枢经》影印明代赵府居敬堂刊本）

黄帝内经集解　龙伯坚编著　龙式昭整理　天津科学技术出版社 2004 年版

黄帝内经素问校注　郭霭春主编　人民卫生出版社 2013 年版

素问注释汇粹　程士德主编　人民卫生出版社 1982 年版

灵枢经　刘衡如校勘　人民卫生出版社 2013 年版校勘本

灵枢经校释　河北医学院校释　人民卫生出版社 2009 年版

针灸甲乙经　（晋）皇甫谧编　人民卫生出版社 1956 年影印本（影印明刻医统正脉本）

黄帝针灸甲乙经　（晋）皇甫谧编　周琦校注　中国医药科技出版社 2011 年版

黄帝内经太素　（隋）杨上善撰注　人民卫生出版社 1965 年版（萧延平本校点本）

黄帝内经太素校注　李克光　郑孝昌主编　人民卫生出版社 2005 年版

黄帝内经太素新校正　钱超尘　李云校正　学苑出版社 2006 年版

难经集注 （旧题）（战国）秦越人撰 （吴）吕广等注 （明）王九思等辑 商务印书馆 1955 年版

《内经》理论体系纲要 程士德 人民卫生出版社 1992 年版

《素问》全元起本研究与辑复 段逸山 上海科学技术出版社 2001 年版

中国医学史略 范行准 中医古籍出版社 1986 年版

扁鹊和扁鹊学派研究 李伯聪 陕西科学技术出版社 1990 年版

黄帝内经考义 李今庸 中国中医药出版社 2015 年版

《内经》的哲学和中医学的方法 刘长林 科学出版社 1982 年版

黄帝内经概论 龙伯坚 上海科学技术出版社 1980 年版

《黄帝内经太素》研究 钱超尘 人民卫生出版社 1998 年版

《黄帝内经》文献研究 张灿玾 上海中医药大学出版社 2005 年版

宋以前医籍考 （日本）冈西为人编 学苑出版社 2010 年版

《中华传统文化百部经典》已出版图书

书　　名	解读人	出版时间
周易	余敦康	2017 年 9 月
尚书	钱宗武	2017 年 9 月
诗经（节选）	李　山	2017 年 9 月
论语	钱　逊	2017 年 9 月
孟子	梁　涛	2017 年 9 月
老子	王中江	2017 年 9 月
庄子	陈鼓应	2017 年 9 月
管子（节选）	孙中原	2017 年 9 月
孙子兵法	黄朴民	2017 年 9 月
史记（节选）	张大可	2017 年 9 月
传习录	吴　震	2018年11月
墨子（节选）	姜宝昌	2018年12月
韩非子（节选）	张　觉	2018年12月
左传（节选）	郭　丹	2018年12月
吕氏春秋（节选）	张双棣	2018年12月
荀子（节选）	廖名春	2019 年 6 月
楚辞	赵逵夫	2019 年 6 月
论衡（节选）	邵毅平	2019 年 6 月
史通（节选）	王嘉川	2019 年 6 月
贞观政要	谢保成	2019 年 6 月
战国策（节选）	何　晋	2019年12月
黄帝内经（节选）	柳长华	2019年12月
春秋繁露（节选）	周桂钿	2019年12月
九章算术	郭书春	2019年12月
齐民要术（节选）	惠富平	2019年12月
杜甫集（节选）	张忠纲	2019年12月
韩愈集（节选）	孙昌武	2019年12月
王安石集（节选）	刘成国	2019年12月
西厢记	张燕瑾	2019年12月
聊斋志异（节选）	马瑞芳	2019年12月